健康中国2030
——家庭养生保健丛书——

普及健康生活，提高全民健康素养

图解推拿防治病

钱丽旗◎主编

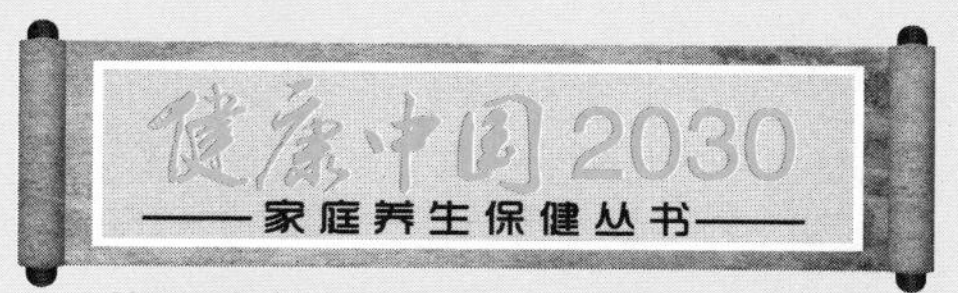

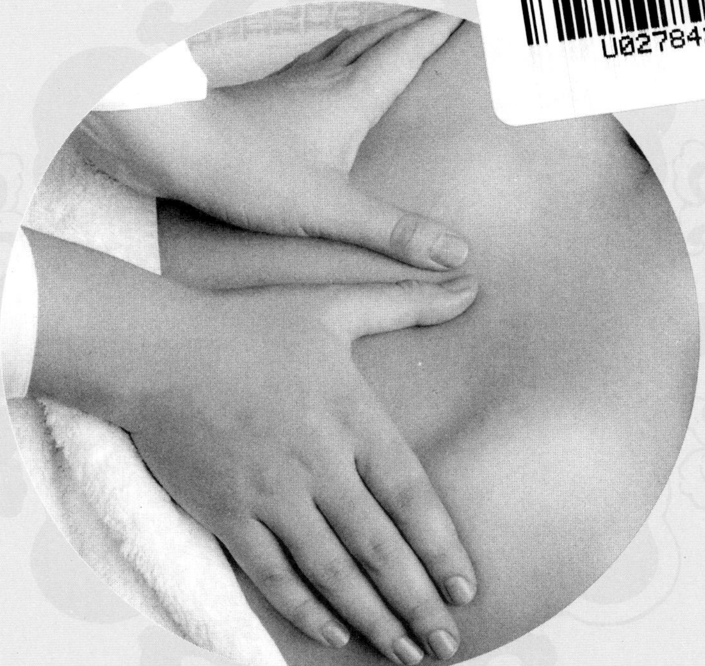

中国人口出版社
China Population Publishing House
全国百佳出版单位

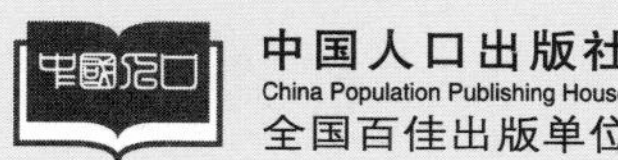

图书在版编目（CIP）数据

图解推拿防治病 / 钱丽旗主编. -- 北京：中国人口出版社, 2018.4

（健康中国2030家庭养生保健丛书）

ISBN 978-7-5101-4858-3

Ⅰ. ①图… Ⅱ. ①钱… Ⅲ. ①推拿—图解 Ⅳ. ①R244.1-64

中国版本图书馆CIP数据核字(2017)第005300号

图解推拿防治病

钱丽旗　主编

出版发行　中国人口出版社
印　　刷　天津泰宇印务有限公司
开　　本　787mm×1092mm　1/16
印　　张　16
字　　数　240千字
版　　次　2018年4月第1版
印　　次　2018年4月第1次印刷
书　　号　ISBN 978-7-5101-4858-3
定　　价　48.00元

社　　长　邱立
网　　址　www. rkcbs. net
电子信箱　rkcbs@126.com
总编室电话　(010)83519392
发行部电话　(010)83530809
传　　真　(010)83518190
地　　址　北京市西城区广安门南街80号中加大厦
邮政编码　100054

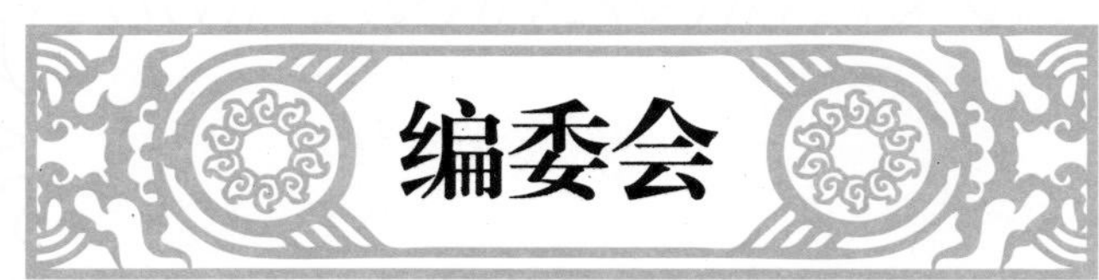
编委会

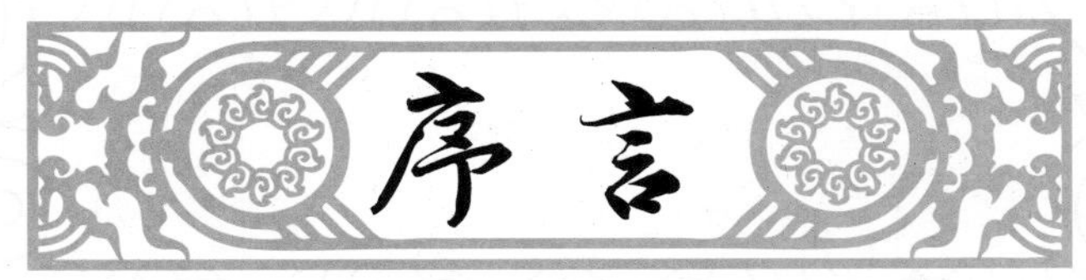

序言

健康，是每个国民的立身之本，也是一个国家的立国之基。健康，是民族昌盛和国家富强的重要标志，也是广大人民群众的共同追求。“没有全民健康，就没有全面小康。我们把健康列为小康的组成部分，更能体现出我们社会的文明进步。”“把人民健康放在优先发展战略地位。”当前，我国进入全面建成小康社会决胜阶段，随着经济社会的不断发展，科学技术的不断进步，人们的生活水平不断提高的同时，种种不良的生活方式也使人们越来越多地遭受到疾病的困扰。因此“要倡导健康文明的生活方式，树立大卫生、大健康的理念，把以治病为中心转变为以人民健康为中心，建立健全健康教育体系，提升全民健康素养，推动全民健身和全民健康深度融合。”我们编撰《健康中国2030家庭保健养生丛书》就是基于大健康，大卫生的理念，依据中医养生的核心——“以人为本，以和为贵”，调理身体气机的中心思想，将养生保健的科学生活习惯融入到日常的生活中。

中国的养生文化，已经流传了几千年，备受人们热捧。三千多年前我们祖先就已经广泛运用艾灸疗法来养生、防病治病。近年来，人们开始关注养生文化，养生保健种类日益丰富，可以说，“养生”理念已逐渐融入人们的日常生活中。

基于养生保健思想的日益普及，我们编写了这套养生系列丛书，其中包含20本分册，分为五个类型，分别为防治病、养生经、自疗、三分钟疗法类，传统疗法类。其中，防治病包括《图解—刮痧防治病》，《图解—艾灸防治病》，《图解—拔罐防治病》，《图解—推拿防治病》；养生经包括《图解—黄帝内经体质养生》，《图解—本草纲目对症养生》；自疗类包括《图解—颈椎病自疗》，《图解—腰椎病自疗》，《图解—常见病自查自疗》；三分钟疗法类包括《图解—三分钟足疗》，《图解—三分钟手疗》，《图解—三分钟面诊》；传统疗法类包括《图解—人体经络》，《图解—百病从腿养》，《图解—小疗法大健康》，《图解—儿童经络按摩刮痧全集》，《图解—对症按摩》，《图解—小穴位》，《图解—手足对症按摩》，《图解—特效指压疗法》。

这套丛书从各个方面为大家介绍了日常养生的相关内容，语言浅显易懂，将复杂的医学知识用平实通俗的语言表达出来，方便读者理解。同时本书采用图解形式，配了大量插图，帮助认识各个疾病以及穴位的特点、疗法功效。读完本套丛书，你便能掌握一些基本养生知识和常用对症治病的疗法，并灵活加以应用。

本套丛书的编写团队由多家三甲医院的权威中医专家组成，包括解放军总医院第一附属医院钱丽旗主任，中国中医科学院广安门医院倪青教授，解放军总医院窦永起教授，空军总医院马建伟教授，海军总医院李秀玉教授，北京崔月犁传统医学研究中心冯建春教授，武警总医院许建阳教授，中国中西医结合杂志社王卫霞副编审，国家食品药品监督管理局马秀璟教授，中日友好医院夏仲元教授等多位军内外知名学者，汇集了军队、地方最优质的医疗学术资源，着力打造健康类图书精品，是在军队改革新形势下军民融合、资源共享、造福人民的新创举，期冀这一系列丛书为百姓带来真正的健康福音，为健康中国建设添砖加瓦。

当然，书中难免有所纰漏，也望广大读者批评指正。

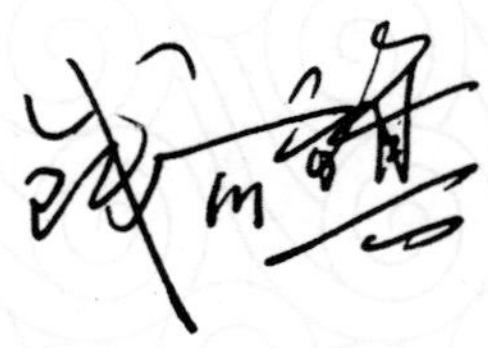

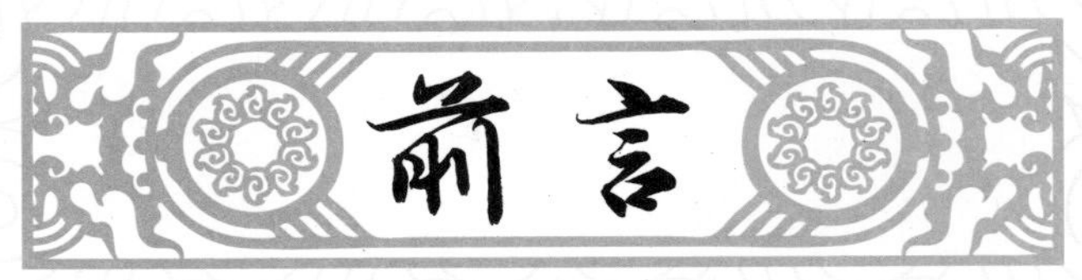

前言

推拿，为一种非药物的自然疗法、物理疗法，是指医者运用自己的双手作用于患者的体表，有关疾病的部位，特定的腧穴，中医指用手在人体上按经络、穴位用推、拿、提、捏、揉等手法进行治疗，用来达到行气活血，疏通经络，驱病调养的效能。

推拿手法由来已久，是由摩挲、按摩逐渐演化而来的，这些名词的变化，其中包含着推拿医师多年经验的总结，深化，研究，是目前中医学的一个组成部分。推拿手法可以追溯至远古时期，先民们用手按抚体表患处推拿而感到疼痛减轻或缓解，从而逐渐发现其特殊的治疗作用，后逐渐形成了这一疗法。它通过医生用双手在病人身体上施加不同的力量、技巧和功力刺激某些特定的部位来达到恢复或改善人体的生机、促使病情康复。推拿由于其无副作用，治疗效果好的特点，在我国得到了逐步的发展和提高。

推拿手法种类繁多，分类多样，随时随地都可实行；且平稳可靠，易学易用，无任何副作用。正由于这些优点，按摩成为深受广大群众喜爱的养生健身措施。对正常人来说，能增强人体的自然抗病能力，取得保健效果；对病人来说，既可使局部症状消退，又可加速恢复患部的功能，从而收到良好的治疗效果。因此，对于推拿的相关内容，就需要我们进一步对其进行学习和了解。

基于推拿手法的这些优点，我们编写了《图解推拿防治病》一书，本书分为上下两篇，上篇介绍了推拿知识概览，包括了推拿基础知识，推拿基本手法，各个部位的常用推拿手法；下篇介绍了对症推拿防治病，包括各种疾病的对应推拿手法治疗，包含了内科疾病，妇科疾病，五官科疾病，骨伤科疾病和儿科疾病，内容丰富，分类具体，讲解方法简单易懂，图文结合，能让大家更清楚地认识推拿手法对有关疾病的防治。

希望大家能够通过阅读此书，能够学以致用，对于日常生活中的一些疾病可以与推拿手法有效结合，并起到防治相关疾病的作用。

最后，祝大家生活健康。

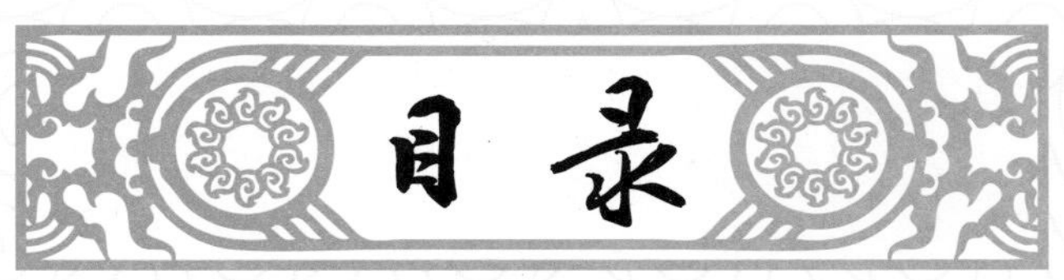

目录

第三章 内科疾病 039

第五章　妇科疾病　111

第六章 骨伤科 138

第一章 推拿基础知识

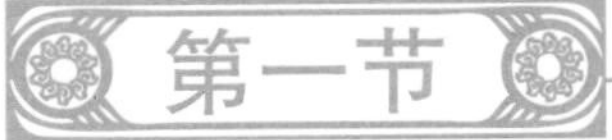

第一节 推拿保健的医学原理

推拿是以中医基础理论为指导，运用各种手法或借助一定的器具，作用于人体体表的经络、穴位或特定部位，引起局部和全身反应，从而调节人体功能，消除病理因素，达到治病和保健目的的一种治疗方法。推拿疗法在我国历史悠久，具有简便实用、经济实惠等优点，是治疗多种疾病行之有效的方法。

中医学原理

对于推拿的治疗原理，中医学早有明确的阐述。概括起来，推拿具有疏通经络、行气活血，理筋整复、滑利关节，调节脏腑功能、增强抗病能力等作用。

疏通经络，行气活血

经络，内属脏腑，外络肢节，通达表里，贯穿上下，像网络一样遍布全身，将人体各部分联系成一个有机整体。它是人体气血运行的通路，具有“行气血而营阴阳，濡筋骨利关节”的作用，以维持人体的正常生理功能。

推拿对经络的作用

❶ 通过手法对人体体表的直接刺激，推动了气血的运行。正如《素问·血气行志》中说：“形数惊恐，经络不通，病生于不仁，治之以按摩醪药。”

❷ 通过手法对人体体表做功，产生热效应，从而加强了气血的流动。

理筋整复，滑利关节

筋骨、关节是人体的运动器官。气血调和，阴阳平衡，才能确保筋骨强健、关节滑利，从而维持人体正常的生活起居和运动功能。

推拿对关节的作用

1. 推拿手法作用于损伤局部，可以促进气血运行、消肿祛瘀、理气止痛。

2. 推拿的整复手法可以通过力学的直接作用来纠正筋出槽、骨错缝，达到理筋整复。

3. 被动运动和主动运动相结合的手法可以起到松解粘连、滑利关节的作用。

调节脏腑功能，增强抗病能力

疾病的发生、发展及其恢复的过程，是正气和邪气互相斗争、盛衰消长的结果。“正气存内，邪不可干”，只要机体有充分的抗病能力，致病因素就起不了作用。脏腑有受纳排浊、生化气血的功能，与人体的正气有直接的关系。推拿手法作用于人体体表的相应经络腧穴上，可以改善脏腑功能，增强正气，提高抗病能力。

推拿对脏腑的作用

1. 作用在体表的相应穴位上，可增强经络的功能，经络通于脏腑，从而可增强脏腑的功能。

2. 推拿可通过调节脏腑的功能，来治疗脏腑的器质性病变。

3. 通过调节脏腑功能，使机体处于良好的功能状态，有利于激发体内的正气，增强机体的抗病能力。

现代医学原理

随着推拿在临床上的广泛应用，现代医学也开始关注和分析推拿疗法对人体的作用。通过研究，现代医学发现推拿疗法对人体有如下作用。

对皮肤的作用

直接接触皮肤的摩擦类手法，可以清除局部衰亡的表皮层，改善皮肤的呼吸，有利于汗腺和皮脂腺的分泌，并使皮肤内产生一种类组织胺物质，这种物质能够活跃皮肤的血管和神经，使皮肤的血管扩张，改善皮肤的营养，从而使皮肤变得光泽、红润。

对肌肉的作用

推拿可增强肌肉的张力和弹性，使其收缩能力增强和增加肌力，因而有利于肌肉耐力的增强和工作能力的提高。如对疲乏的肌肉推拿5分钟，它的工作能力要比原来提高3～7倍。

对关节、肌腱的作用

推拿可使关节周围的血液和淋巴循环加快，韧带的弹性和活动性增强，从而消除关节滑液停滞、瘀积及关节肿胀，挛缩的现象。此外，推拿可使关节局部的温度上升，从而消除患者关节寒冷的感觉，还有利于因外伤而致的关节功能障碍的恢复。

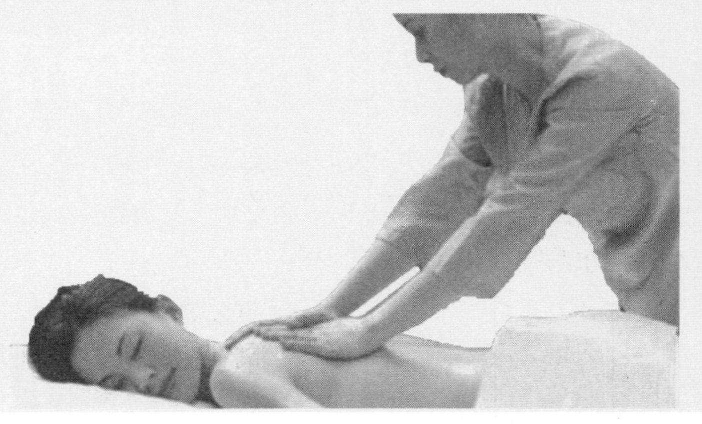

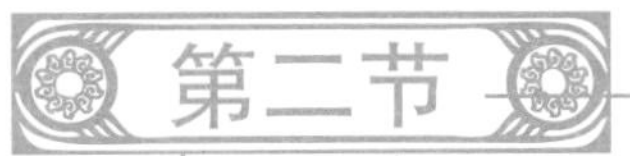

第二节 人体解剖常识

人体的形态结构

人体分为头、颈、躯干和四肢4个部分，体表为皮肤所覆盖，皮肤下面有肌肉附着在骨骼上。头部和躯干部由皮肤、肌肉和骨骼围成颅腔和体腔。颅腔内有脑，脑与脊柱椎管内的脊髓相连。脑和脊髓是指挥和调节人体各种活动的中枢。体腔又由膈分为上下两个腔，上面为胸腔，内有心、肺等器官；下面为腹腔，腹腔的最下部又叫盆腔。腹腔内有胃、肠、肝、脾和肾等器官。盆腔内有膀胱和直肠，女性还有卵巢和子宫等器官。

人体常用部位术语

为了便于认识人体结构的位置及功能，规定了解剖学姿势及其方位术语。

解剖学姿势

人体直立，两眼向前平视，上肢自然下垂，掌心向前，两足并拢，足尖向前。

轴

按照解剖学姿势，人体有三种互相垂直的轴。轴在描述人体某些器官的形态，特别是叙述关节运动时非常重要。每一关节的运动都可假设它围绕着一定的轴进行。

1. 垂直轴。与身体长轴平行，垂直于地面。
2. 矢状轴。呈前后方向，与身体的长轴和冠状轴垂直相交。

❸ 冠状轴。也称额状轴，呈左右方向，与身体的长轴和矢状轴垂直相交。

切面术语

❶ 横切面。与身体长轴（垂直轴）垂直，将人体横切为上、下两部分的切面。与地面平行，又称水平面。

❷ 矢状面。与横切面垂直，按前后方向将人体纵切为左右两部分的切面。沿正中线将人体切为左右完全对称的两部分，该切面称为正中矢状面。

❸ 额状面（冠状面）。与上述两面垂直，将人体分为前后两部分的切面。

部位划分

人体按形态可分为头、颈、躯干、上肢、下肢。躯干又分为胸、腹、背、腰；上肢又分为肩、上臂、前臂和手；下肢又分为臀、大腿、小腿和足。

方位术语

❶ 上、下。近头者为上，近足者为下。

❷ 前、后。近胸腹者为前，近背者为后。

❸ 内侧、外侧。近正中矢状面者为内侧，远离正中矢状面者为外侧。

❹ 远侧、近侧。表示四肢与躯干连接关系，连接靠近躯干的一端为近侧，远离者为远侧。

❺ 深、浅。近体表皮肤者为浅，否则为深。

❻ 尺侧、桡侧。前臂内侧为尺侧，外侧为桡侧。

❼ 胫侧、腓侧。小腿内侧为胫侧，外侧为腓侧。

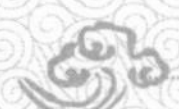

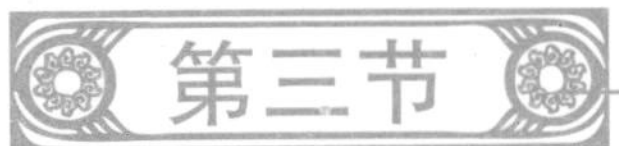

推拿取穴方法

取穴方法

1. 手指同身寸法

以患者的手指为标准来量取穴位的方法叫手指同身寸法，包括拇指同身寸法、中指同身寸法和横指同身寸法。

拇指同身寸

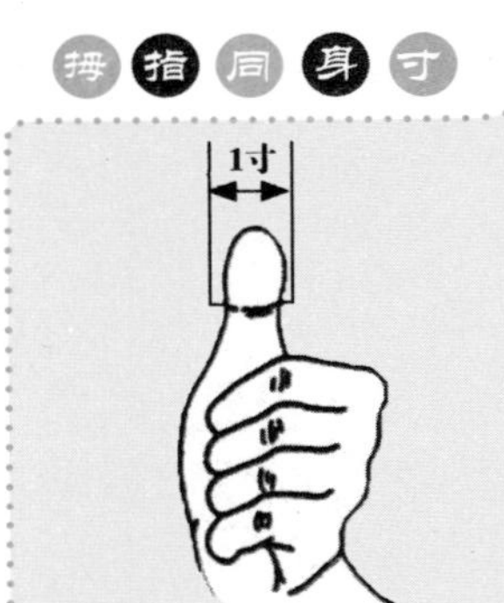

是以患者拇指的指间关节横度作为一寸来定穴。

是以患者的中指中节屈曲时，手指内侧两端横纹头之间的距离作为一寸来定穴。

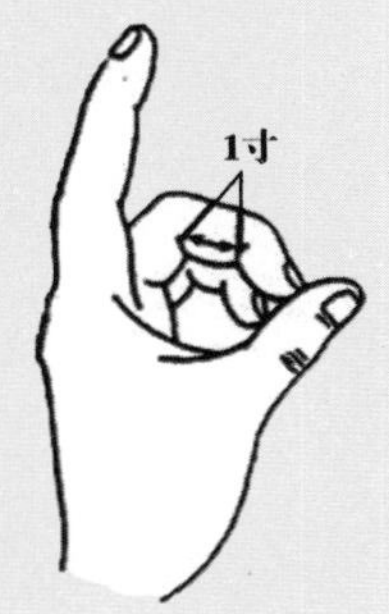

横指同身寸

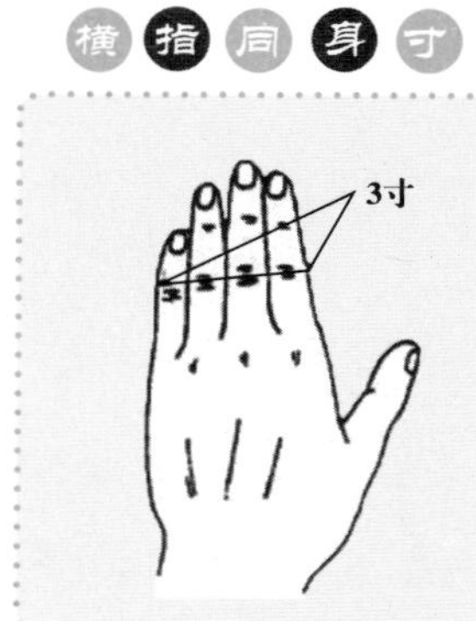

又叫“一夫法”，是让患者将食指、中指、无名指、小指并拢，以中指中节横纹处为准，四指横量作为3寸来定穴。

2. 折量法

折量法是将身体一定部位间折作几等分，作为测定穴位的方法，每等分相当于1寸，该方法准确性相当高。

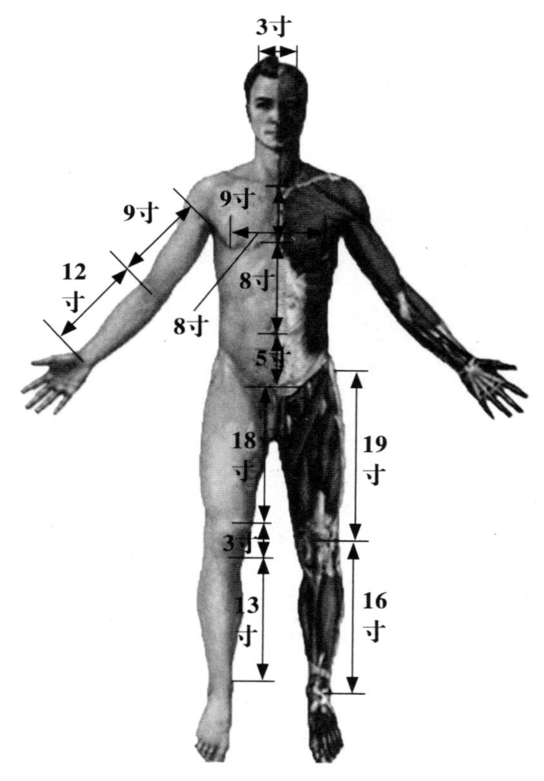

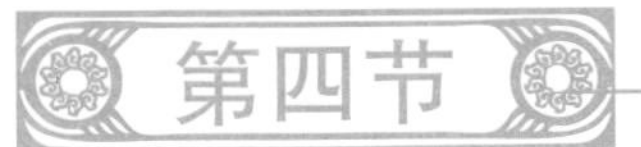

第四节 推拿注意事项与禁忌

推拿注意事项

1 推拿前术者一定要修剪指甲，不戴戒指、手链、手表等硬物，以免划破被推拿者皮肤，并注意推拿前后个人的卫生清洁。

2 推拿前被推拿者要排空大小便，穿好舒适的衣服，需要时可裸露部分皮肤，以利于推拿。

3 推拿时术者要随时调整姿势，使自己处在一个合适放松的体位，从而有利于发力和持久操作。

4 推拿时术者要保持身心安静、注意力集中，从而在轻松的状态下进行推拿，也可以同时放一些轻快的音乐。

5 推拿过程中，术者要随时观察和询问被推拿者的反应，适时地调整手法与力度的关系。

6 为了避免推拿时过度刺激被推拿部位暴露的皮肤，可以选用一些皮肤润滑剂，如爽身粉、推拿按摩膏、凡士林等，推拿时涂在被推拿部位的皮肤上，然后进行推拿。

7 推拿时要保持一定的室温和清洁肃静的环境，既不可过冷，也不可过热，以防被推拿者感冒和影响推拿的效果。

8 推拿后，被推拿者如感觉疲劳，可以休息片刻，然后再做其他活动。

9 被推拿者过于饥饿、饱胀、疲劳、精神紧张时，不宜立即进行推拿。

10 推拿时术者用力不要太大，并注意观察被推拿者的全身反应，一旦出现头晕、心慌、胸闷、四肢冷汗、脉细数等现象，应立即停止推拿，给予休息、饮水等对症措施。

推拿禁忌

1. 有出血性疾病者。
2. 烧伤、烫伤；皮肤病的局部化脓、感染等。
3. 妇女月经期，孕妇的腹部、腰部、髋部。
4. 各种恶性肿瘤。
5. 有严重高血压、心脏病、脑病、肺病、肾病者。
6. 诊断不明确的急性脊柱损伤或伴有脊髓症状者。
7. 高烧、骨折、骨结核、骨髓炎、严重的老年性骨质疏松症者。
8. 急性传染病、胃或十二指肠溃疡病急性穿孔者。
9. 酒后神志不清者，精神病者。
10. 年老体弱、病重、极度衰弱经不起推拿者。
11. 诊断不明的疾病（如颈椎脱位等）。

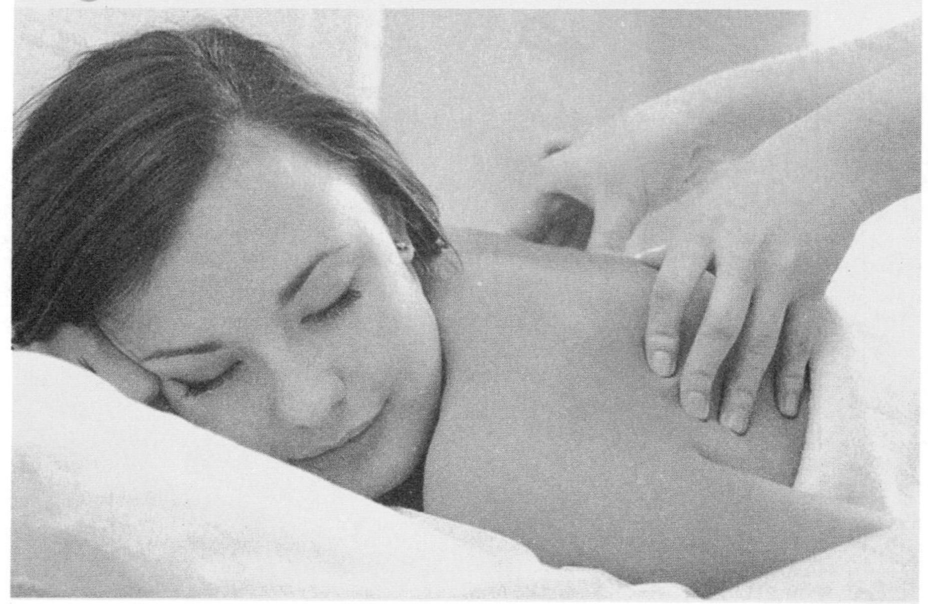

第二章

推拿基础手法

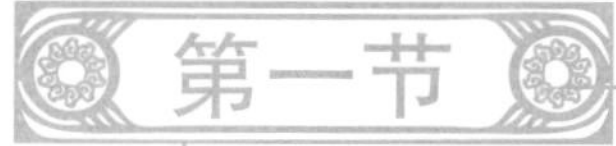

第一节 按压类手法

掐法

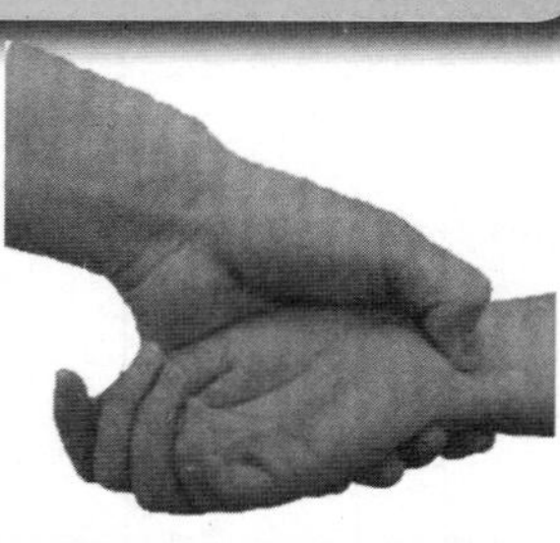

手法：用拇指或食指指端甲缘重按穴位，而不刺破治疗部位皮肤的方法。掐后可用拇指罗纹面在治疗部位上轻揉以缓解疼痛。

主治：中风不语、头晕、昏厥、癔病发作。

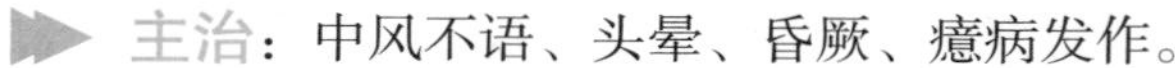

勾点法

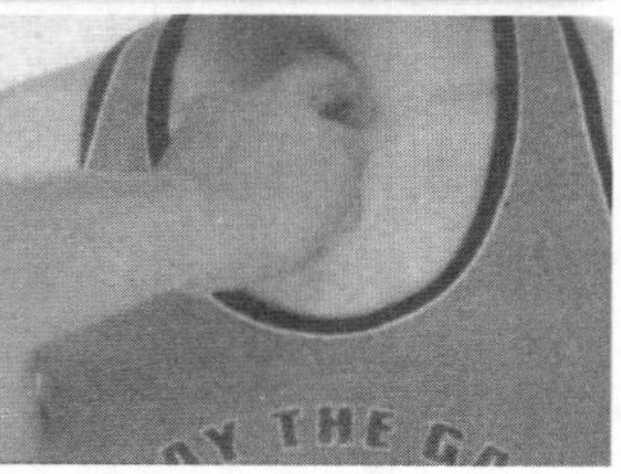

手法：中指的掌指关节处伸直，指间关节微屈，其他手指轻握，用中指的指端垂直向下点压治疗部位。

主治：呃逆、咳喘、恶心、呕吐。

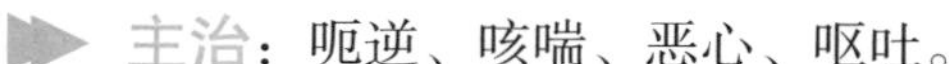

肘压法

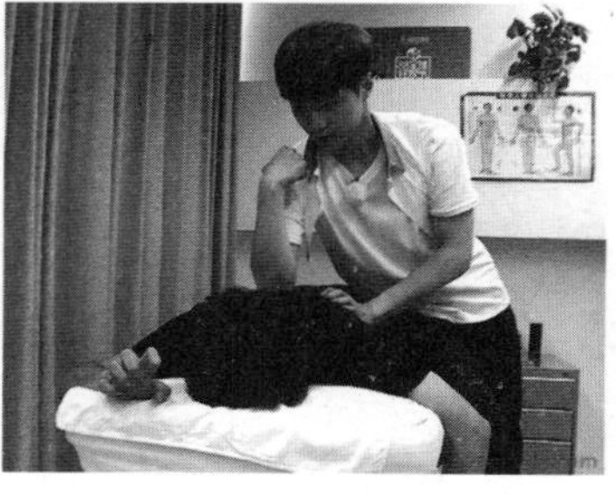

手法：肘关节屈曲，用肘尖着力于体表治疗部位，做垂直向下的按压。因肘压的刺激较强，应间歇性按压。

主治：腰肌强硬、顽固性腰腿痛、腰椎间盘突出症。

按法

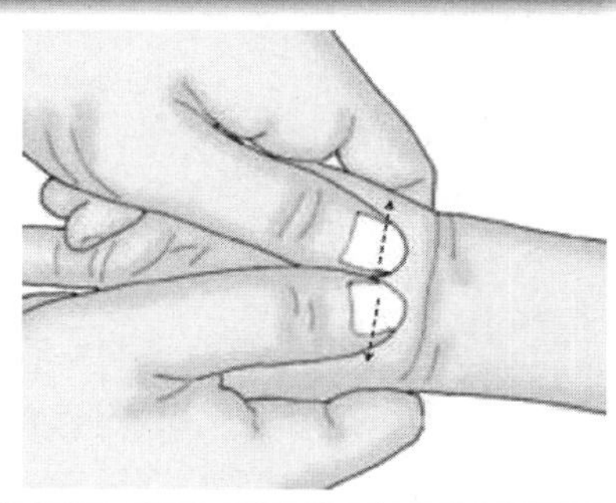

▶ 手法：用拇指罗纹面着力于体表治疗部位上，做垂直向下的按压。用力要由轻到重，稳而持续，不可用迅猛的暴力。

▶ 主治：各种疼痛、鼻塞、哮喘、呃逆、便秘、小便闭塞不通、半身不遂。

点法

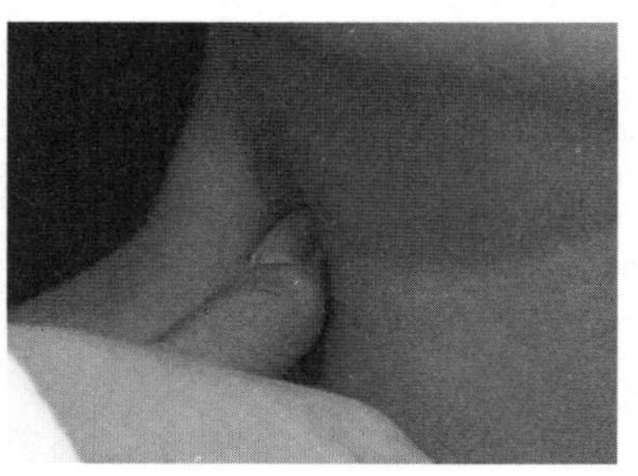

▶ 手法：手握空拳，拇指伸直并靠贴于食指中节的桡侧，以拇指端着力，垂直向下点压体表一定的穴位或其他部位。或一手的拇指伸直，以拇指指端着力，垂直向下点压体表一定的穴位或其他部位，其他四指扶在旁边帮助用力。点按结束时也要逐渐放松，不要突然将手抬起。

▶ 主治：各种疼痛、鼻塞、哮喘、呃逆、便秘、小便闭塞不通、半身不遂。

拨法

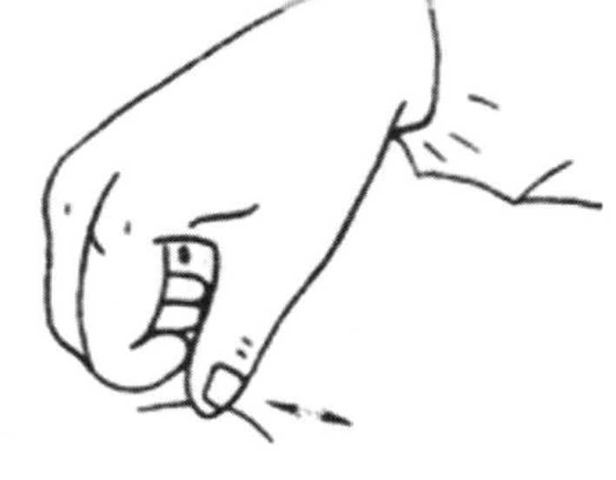

▶ 手法：拇指伸直，以拇指罗纹面着力于治疗部位上，垂直向下按压到一定深度后，再做与肌纤维或肌腱或韧带或经络成垂直方向的来回拨动，其余四指扶在其旁边以帮助用力，如果一手的指力不足，可以双手拇指重叠按压拨动。

▶ 主治：局部酸痛、活动不利。

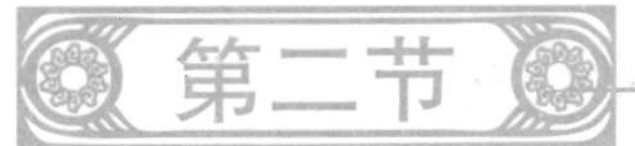

捏拿类手法

捏脊法

手法：被推拿者俯卧位，背部肌肉放松。术者站在其侧面，用两手拇指桡侧面顶住其脊柱两侧皮肤，食指、中指与拇指相对，交替捏起皮肤并轻轻向上提捻，边提捻边向上慢慢推进。从龟尾穴开始沿脊柱向上到大椎穴为止。

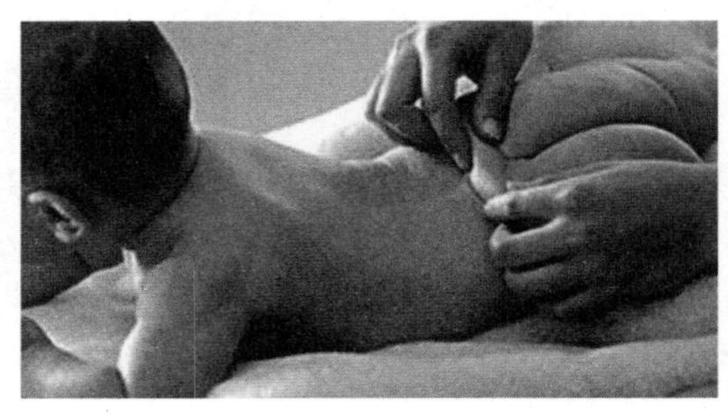

主治：腹胀、食欲不振、消化不良、大便干结、腹泻、感冒、小儿积滞、疳症、佝偻病。

●温馨提示

小儿积滞是指小儿内伤乳食、停聚不化所形成的一种胃肠疾患。以不思乳食、腹部胀满、大便不调为特征。疳症是指多种原因使小儿脾胃受损、气液耗伤而导致的全身虚弱羸瘦、面黄发枯的慢性病症。

捏法

捏法包括三指捏法、五指捏法、拇食指捏法，以三指捏法为例。

手法：用拇指和食指、中指的罗纹面相对夹住治疗部位或穴位，然后做相对用力的挤压，随即放松，再用力挤压，并循序上下移动。

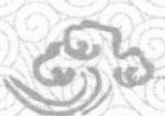

主治：肌肤不适、麻木不仁，肢体倦怠无力。

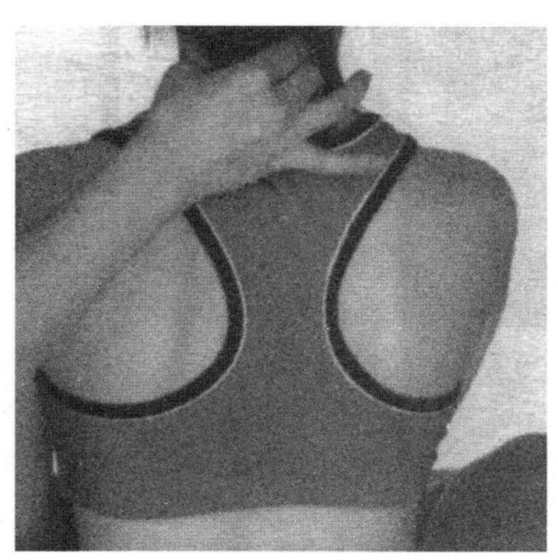

拿法

拿法包括三指拿法和五指拿法，以三指拿法为例。

手法：用拇指罗纹面和食指、中指的罗纹面相对用力，捏住治疗部位的肌肤并逐渐用力内收，将治疗部位的肌肤提起，做连续的提捏或揉捏动作。

主治：牙痛、颈项强痛、肌肤酸痛、麻木、肢体无力。

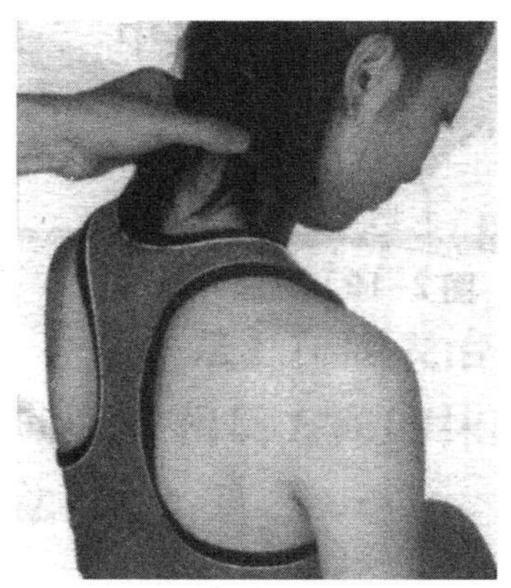

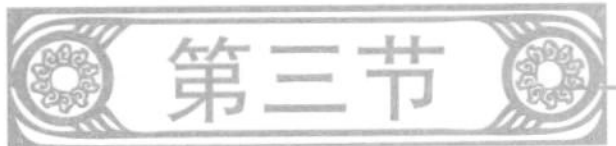

运动关节类手法

扳法

应用扳法时需注意：要顺应关节的生理功能，不能超过或违背关节的生理功能；动作要分阶段进行，即先把需要扳动的关节极度伸展或旋转，然后在此位置上再做一个突发性的、稍微增大幅度的扳动；突发的扳动动作要干脆利落，时机要准，力度要适当，收力要及时；不要强求关节的弹响声；扳动幅度由小到大，力度以被推拿者耐受为度。

腰部后伸扳法

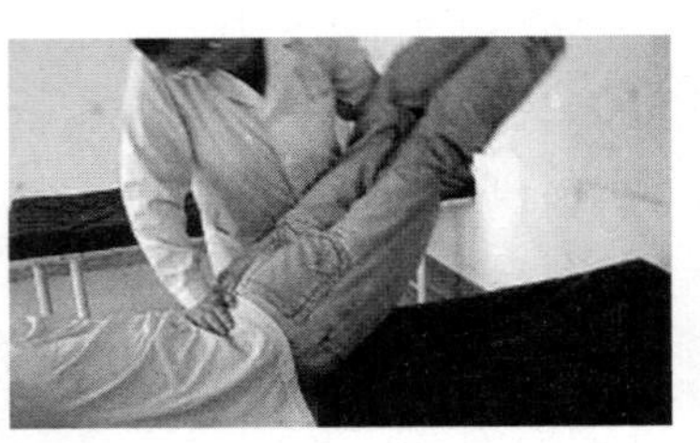

手法：被推拿者俯卧位，两手放在下颏下方或头前，双下肢并拢，自然伸直。术者站在其侧面，以一手掌按住其腰部，另一手托住其膝关节近端，缓缓上抬其下肢，使其腰部后伸，当后伸到最大限度时，两手同时用力做相反方向的扳动，反复操作2～3次。

主治：腰椎间盘突出症、腰肌劳损、腰部板滞、活动不利。

肩关节内收扳法

手法：被推拿者坐位，将患侧上肢置于胸前并尽量内收。术者站在其身后，用和患肩同侧的手扶住被推拿者，另一手握住其患侧上肢的肘部做

内收方向的扳动。

主治：肩关节粘连、内收活动障碍。

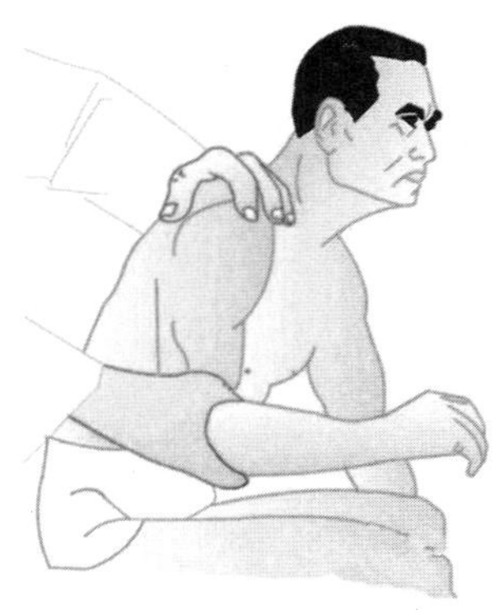

肩关节后伸旋内扳法

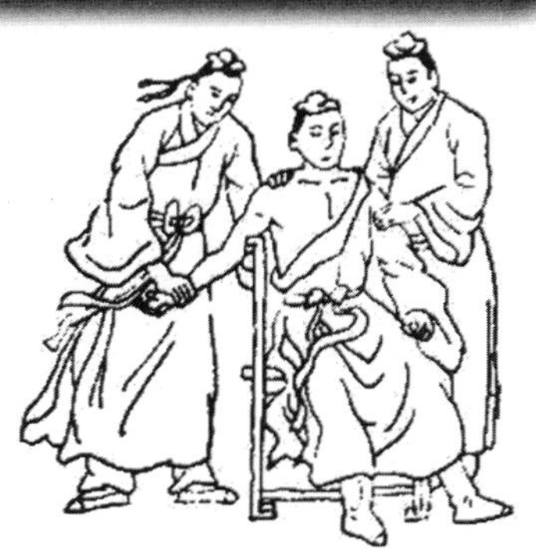

手法：被推拿者坐位，患侧上肢自然下垂。术者站在其患侧，用和患肩同侧的手按扶住患肩，另一手握住患肢手腕部将其缓缓向后扳动，然后使其屈肘，手背贴于背腰部，沿脊柱缓缓向上牵拉。

主治：肩关节粘连、后伸活动障碍。

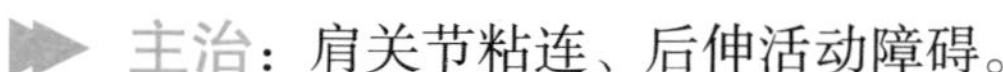

肩关节外展扳法

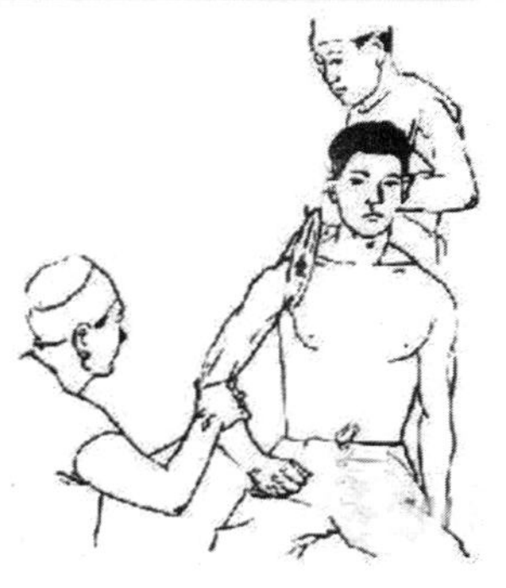

手法：被推拿者坐位，患侧上肢自然下垂。术者站在其患侧，一手按住其肩部做支点，另一手握住其肘部做向外扳动。在扳动的同时，可以做肩关节的旋内、旋外被动活动。

主治：肩关节粘连、外展活动障碍。

肩关节上举扳法

手法：被推拿者坐位。术者以半蹲位站在其患肩的前方，被推拿者上肢伸直，前臂放在术者肩上，术者双手抱住患肩将其固定住，以患肩为支点缓慢地站起用肩将患肢慢慢抬举，反复操作3～5遍。

主治：肩关节粘连、上举活动障碍。

环枢关节扳法

手法：被推拿者坐在低凳上，颈部微前倾。术者站在其侧后方，用一手拇指顶住其第二颈椎棘突，另一手以肘部托住其下颏部，手掌绕过对侧耳后扶住其枕骨部。逐渐用力将颈椎做稍微增大幅度的扳动，顶住棘突的拇指也同时用力，此时常可以听到弹响声，拇指下也有棘突跳动的感觉。

主治：环枢关节半脱位。

温馨提示

对颈椎有可疑的骨质病变时，禁用扳法；对高血压或血管硬化者，慎用扳法。

扩胸扳法

手法：被推拿者坐位，两手十指交叉抱于枕后部。术者站在其身后，用一侧膝关节抵住背部病变处，两手分别握扶住其两肘部，让其做主动前俯后仰的运动，并深呼吸，也就是前俯时呼气，后仰时吸气。如此活动数遍，当被推拿者后仰到最大限度时，术者随即两手用力将其两肘部做突然的向后拉动，同

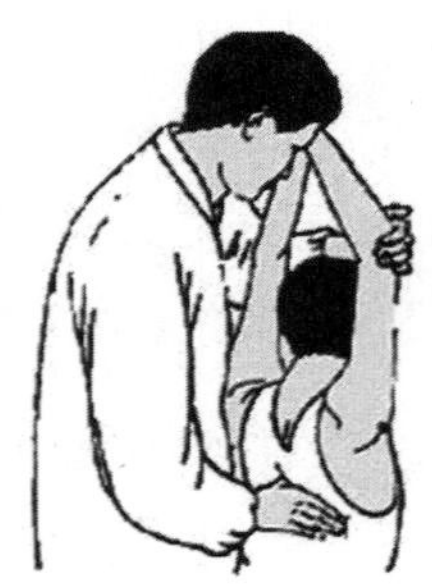

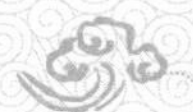

时膝部也向前做顶抵，此时常常可以听到“喀”声，表示手法成功。

主治：胸闷，背部板滞酸痛，胸椎小关节错位，强直性脊柱炎尚未骨性强化者，胸部压榨感。

扳肩式胸椎扳法

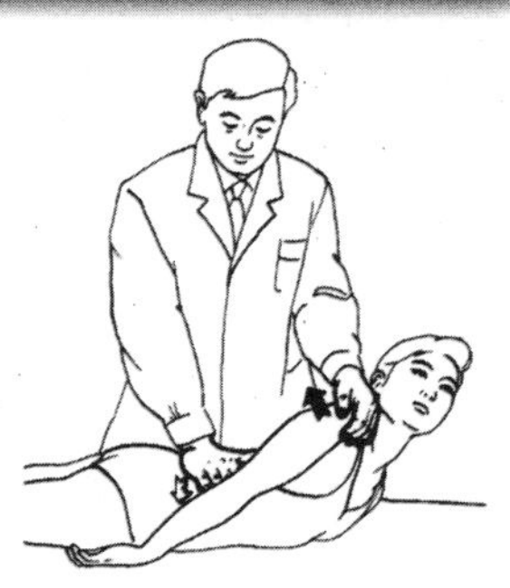

手法：被推拿者俯卧位。术者站在其侧面，一手托住其肩前上部，另一手用掌根着力，按压住其病变胸椎棘突旁，两手协同做相反方向用力，此时可以听到“喀嗒”声，表示手法成功。

主治：胸椎小关节紊乱。

仰卧压肘胸椎整复法

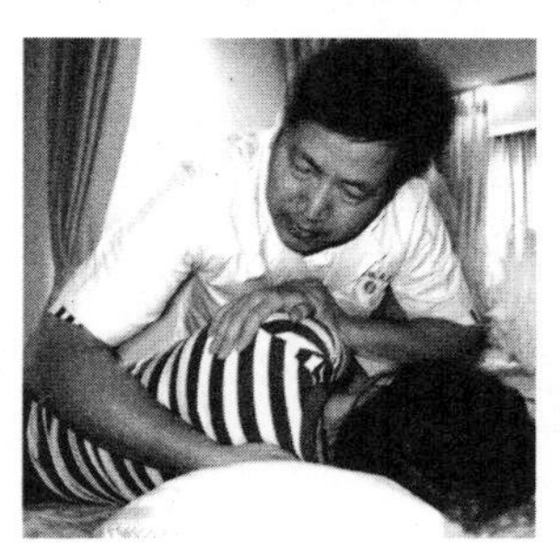

手法：被推拿者仰卧位，双手交叉分别抱住对侧肩部，全身自然放松。术者站在其侧面，一手握拳，拳心向上，将拳垫在其背后患椎处，使胸椎小关节因胸椎过伸而处于松弛状态；另一手按住其两手腕部，并缓缓用力下压。然后，让被推拿者深呼气，当呼气将尽未尽时，术者突然做一个向前下方的按压。此时，常常可以听到“喀嗒”声。

主治：胸椎小关节紊乱。

腰部斜扳法

手法：被推拿者侧卧位，患肢在上，屈膝屈髋；健肢在下，自然伸直，腰部放松。术者面对被推拿者站立，一手按住其肩前部，另一手抵住其臀部，双手协同做相反方向的用力，使被推拿者腰部做被动扭转。当有明显阻力时，做一个增大幅度的突然扳动。

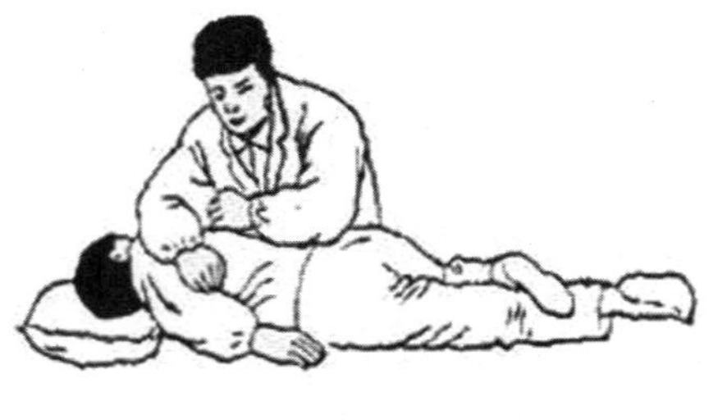

主治：腰椎间盘突出症、腰椎关节错位、急性腰扭伤、慢性腰肌劳损。

颈部斜扳法

手法：被推拿者坐位，颈项部放松，头稍微前倾。术者站在被推拿者后侧方，一手扶住其头顶部，另一手托住其下颏部，两手协同动作使头向患侧慢慢旋转，当旋转到有阻力时稍微停顿一下，随即用劲做一个突发性的有控制的快速扳动，此时常可以听到轻微的“喀”声。

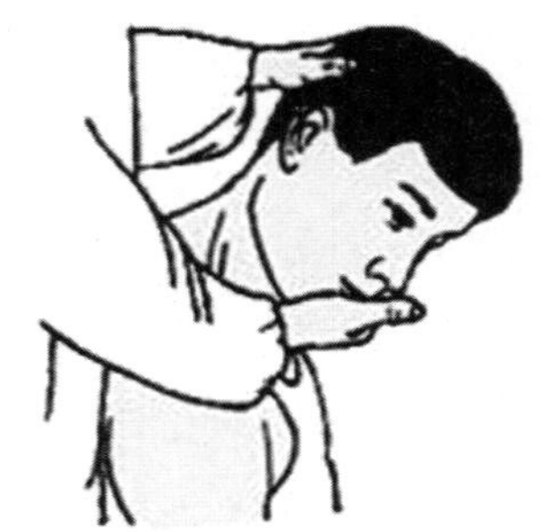

主治：颈椎病、颈椎关节错位。

●温馨提示

对颈椎有可疑的骨质病变时，禁用扳法；对高血压或血管硬化者，慎用扳法。

摇法

应用摇法时需注意：摇转的幅度要由小到大；用力要稳，动作要缓和；摇转的方向和幅度要在生理许可的范围内进行或在被推拿者能够忍受的范围内进行。

摇肘关节法

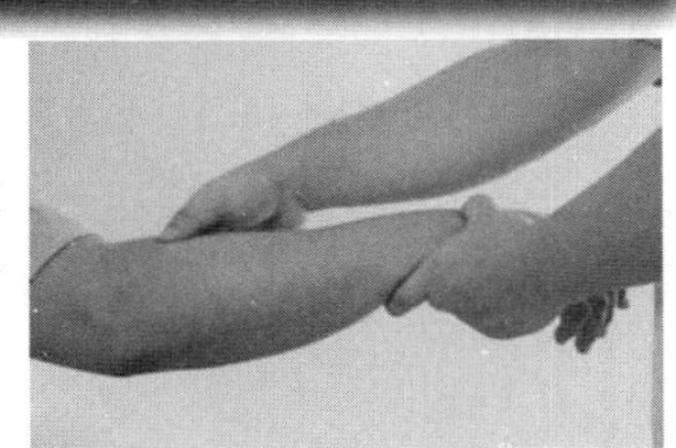

手法：被推拿者坐位，患肘屈曲45°左右。术者用一手握住患肢肘后，另一手握住患肢腕部，然后协调用力使肘关节做顺时针和逆时针方向的环转摇动。

主治：肘关节扭伤，肘部骨折后遗症。

摇腕关节法

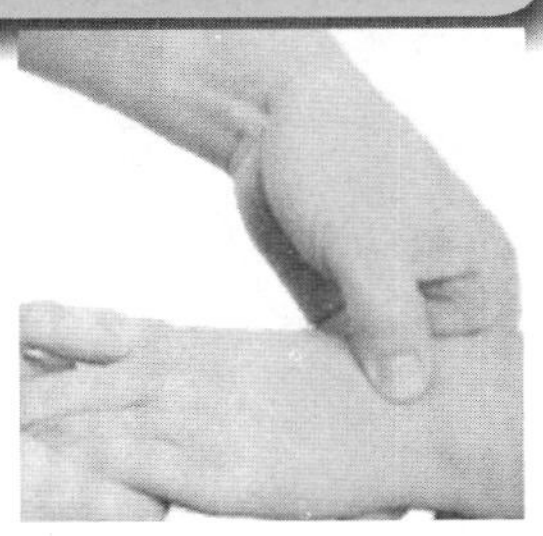

手法：一手握住患肢腕关节近端，另一手握住患肢手掌，在轻度拔伸的情况下做腕关节顺时针和逆时针方向的环转摇动。

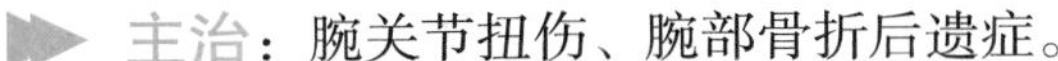

主治：腕关节扭伤、腕部骨折后遗症。

摇掌指关节法

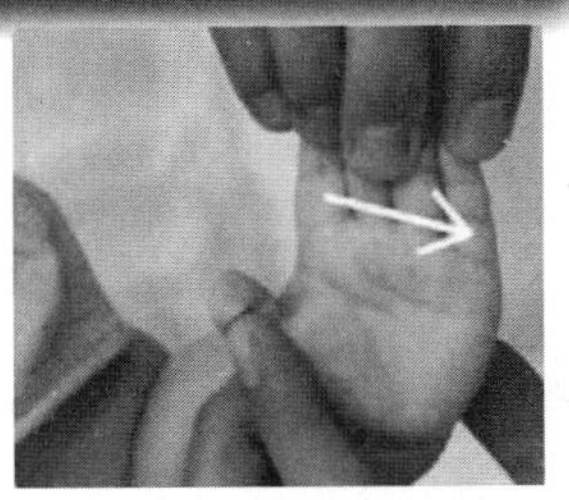

手法：一手握住患侧手掌，另一手捏住患指，在轻度拔伸的情况下做掌指关节顺时针和逆时针方向的环转摇动。

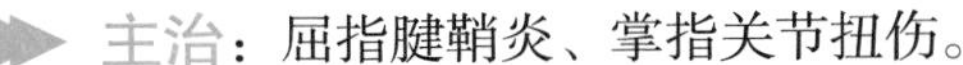

主治：屈指腱鞘炎、掌指关节扭伤。

颈项部摇法

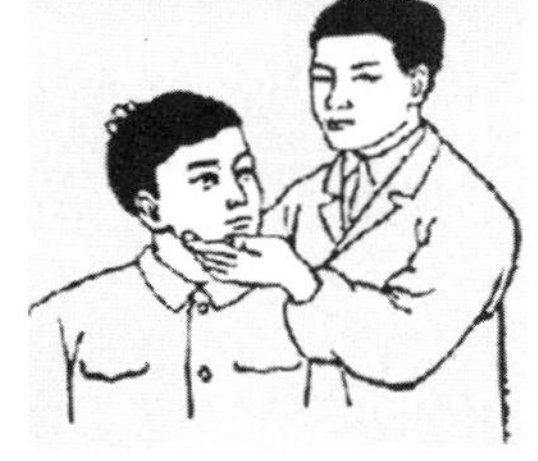

手法：被推拿者坐位，颈项部放松。术者站在被推拿者的身后或侧面，一手扶住其头顶部，另一手托住其下颌部，双手协调做相反方向用力，使颈项部按顺时针或逆时针方向由前屈位渐渐转至后仰位做环形摇转，反复数次。

主治：落枕、颈椎病、颈部软组织劳损。

摇腰法

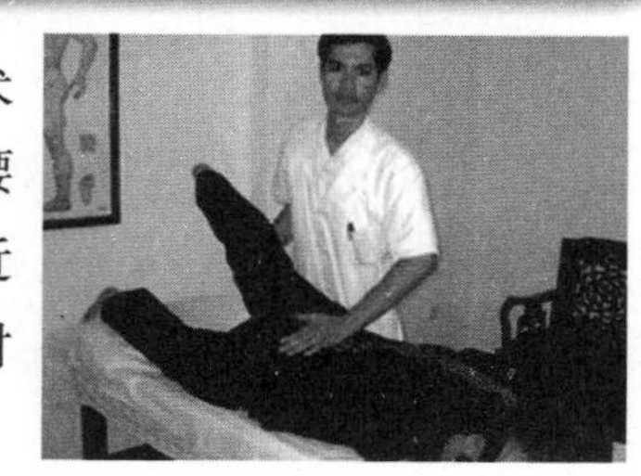

手法：被推拿者俯卧位，下肢伸直。术者站在其身旁，用一手掌按压住被推拿者腰部，另一手前臂托于被推拿者双下肢膝关节近端，将双下肢缓慢抬起，然后做顺时针和逆时针方向的缓慢摇动。

主治：腰脊酸痛、板滞、活动不利。

摇髋关节法

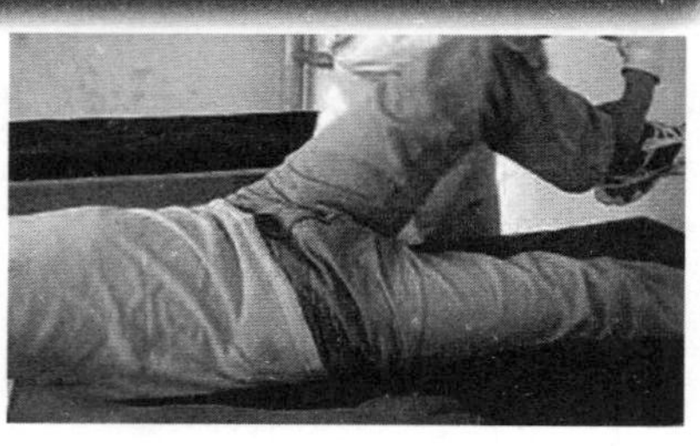

手法：被推拿者仰卧位，患肢屈膝屈髋。术者站在被推拿者患侧旁，一手扶住患侧膝部，另一手握住被推拿者踝部，两手协调作用使髋膝关节均屈曲到90°左右，然后做髋关节顺时针和逆时针方向的缓慢摇动。

主治：髋部酸痛、内收肌劳损、腰腿痛疾病引起的髋关节活动不利、牵掣疼痛。

摇踝关节法

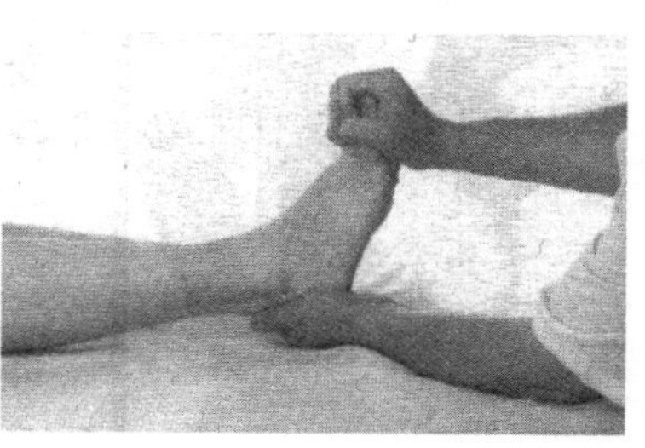

手法：被推拿者仰卧位，下肢自然伸直。术者坐在或站在其足端，一手握住其足跟，另一手握住其足趾部，稍微用力做下肢的拔伸，在拔伸的同时做踝关节顺时针和逆时针方向的缓慢摇动。

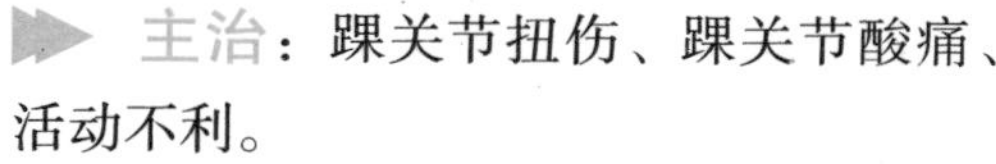

主治：踝关节扭伤、踝关节酸痛、活动不利。

握手摇肩法

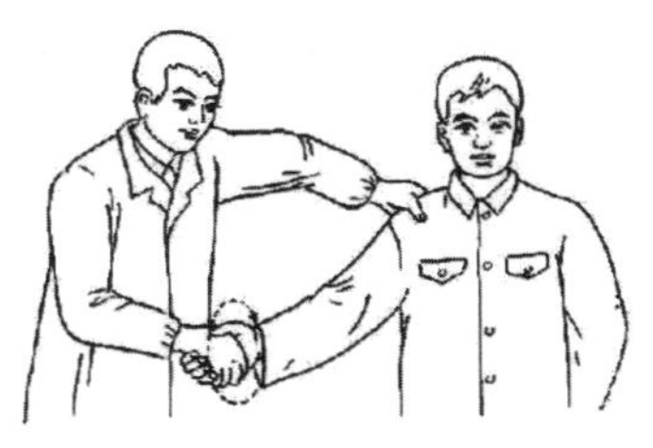

手法：被推拿者坐位，患肢放松并自然下垂。术者站在其侧面，一手扶住其肩关节上部，用与患肢同侧的手与患手相握，稍微用力将患肢牵直后，做肩关节顺时针或逆时针方向小幅度的摇转活动。

主治：肩周炎、肩部伤筋。

托肘摇肩法

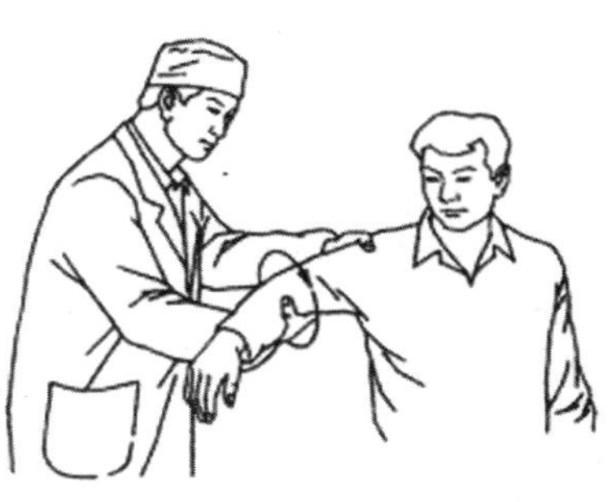

手法：被推拿者坐位或站位，患侧肩部放松，肘关节自然屈曲。术者站在被推拿者侧面，一手扶住其肩关节上部，用与患肢同侧的手托起患肢肘部，使患侧前臂放在术者前臂上，然后做肩关节顺时针及逆时针方向的环转摇动。

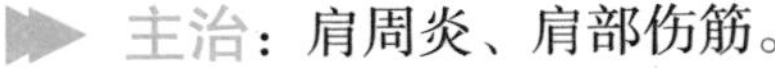

主治：肩周炎、肩部伤筋。

大幅度摇肩法

手法：被推拿者坐位，患肢自然下垂。术者站在其侧面，两手掌相对，托住被推拿者腕部。先将患肢慢慢向上向前托起，然后位于下方的手逐渐翻掌，当患肢前上举至160° 时，虎口向下握住腕部，另一手由腕部向下滑移到肩关节上部，此时按于肩部之手将肩部略向下向前按，握腕之手则略上提，使肩关节充分伸展，随即使肩关节向后做大幅度的摇转。若向前摇转时两手动作正相反。

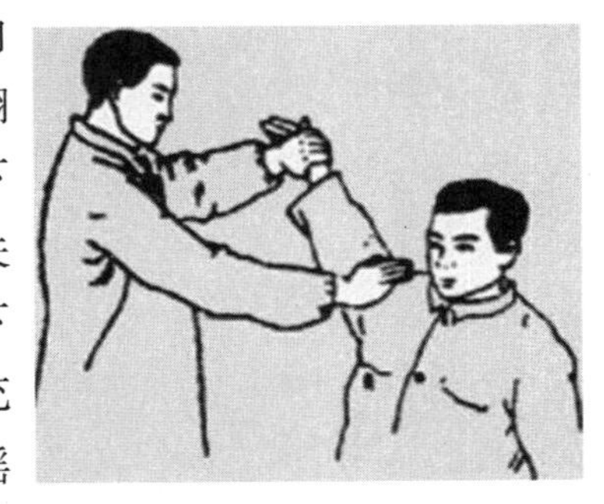

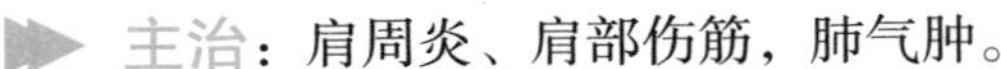

主治：肩周炎、肩部伤筋，肺气肿。

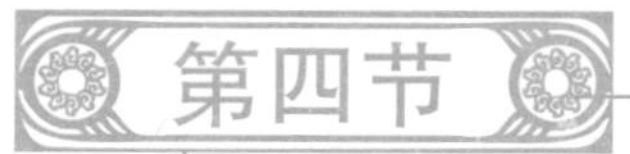

第四节 叩击类手法

侧击法

手法：掌指关节伸直，腕关节略背伸，用单手小鱼际击打或双手小鱼际交替击打治疗部位。通过肘关节的伸屈带动前臂发力来进行击打。

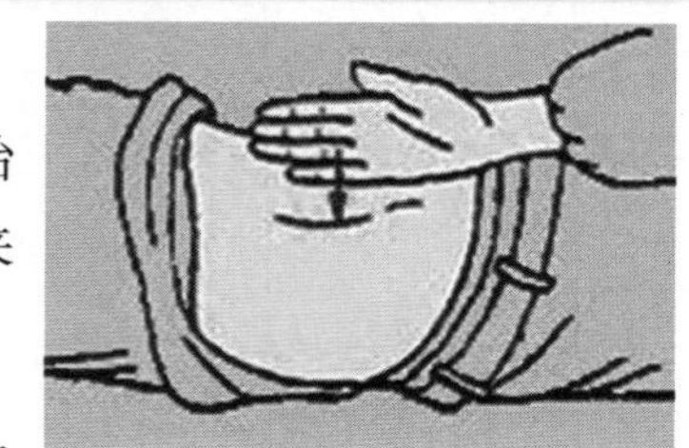

主治：风湿痹痛、肢体麻木、感觉迟钝、肌肉疲劳酸痛。

叩点法

手法：中指指间关节和掌指关节微屈，食指按于中指的指背上，拇指罗纹面抵于中指远端指间关节的掌侧，无名指和小指屈曲握紧，通过伸屈关节，或通过肩、肘、腕关节的活动，将一身之气达于指端来叩点穴位。五指叩点法的手法原理与单指叩点法的原理相同。

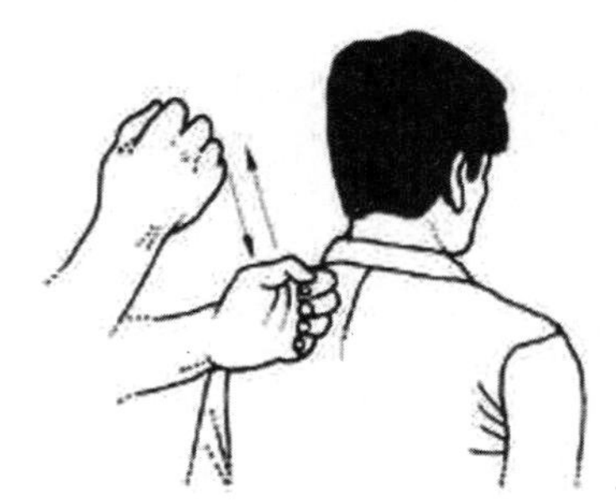

部位：除面部一般不用此法外，全身的其他部位均可以使用。

主治：各种疼痛、麻木。

虚掌拍法

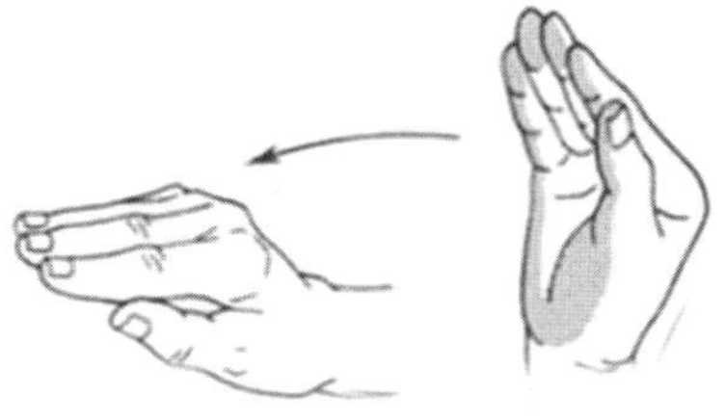

手法：五指自然并拢，掌指关节微屈曲，掌心空虚，用虚掌有节奏地拍击治疗部位的皮肤，拍击时常可以听到清脆的响声。可以单手拍打，也可以双手交替拍打。

主治：风湿酸痛重着、肌肤感觉迟钝麻木、肌肉紧张痉挛。

●温馨提示

对冠心病、肿瘤、结核病患者禁用此法。

捶法

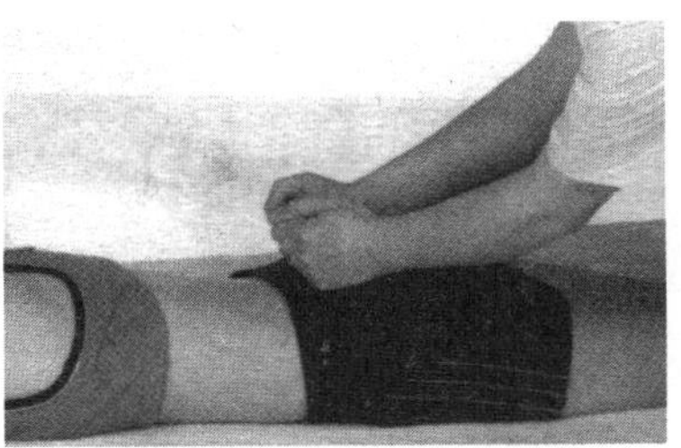

手法：双手握空拳，交替用拳背部或拳眼部上下叩击治疗部位，形状如击鼓状。用力要均匀柔和，不可用暴力。

主治：风湿酸痛重着、肌肤感觉迟钝麻木、肌肉紧张痉挛。

●温馨提示

心脏病、高血压患者禁用或慎用，肾区部位用力不宜过重。

指尖击法

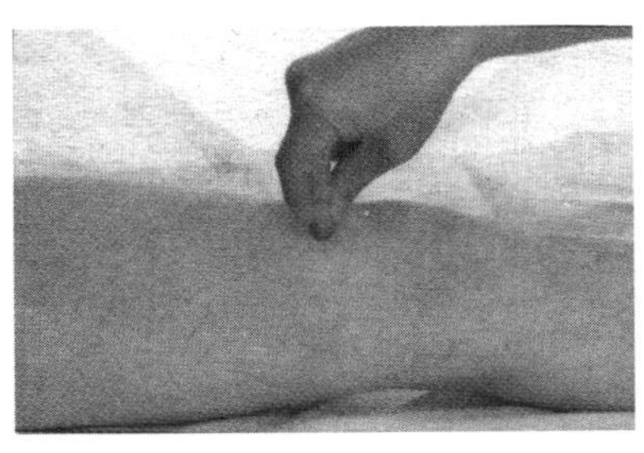

手法：手指半握，腕关节放松，运用腕关节做小幅度或较大幅度的屈伸，以指端击打治疗部位。

部位：头部、胸胁部。

主治：头痛、失眠、胸闷、心慌。

拳击法

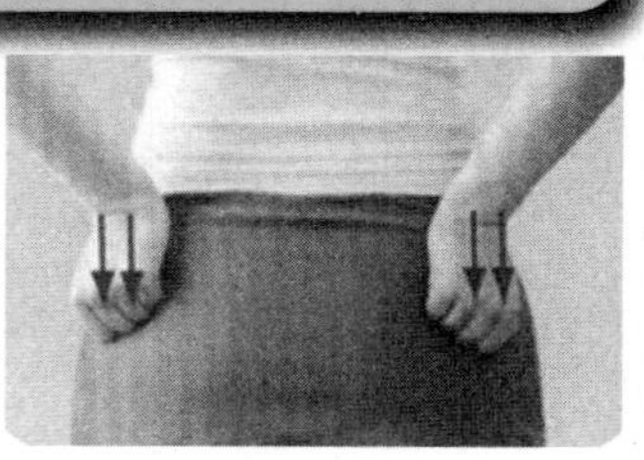

手法：手握空拳，腕关节伸直，用拳背平击治疗部位。

部位：大椎穴、腰骶部。

主治：颈椎病、腰椎病。

掌击法

手法：手指自然松开、微屈，腕关节略微背伸，以掌根部或小鱼际根部为着力点击打治疗部位。

要领：腕部和掌指部要用力挺住，不能有屈伸动作。要用上臂的力量进行击打。掌击百会穴时被推拿者要坐位，颈腰部要挺直，这样可以使叩击的力量沿着脊柱纵轴方向传递。被推拿者此时不要说话，上下齿要略抵住，以免损伤牙齿。

部位：百会穴、腰臀部、下肢部。

主治：头痛、眩晕、坐骨神经痛、腰臀部软组织劳损、下肢酸麻。

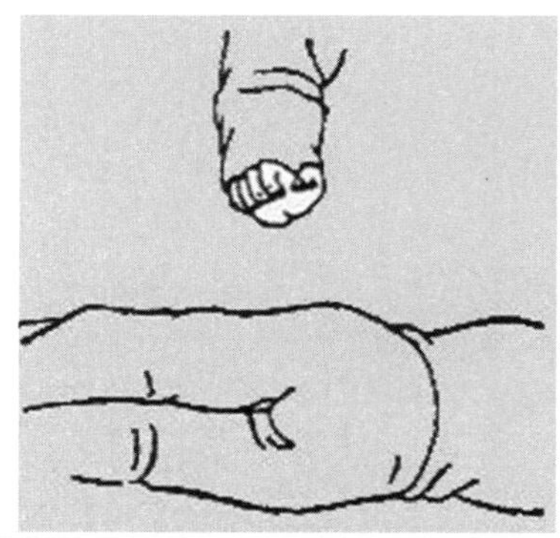

●温馨提示

对骨质疏松者、老年人、体弱多病者禁用掌击百会穴。

第五节 摩擦类手法

掌分推法

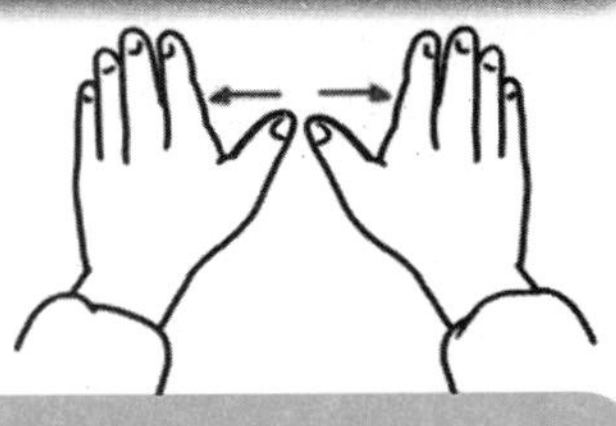

手法：以双手掌面置于体表治疗部位上，然后同时向相反方向推动。

主治：胸闷、脘腹胀痛、腰背酸痛。

抹法

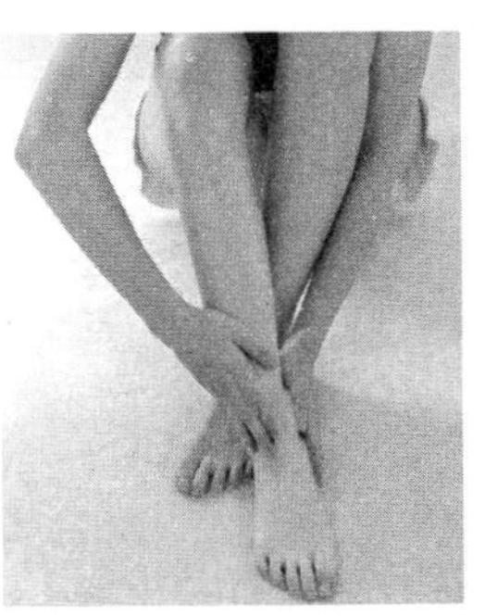

抹法包括拇指抹法、中指抹法、三指抹法和掌抹法，以拇指抹法为例。

手法：用单手或双手的拇指罗纹面在治疗部位上做上下左右或弧形曲线推动。可在治疗部位上涂少许润滑剂以提高疗效。

主治：头痛、头晕、失眠、记忆力下降、近视、眼花、手掌麻木酸痛、胸闷脘胀。

分抹法

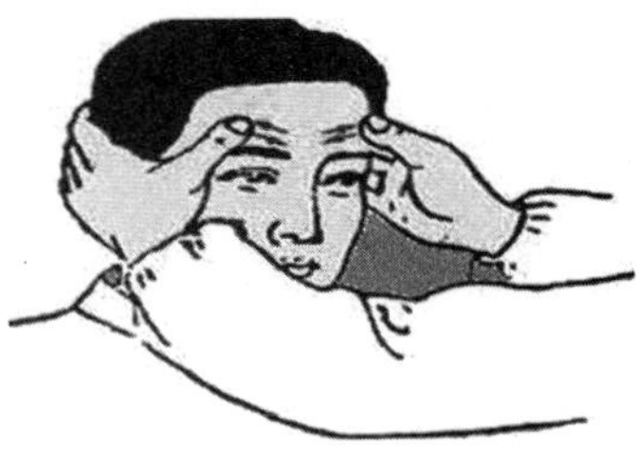

手法：在体表治疗部位上同时做相反方向的抹法叫分抹法。

主治：头痛、头晕、失眠、记忆力下降、近视、眼花、手掌麻木酸痛、胸闷脘胀。

扫散法

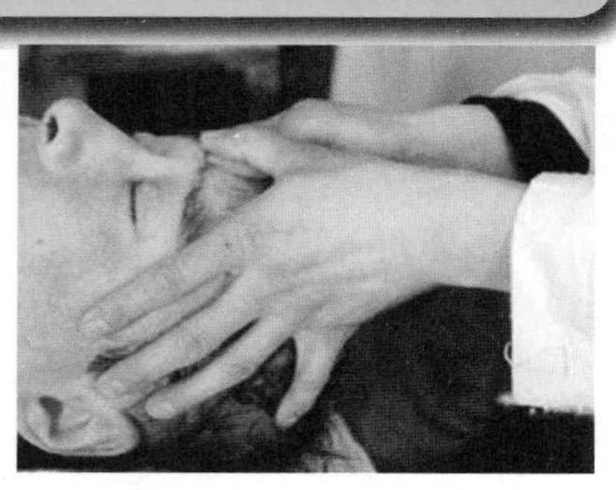

手法：一手的食指、中指、无名指、小指并拢微屈，以指端部置于头维穴处，拇指伸直，以拇指桡侧面附着于耳后上方。然后，稍用力在头颞部做较快速的单向向后下方的推动，使四指的指端在额角发际至耳上范围内移动，拇指在耳后上方至乳突范围内移动。

部位：头两侧颞部。

主治：头痛、头晕、失眠、多梦。

勒法

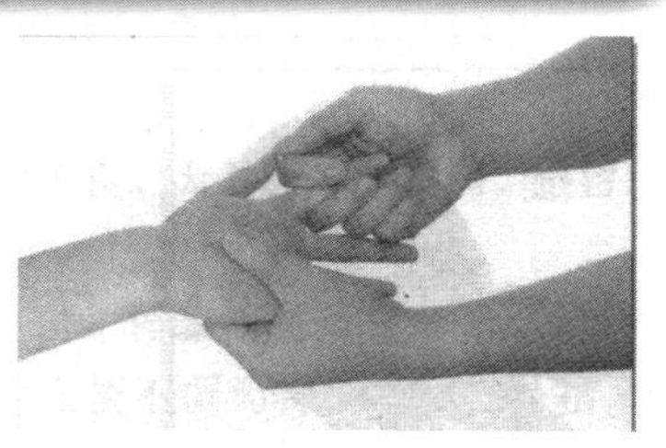

手法：食指、中指屈曲，用食指和中指的第二节指骨夹住被推拿者的手指或足趾根部的两侧，然后迅速滑出指端或趾端，滑出指端或趾端时常能听到清脆的响声。按五指或五趾的顺序依次进行，反复操作3～5遍。

主治：手指或足趾部酸胀、麻木。

擦法

擦法包括小鱼际擦法、大鱼际擦法、掌擦法，以小鱼际擦法为例。

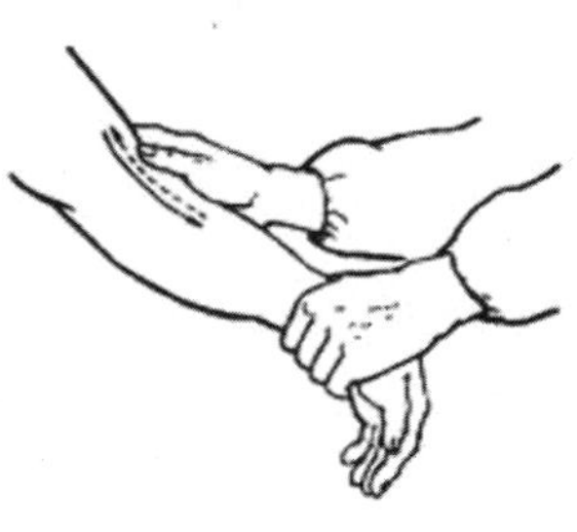

手法：腕关节伸直，用小鱼际紧贴于治疗部位的皮肤，稍微用力下压，以肩关节为支点，上臂做主动运动，使小鱼际做均匀的上下或左右往返摩擦移动。要在治疗部位涂上少许润滑剂，以

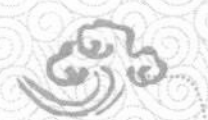

防擦破皮肤，并有利于热量的渗透。擦法使用后，不能在该部位再用其他手法。

主治：胸闷、脘腹胀痛、胁肋胀痛、咳喘、阳痿、遗精、不孕症、倦怠乏力、风湿痹痛、软组织损伤。

大鱼际擦法、掌擦法的手法原理与小鱼际擦法的原理相同。

推法

推法包括拇指推法、掌根推法、全掌推法、拳推法、肘推法，以拇指推法为例。

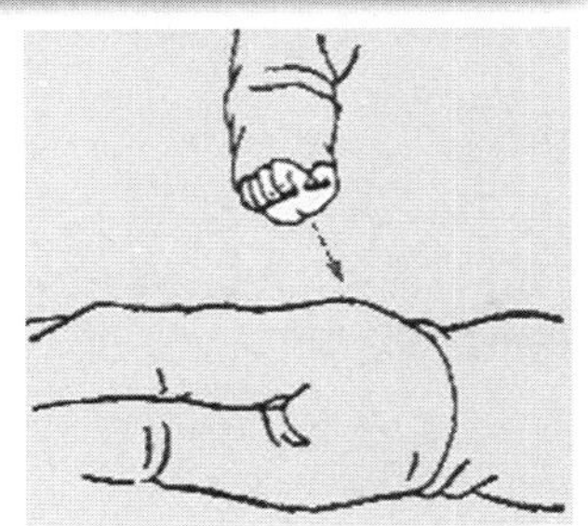

手法：用拇指罗纹面着力于体表治疗部位，做与经络循行路线或肌纤维平行方向的缓慢推动。

主治：风湿痹痛、筋脉拘急、软组织损伤。

环摩法

环摩法包括指环摩法和掌环摩法，以指环摩法为例。

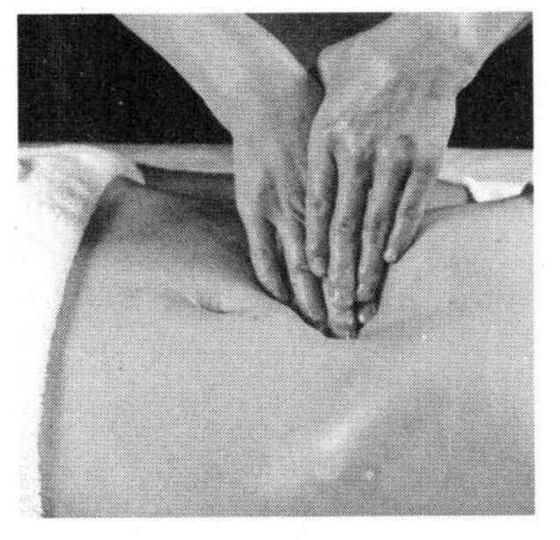

手法：掌指关节自然伸直，腕部微屈，用并拢的食指、中指、无名指罗纹面附着于体表治疗部位，随同腕关节做环旋活动，频率每分钟120次。顺时针摩动为补法（轻柔手法），逆时针摩动为泻法（重手法）。

主治：胸闷、脘腹胀痛、痛经、月经不调、风湿痹痛、增生性关节炎、软组织损伤。

掌环摩法的手法原理与指环摩法的原理相同，只是频率为每分钟80～100次。

直摩法

直摩法包括指直摩法和掌直摩法，以指直摩法为例。

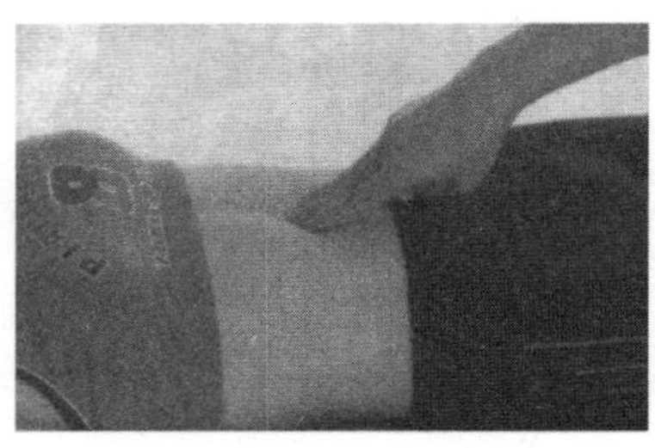

手法：掌指关节自然伸直，腕部微屈，用并拢的食指、中指、无名指、小指的罗纹面附着于体表治疗部位，做与身体纵轴相平行的上下往返的直行摩动。

主治：脘腹胀痛、消化不良、痛经、月经不调、风湿痹痛。

横摩法

横摩法包括指横摩法和掌横摩法，以指横摩法为例。

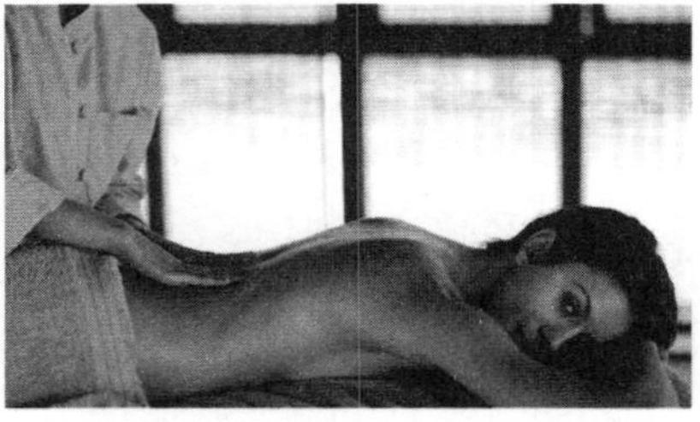

手法：掌指关节自然伸直，腕部微屈，用并拢的食指、中指、无名指、小指的罗纹面附着于体表治疗部位，做与身体纵轴垂直的横向摩动。动作要领与直摩法相同。

主治：胸闷、脘腹胀痛、消化不良、痛经、月经不调、风湿痹痛、腰背痛。

斜摩法

斜摩法包括指斜摩法和掌横摩法，以指斜摩法为例。

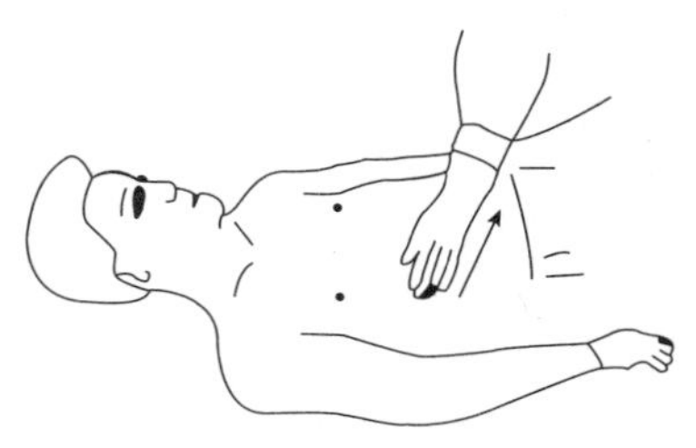

手法：掌指关节自然伸直，腕部微屈，用并拢的食指、中指、无名指、小指的罗纹面附着于体表治疗部位，做与身体纵轴呈45°角的斜向摩动。动作要领与直摩法相同。

主治：脘腹胀痛、腹泻、痛经、月经不调、风湿痹痛。

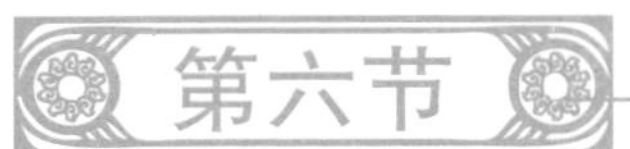

第六节 滚动类手法

㨰法

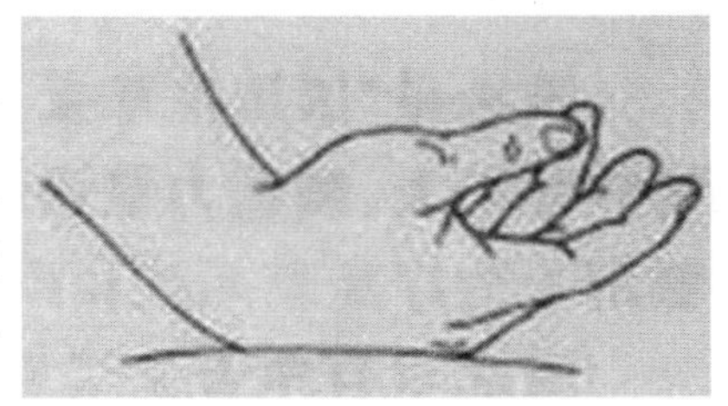

手法：掌指关节略为屈曲，手指自然展开，以手掌背部近小指侧部分附着于治疗部位上，通过腕关节做主动连续的屈伸运动，带动前臂的外旋和内旋，使掌背部在治疗部位上进行120～160次/分钟的来回滚动。

手法特点：刺激面积大，刺激力量强而柔和。

主治：肢体疼痛、肌肤麻木、关节运动功能障碍及内科、妇科病症。

拳㨰法

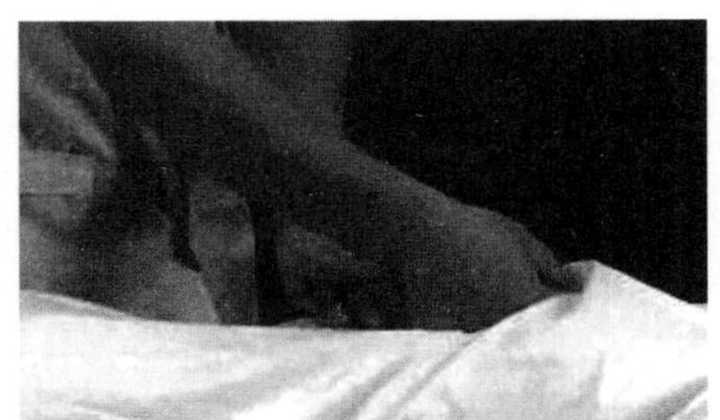

手法：手握空拳，用小指、无名指、中指的第一节（即近节）指背附着于治疗部位，腕关节放松，通过腕关节做往返的屈伸摆动，使指背着力点在治疗部位上做160次/分钟左右的来回滚动。

手法特点：刚劲有力、压力大、刺激强、操作非常省力。

主治：风湿酸痛、肌肤麻木、肢体疼痛。

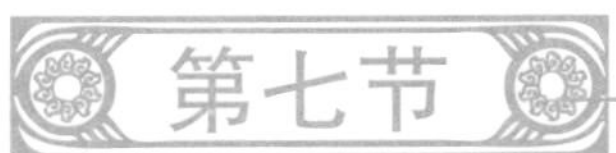

第七节 振动类手法

振法

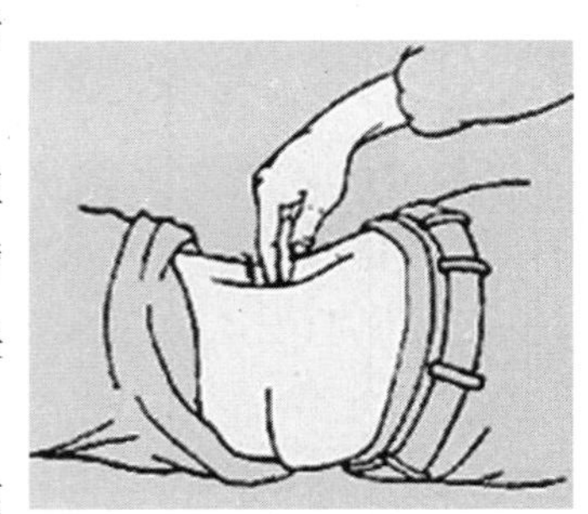

振法包括中指振法和掌振法，以中指振法为例。

▶▶ 手法：中指伸直，以指端着力于穴位处，食指重叠于中指指背，肘微屈，运用前臂和手部的静止性用力使肌肉强力收缩，发出快速而强烈的振颤。

▶▶ 主治：失眠、头痛、眩晕、胃脘痛、咳嗽、气喘、呃逆、痛经、月经不调。

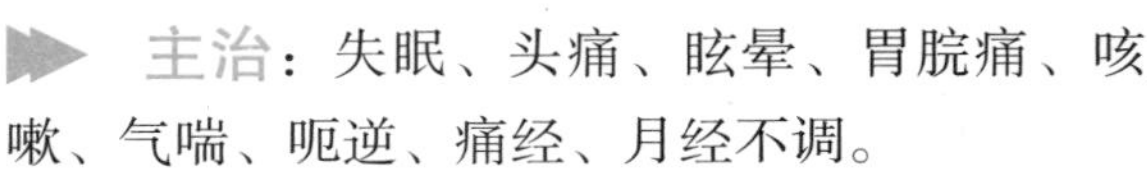

掌振法的手法原理与中指振法的原理相同。

抖法

抖法包括抖上肢法和抖下肢法。

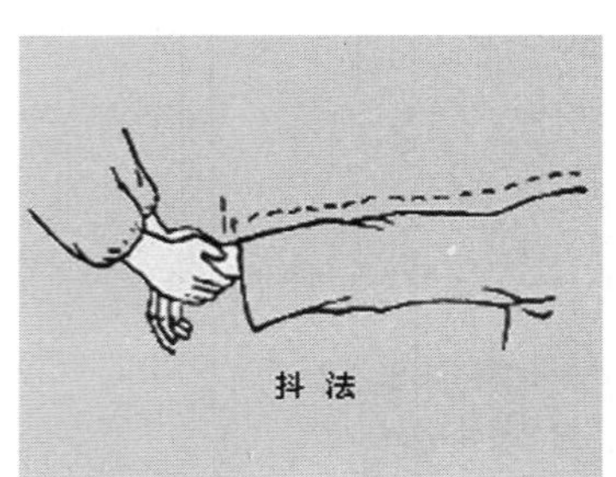

抖 法

▶▶ 手法：（1）抖上肢法：被推拿者坐位，肩臂放松。术者站在其前外侧，双手握住患肢腕部将患肢抬起60° 左右，然后做连续的小幅度的上下抖动，频率250次 / 分钟左右。

（2）抖下肢法：被推拿者仰卧位，下肢伸直放松。术者站在其正前方，双手分别握住其两踝部将其抬高30厘米左右，然后做连续的小幅度的上下抖动，频率100次/分钟左右。也可两侧下肢轮流抖动。

▶▶ 主治：肩臂酸痛，活动不利，腰腿痛。

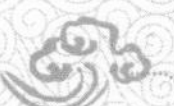

第八节 一指禅推法类手法

屈指推法

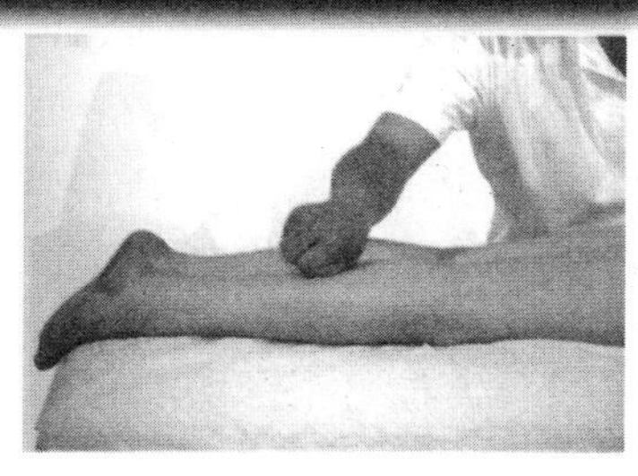

手法：拇指屈曲，用拇指指间关节桡侧或背侧着力于体表治疗部位，其余四指握成空拳，沉肩、垂肘、悬腕，通过腕部主动摆动，使产生的力量持续不断地作用于治疗部位。

主治：颈项强痛、腹胀、消化不良、食欲不振、四肢关节酸痛。

一指禅推法

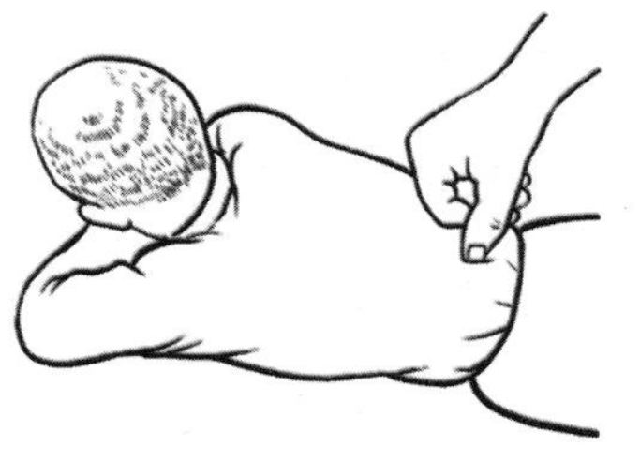

手法：手握空拳，拇指自然伸直，并盖住拳眼，用拇指端或罗纹面着力于体表治疗部位，沉肩、垂肘、悬腕，运用腕关节的往返摆动，带动拇指指间关节的屈伸活动，使产生的力量轻重交替、持续不断地作用于治疗部位，频率120～160次／分钟。

主治：头痛、失眠、多梦、记忆力下降、胸闷、胃脘痛、腹胀、腹泻、便秘、痛经、月经不调、关节酸痛。

一指禅偏峰推法

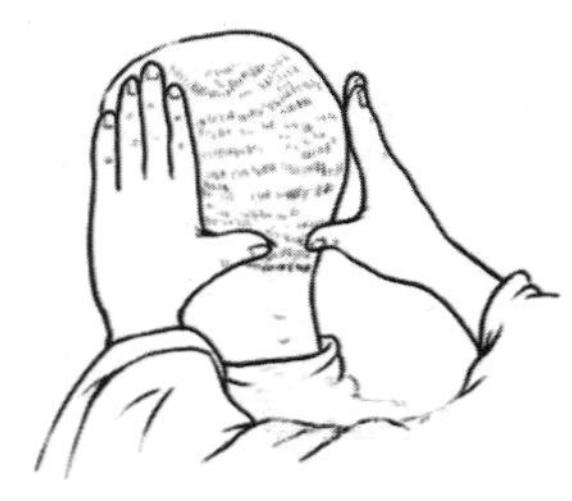

手法：用拇指桡侧偏峰着力于体表治疗部位，其余四指和拇指分开并自然伸直，腕关节放松呈微屈或自然伸直状，沉肩、垂肘，以四指和腕关节做主动摆动，带动拇指指间关节小幅度的屈伸活动，频率为120～160次／分钟。该法较一指禅推法柔和，常用于头面部。

主治：头痛、眩晕、失眠、面瘫、眼疾、感冒、记忆力下降、颈项酸痛。

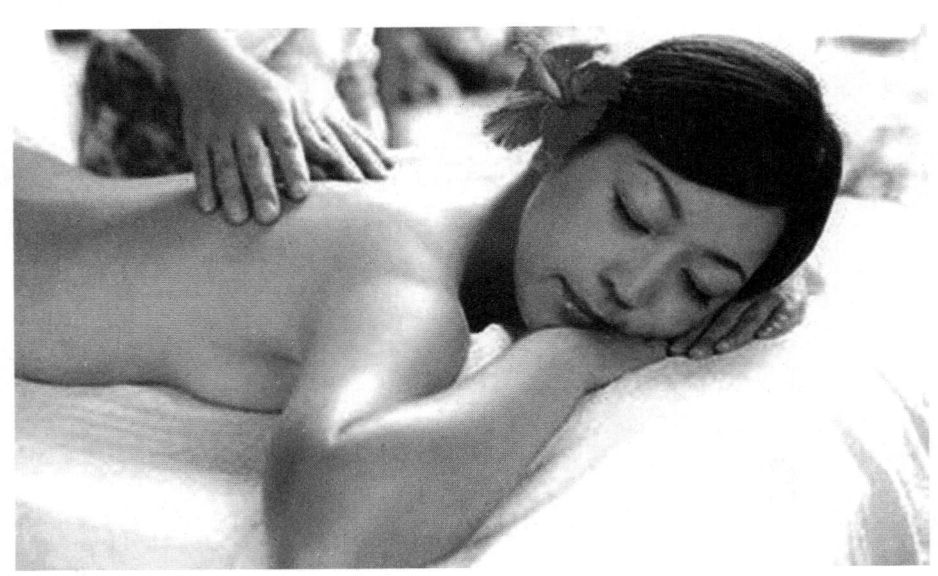

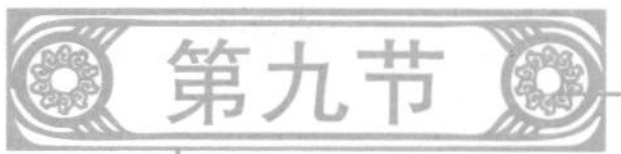

第九节 揉搓类手法

搓法（夹搓法）

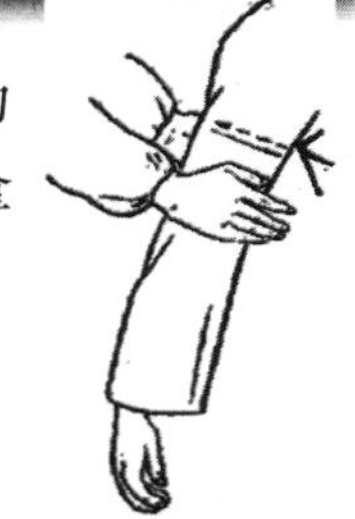

手法：用双手的掌面夹住肢体的治疗部位，相对用力做相反方向的快速搓揉，并循序上下往返移动。常作为推拿的结束手法。

主治：肢体酸痛、活动不利、麻木、倦怠无力。

掌搓法

手法：以一手的掌面着力于被推拿部位，以肘关节为支点，前臂做主动运动，使掌面在被推拿部位上做较快速的推去拉回的搓动。

主治：胁肋胀痛、背腰骶部酸楚疼痛、下肢麻木疼痛。

捻法

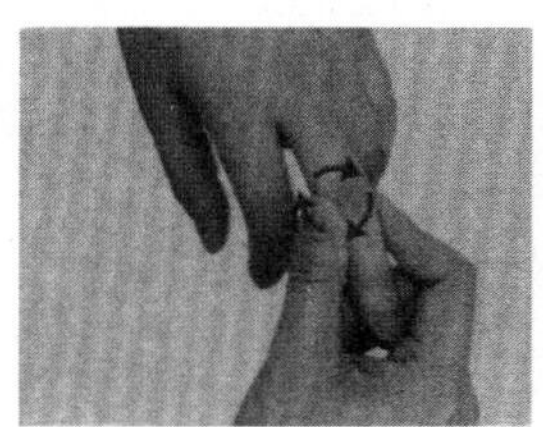

手法：用拇指罗纹面与食指桡侧缘或食指罗纹面相对捏住体表治疗部位，稍用力做对称性的快速搓揉。

主治：手指、足趾的小关节酸痛、麻木、肿胀、屈伸不利。

揉法

揉法包括拇指揉法、中指揉法、三指揉法、掌根揉法、大鱼际揉法，以拇指揉法为例。

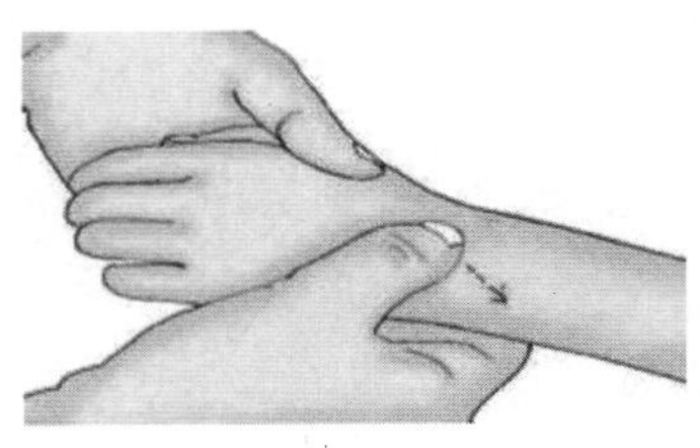

▶ 手法：用拇指罗纹面附着于体表治疗部位上，稍用力下按，通过腕关节做主动的环形摆动，使罗纹面在治疗部位上做轻柔、小幅度的环旋揉动，频率120～160次/分钟。

▶ 主治：头痛、头晕、失眠、多梦、记忆力下降、感冒发热、咳嗽、便秘、腹泻、遗尿、小儿肌性斜颈。

中指揉法、三指揉法、掌根揉法、大鱼际揉法的手法原理与拇指揉法的原理相同，手法操作见光盘内容。

拇指点揉法

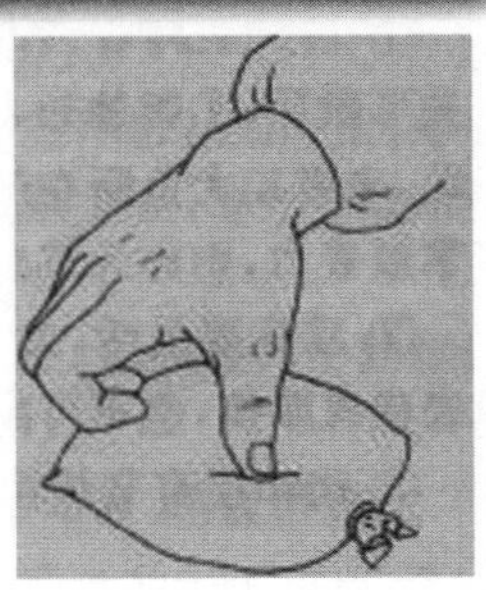

▶ 手法：在拇指点法的基础上，配合一个旋转的揉动，揉动的频率为120～160次／分钟。揉动方向以顺时针方向为主，要带动皮肤一起揉动。

▶ 主治：和拇指揉法基本相同。

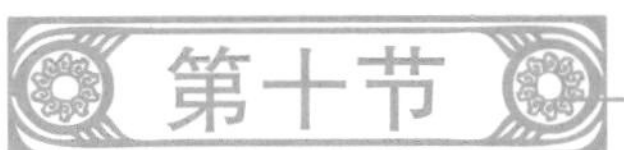

第十节 其他类手法

梳法

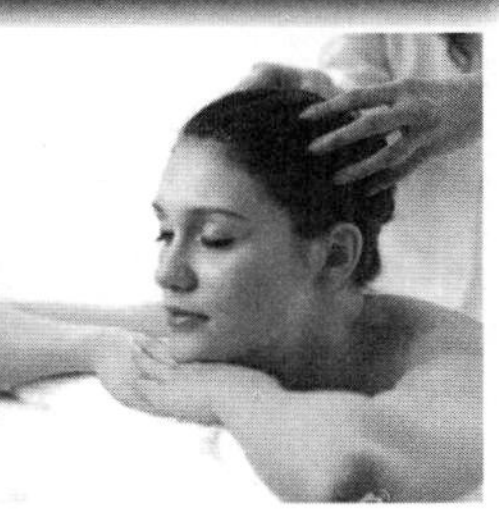

手法：五指微屈，自然展开，以五指的罗纹面在体表治疗部位上做轻柔的单方向的滑动梳理。

主治：胸闷、气短、胁肋胀痛、嗳气、善太息、乳痈。

●温馨提示

梳法又叫疏法，和指分推法不同，指分推法一般用单指（拇指），手法刺激比梳法要强。

插法

手法：被推拿者坐位，肩背部放松。术者站在或坐在其身后，一手的食指、中指、无名指、小指四指并拢伸直，用指尖部从肩胛骨内下缘沿肩胛骨与肋骨之间向该侧肩峰方向插入，另一手扶住被推拿者该侧肩部，并向后内下方按压，两手做相反方向用力，使指尖插入肩胛骨与肋骨之间约2厘米左右，持续约1分钟，然后缓缓将手收回，重复2～3次。再插对侧肩胛骨。

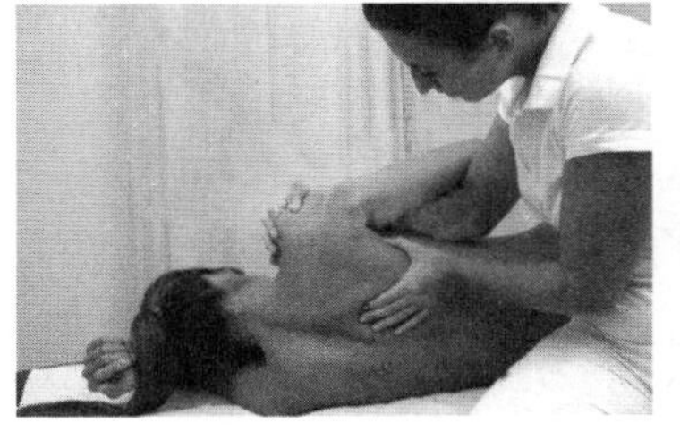

要领：要用左手插被推拿者右肩胛骨，用右手插被推拿者左肩胛骨。

被推拿者当时可有胃向上提的感觉。

主治：胃下垂。

托法

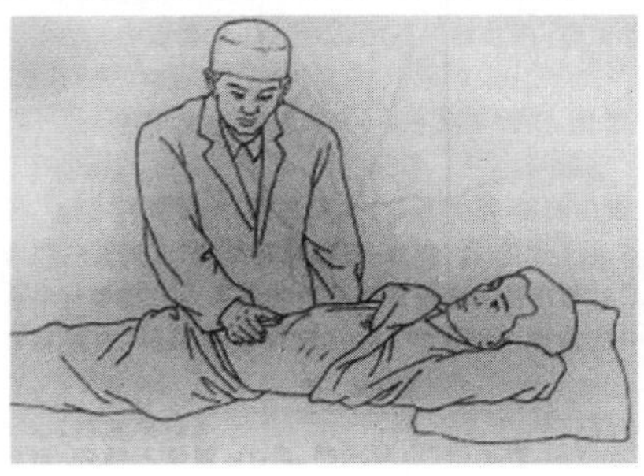

手法：被推拿者仰卧位。术者坐在其右侧，食指、中指、无名指、小指伸直并拢，以罗纹面和小鱼际部着力深按于被推拿者下垂的胃底部，随被推拿者深呼气做由下而上逆时针方向的上托。

要领：上托时移动要缓慢，每移动一段距离后均要深按片刻。

主治：胃下垂。

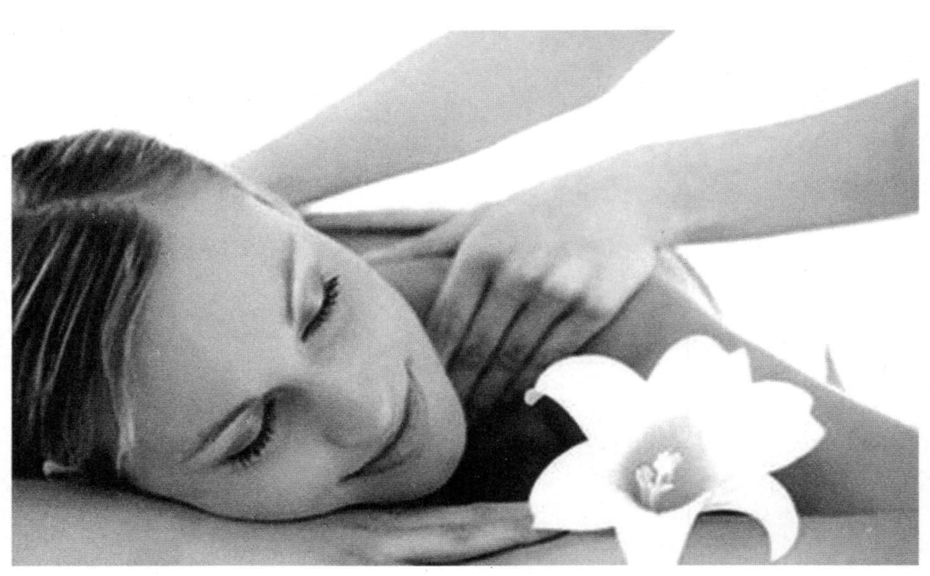

第二章

内科疾病

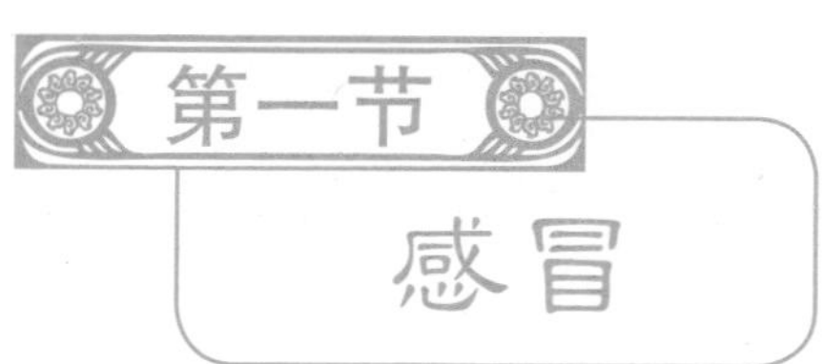

第一节 感冒

感冒是指气候寒温失常或调摄失宜，风邪侵袭人体，以致肺卫功能失调所引起的外感病症。表现为头痛、鼻塞、流涕、恶寒、发热等症状。

推拿手法

基本治法

1 术者用抹法，从印堂、鱼腰至丝竹空穴，从额中阳白到太阳穴，从神庭，头维到角孙穴，各操作3~5遍。

2 术者以一指禅推法或按揉法沿印堂、神庭、头维、太阳穴一线及印堂、阳白、鱼腰、太阳穴一线，各操作3~5遍。

3 术者一手扶住患者前额，另一手用五指拿法并结合点揉法自巅顶至风府穴一线反复操作3~5遍。

4 用拿法拿风池、曲池、合谷各1分钟。

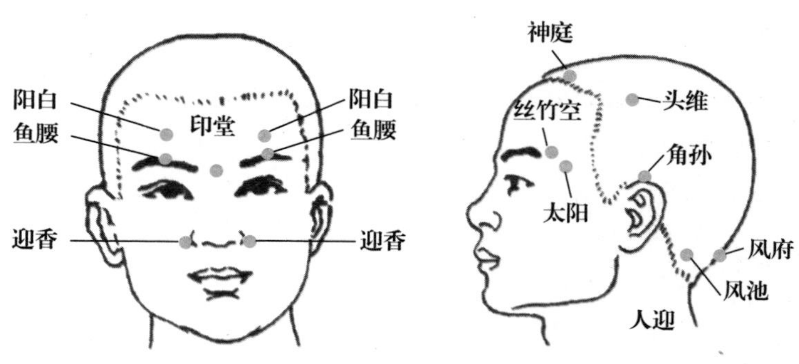

辨证加减

1 如伴有风寒症状者，加①用双搽肩背法治疗2分钟。

2 如伴有风热症状者，加用拿法拿肩井穴2分钟。

3 如伴有咳嗽者，加①用勾点法勾点天突穴2分钟。②用背部直摩法治疗1分钟。

4 如鼻塞严重者，加用拇指按揉法按揉迎香穴2分钟。

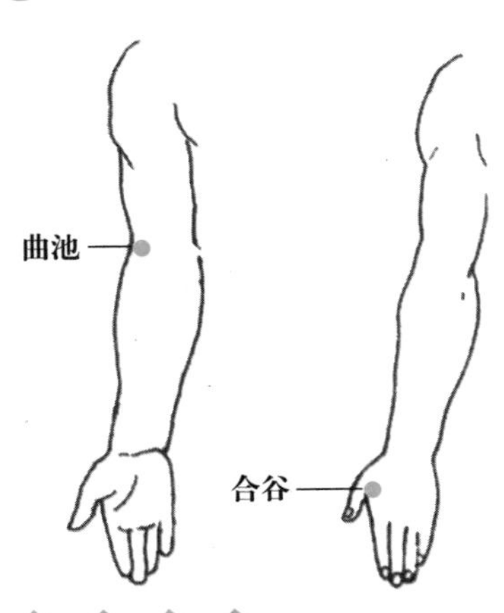

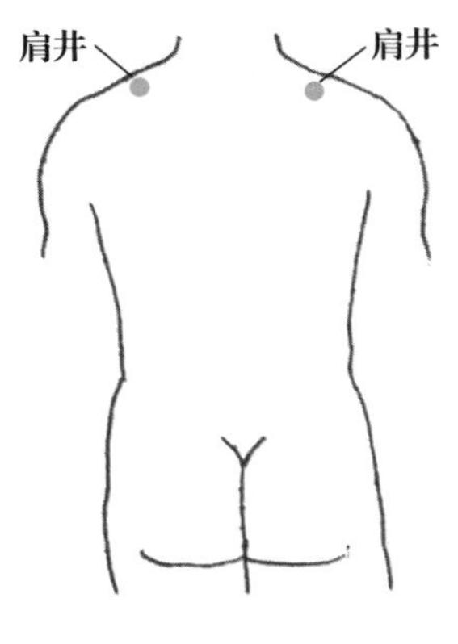

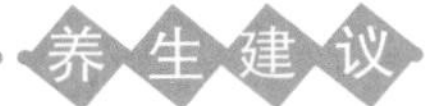

养生建议

1 应排除流脑、麻疹、猩红热、百日咳、白喉等急性传染病后再进行推拿治疗。

2 流行性感冒高热持续不退者，应以药物治疗为主，以防止并发症。

3 感冒后要多喝开水，并注意休息。

4 注意保暖，防止受凉。

5 加强体育锻炼，提高正气卫外能力。

6 养成经常性的户外活动习惯。

7 保持环境卫生和个人卫生。

8 对流行性感冒患者，要做好隔离工作。

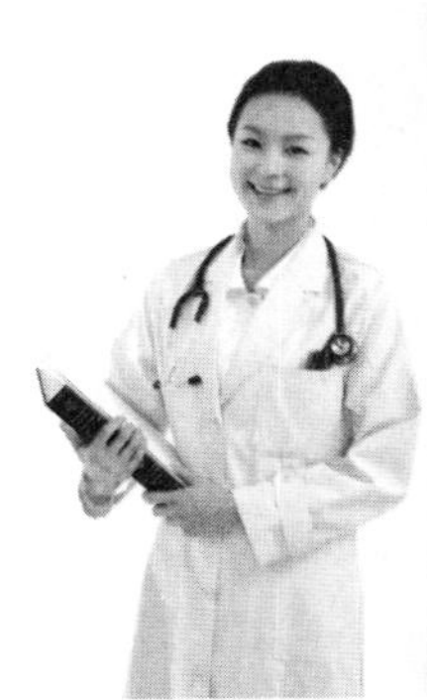

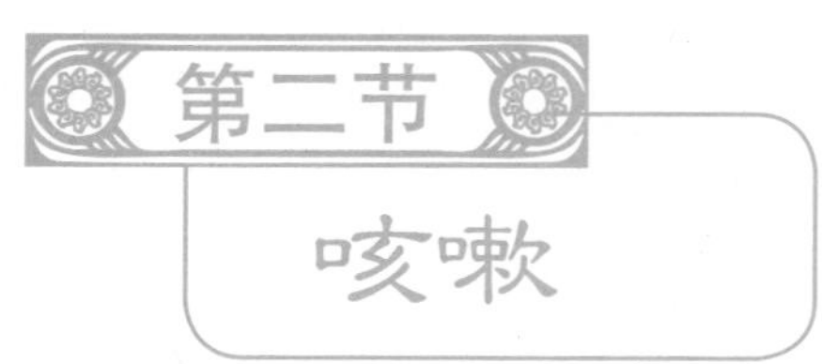

第二节 咳嗽

咳嗽是肺脏疾患的主要症状之一。咳指肺气上逆作声，嗽指咳吐痰液。本症有急性、慢性之分，前者多为外感，后者多属内伤。

主要症型

主要证型

1 风寒袭肺：咳声重浊，气急，喉痒，咯痰稀薄色白，常伴鼻塞，流清涕，头痛，肢体酸楚，恶寒发热，无汗等表证，舌苔薄白，脉浮或浮紧。

2 风热犯肺：咳嗽咳痰不爽，痰黄或稠黏，喉燥咽痛，常伴恶风身热，头痛肢楚，鼻流黄涕，口渴等表热证，舌苔薄黄，脉浮数或浮滑。

3 痰湿蕴肺证：咳嗽反复发作，咳声重浊，痰多，因痰而嗽，痰出咳平，痰粘腻或稠厚成块，色白或带灰色。

4 痰热郁肺证：咳嗽气息粗促，或喉中有痰声，痰多质粘厚或稠黄，咯吐不爽，或有热腥味，或吐血痰，胸胁胀满，咳时引痛。

推拿手法

辨证治疗

1 风寒咳嗽者，用拇指点法点按风池、风府各半分钟。用拿法拿肩井1分钟。用擦法擦背部膀胱经，以透热为度。

2 风热咳嗽者，用拇指推法推大椎、肺俞及背部压痛点各1分钟。用拇指按揉法按揉曲池、合谷各1分钟。用拿法拿肩井1分钟。

3 湿痰咳嗽者，用拇指按揉法按揉手三里、丰隆各1分钟。用搓法搓胁肋部1分钟。用拇指点法点按章门穴1分钟。

4 痰火咳嗽者，用一指禅推法在天柱、肩井穴处治疗各1分钟。用拇指点法点按太冲、行间、三阴交各1分钟。

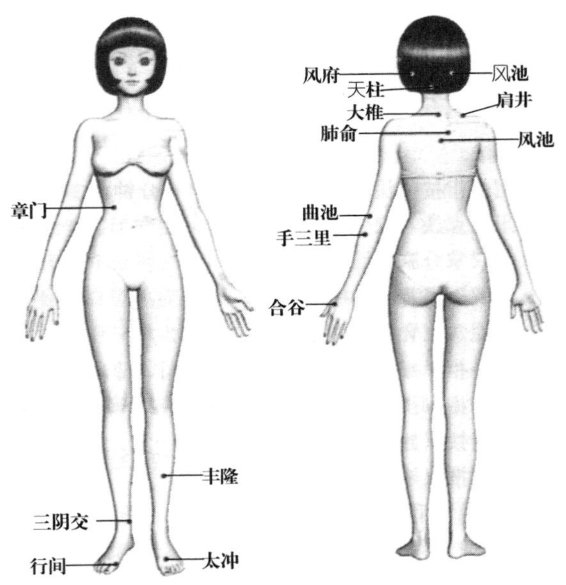

1 注意休息，加强身体锻炼，增强耐寒能力以预防上呼吸道感染。

2 改善环境卫生，减少空气污染，戒烟。

3 饮食宜清淡，忌辛辣油腻。

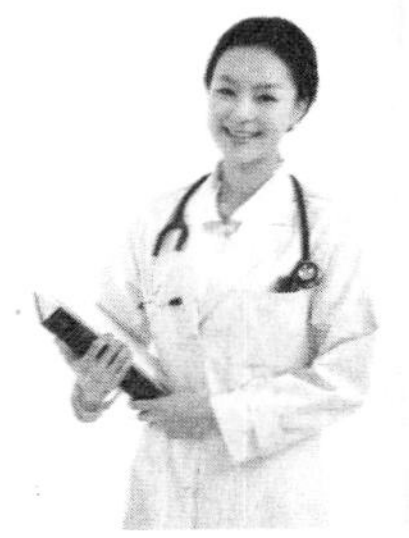

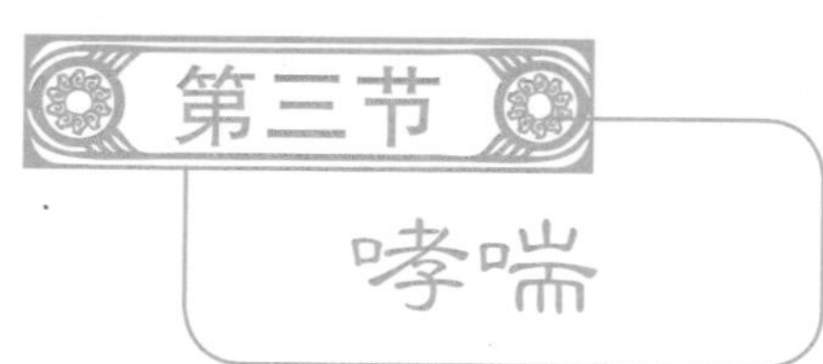

第三节 哮喘

哮喘以呼吸急促、喘鸣有声，甚至张口抬肩、难以平卧为特征。

推拿手法

面及颈部操作：

1 用拇指推法推桥弓穴，先推一侧桥弓穴，自上而下20~30次，再推另一侧桥弓穴。

2 用扫散法治疗1分钟。

躯干部操作：

1 自天突穴至膻中穴用单手掌左右横擦前胸部数十次。

2 用一手拇指或四指按揉对侧中府，缺盆穴各数十次。

3 手掌轻拍对侧斗折蛇行胸部数十次。

4 用擦法直擦大椎到腰骶部的督脉部位，以透热为度。

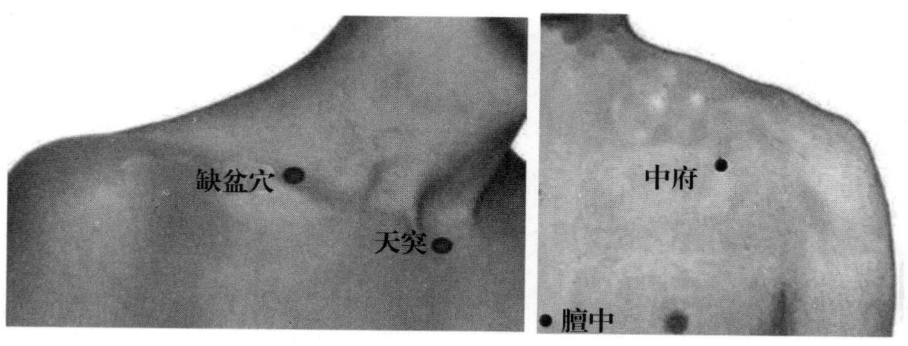

上肢操作：

1. 用搓法搓上肢半分钟。
2. 用抖法抖上肢半分钟。重复头面部操作，结束治疗。

辨证加减：

哮喘发作较甚者：用一指禅推法或按揉法，在两侧定喘、风门、肺俞、肩中俞治疗，每穴2分钟，开始时用轻柔的手法，以后逐渐加重，以患者有明显的酸胀感为度。在哮喘缓解后再辨证施治。

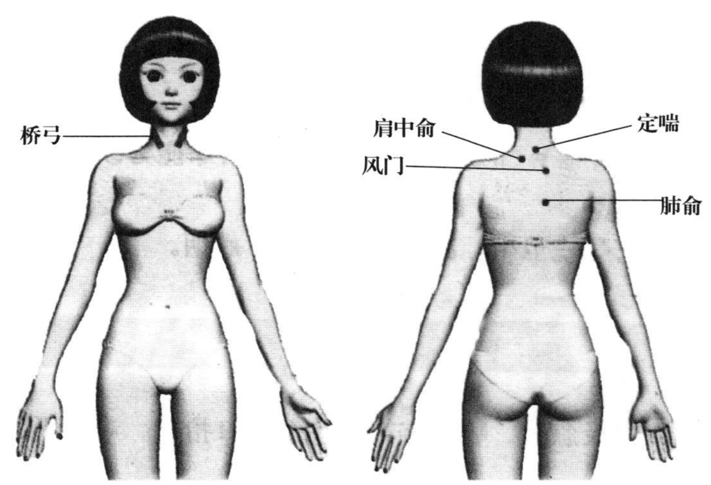

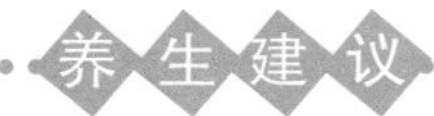

养生建议

1. 忌酒、油腻、辛辣等刺激性食物。
2. 怡情悦志，避免不良情志刺激。
3. 需结合药物治疗，不宜单独进行推拿治疗。

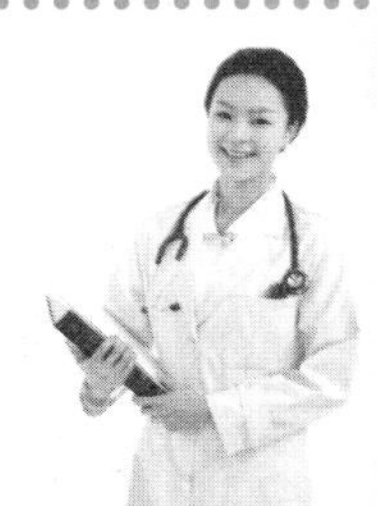

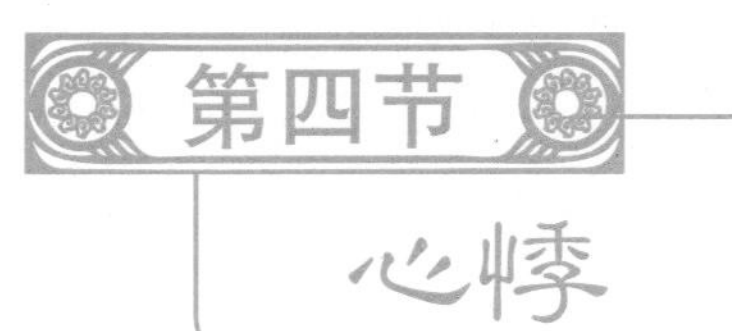

心悸是指以自觉心中悸动、惊惕不安为主要表现的一种病症。本病的形成常与心胆气虚、心血不足、心阳衰弱、水饮内停、瘀血阻络等因素有关。平素心虚胆怯之人，由于突然惊恐，如耳闻巨响、目睹异物，或遇险等使心惊神慌不能自主，逐渐发展成稍惊则心悸不已。推拿治疗以功能性心律失常为主，对于器质性病症引起的心悸，仅作为辅助治疗。

推拿手法

头面部操作

用抹法分抹印堂至鱼腰、太阳6～10遍；用拇指推法自上而下推桥弓，先推左侧，后推右侧，每侧约1分钟；用拇指按揉法按揉百会、风池，每穴约1分钟。

胸背部操作

用一指禅推法推心俞、肺俞、膈俞，每穴约1分钟；用指摩法摩膻中、中府、云门，每穴约1分钟。

上肢部操作

用拇指按揉法按揉双侧内关、神门，每穴约2分钟；拿双上肢，每侧约1分钟。

辨证治疗

1 心虚胆怯证：延长拇指按揉双侧内关、神门时间；拇指按巨阙、风府各约1分钟；用拇指推法从胸部正中线沿肋间隙分别向两侧分推，至腋中线为止，约3分钟。

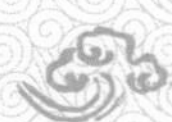

②心血不足证：用一指禅推法推心俞、脾俞、胃俞各约2分钟；用拇指按华佗夹脊穴约5分钟；用拇指按揉中脘、气海、足三里、血海各约1分钟。

③阴虚火旺证：用拇指按揉翳风、风池、哑门、肾俞、听宫、听会，每穴1分钟，以酸胀为度；用拇指点太冲、行间，每穴约1分钟。

辨证加减：

①实证为主：用拇指按法按太冲、行间、三阴交、太阳、听宫、听会、耳门、翳风穴各半分钟。用拇指按揉法按揉章门、期门穴各1分钟。用掌环摩法摩腹部2分钟。

②虚证为主：用拇指按揉法按揉巨阙、中脘、关元、气海、血海、三阴交、脾俞、胃俞穴各半分钟。用一指禅推法推华佗夹脊穴3分钟。用擦法擦肾俞、命门、八髎穴，以透热为度。

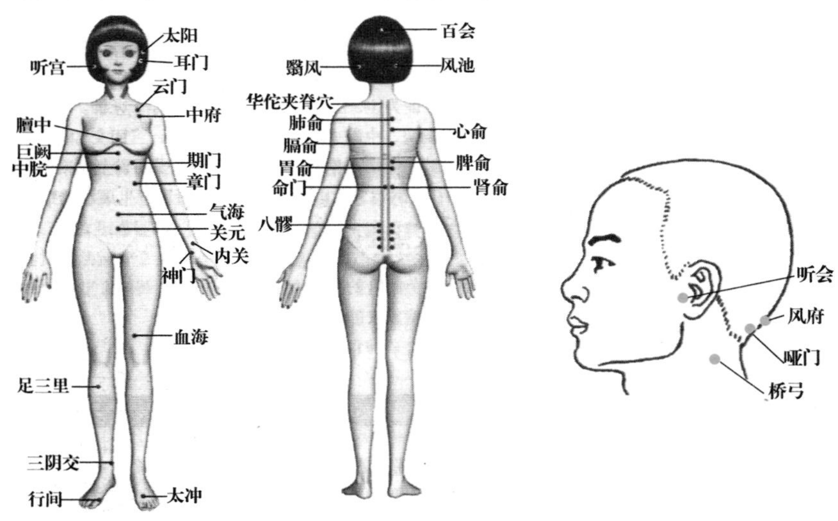

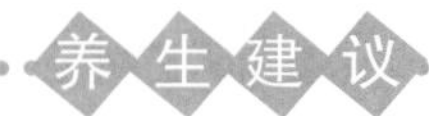

①避免不良的精神刺激。

②环境宜安静，充分休息。

③少食辛辣食物。

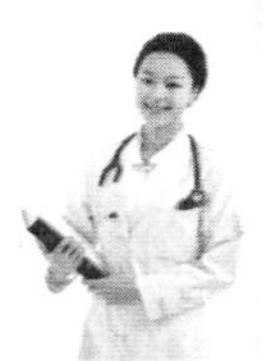

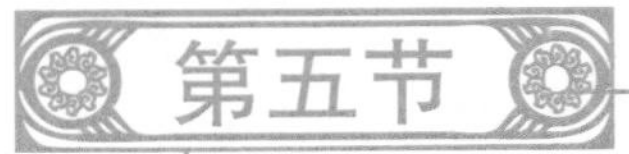

第五节 高血压

高血压的定义为收缩压大于等于140毫米汞柱和（或）舒张压大于等于90毫米汞柱。本病多因肾阴不足、肝失濡养、肝阳上扰清窍所致。或素属湿盛之体，过食厚味，聚湿成痰，上蒙清阳为病。长期精神紧张而缺少体力活动、有高血压家族史、体重超重、饮食中食盐含量多和大量吸烟者，共患病率偏高。

推拿手法

1 用拇指推法推桥弓，做完一侧再做另一侧，每侧30次。

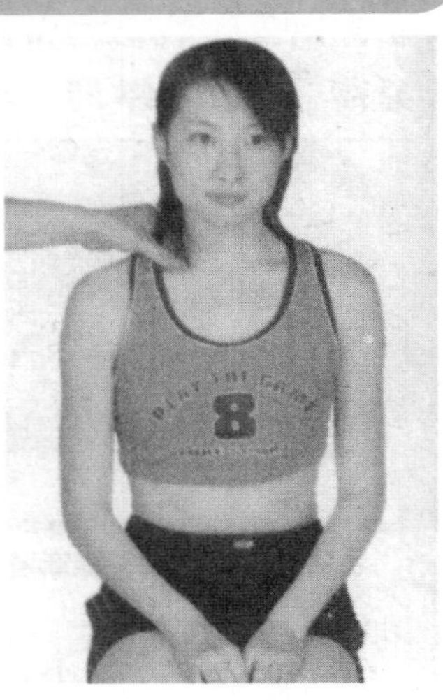

2 用扫散法在两侧颞部操作，约1分钟。

3 用五指拿法在头顶部操作，约3分钟。

4 用拿法拿风池、肩井、曲池各1分钟。

5 术者用双手掌自肩背部足跟方向做推法5~7次，并掌揉背部及揉拿下肢后侧3~5次。点揉肝俞、心俞、肾俞1~2分钟。

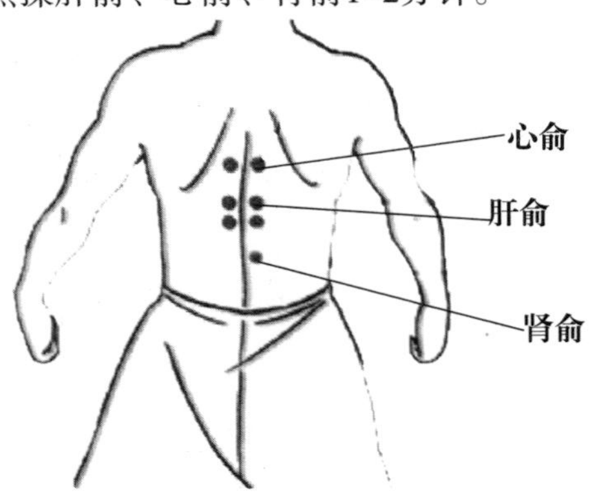

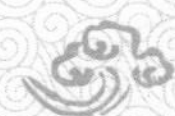

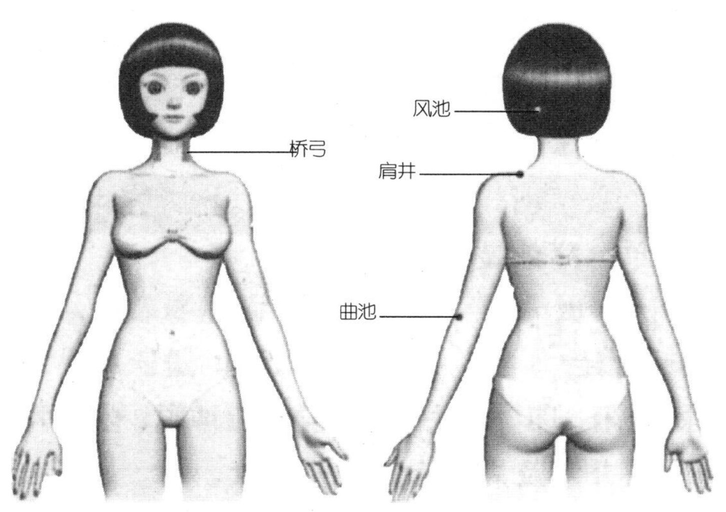

高血压的艾灸疗法

患者均采取平卧位，两侧同时进行，灸的距离一般在1～2厘米之间，按患者对热度敏感的程度而异。灸的时间一般为15分钟。每日灸1次，连灸七日。

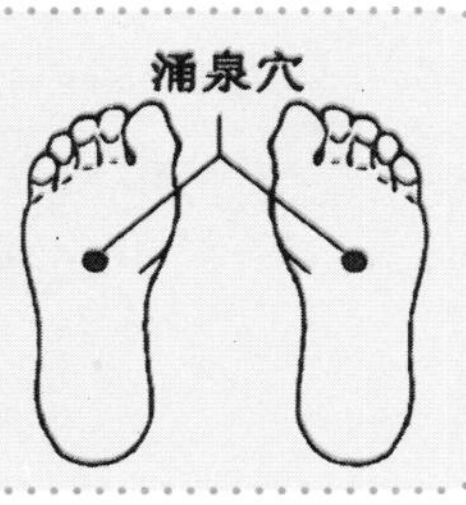

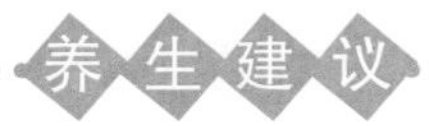

养生建议

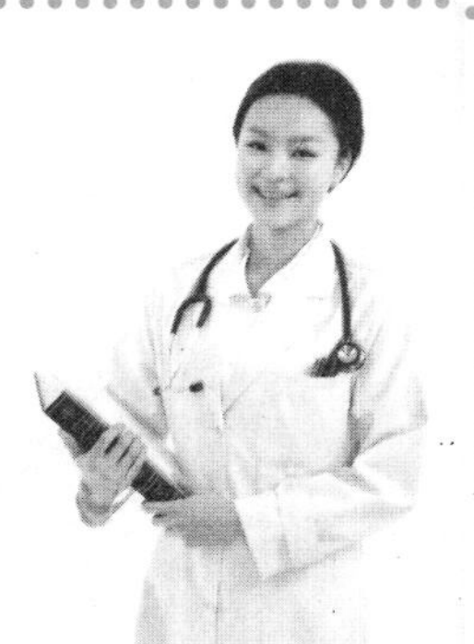

1. 避免精神紧张和情绪激动，保持心情舒畅。
2. 适当进行一些体育锻炼，但不要过度疲劳。
3. 平时保持足够的睡眠和大便通畅。
4. 起居有规律，特别要注意不宜睡得太晚。
5. 戒烟、酒，要低盐、低胆固醇饮食，特别是肥胖患者要适当节食以减轻体重。
6. 推拿手法要轻柔，否则将引起血压反跳升高。
7. 推拿疗法适用于缓进型的Ⅰ期和Ⅱ期高血压患者，急进型和Ⅲ期高血压患者，尤其是高血压脑病者，要以药物治疗为主。

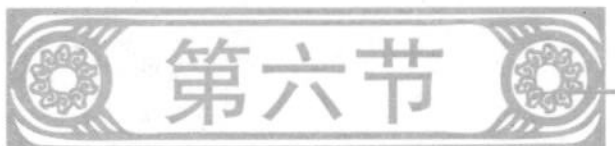

第六节 三叉神经痛

三叉神经痛是指三叉神经分布区内反复发作的剧烈疼痛，称“原发性三叉神经痛”。发病年龄多在中年以后，疼痛多发生于面部三叉神经第二、三支分布区，以单侧多见，并有面部潮红、流泪、流涎等症状。

推拿手法

1 用一指禅推法或拇指揉法从太阳穴开始，经头维、上关至下关穴，往返治疗10分钟；用一指禅推法沿眼眶做往返的“∞”字形操作8分钟，重点施于睛明、四白等穴。

2 用扫散法在颞部胆经循行路线自前上方向后下方操作，两侧交替进行，各数十次。

3 用点法、点揉法在触痛点上治疗2分钟，力量要大，刺激要强。

4 用抹面法治疗3分钟。

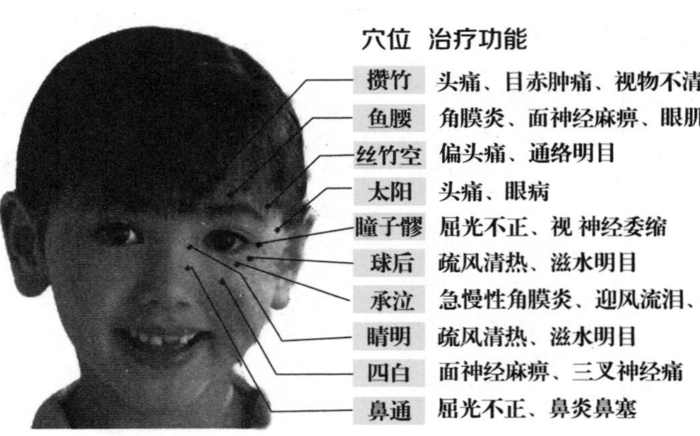

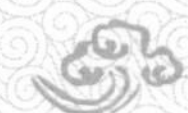

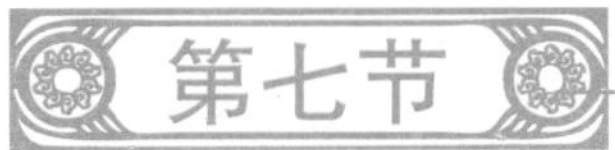

第七节 冠心病

冠心病又称“缺血性心脏病”。表现为心前区闷胀，同时伴有气短、心慌、四肢厥冷、血压下降，甚至发生休克、心衰，以致猝死。临床上推拿以治疗功能性心脏病为主，其他器质性心脏病，推拿只能作为辅助治疗。但中医运用推拿疗法，对缓解和改善冠心病症状、预防发生有积极的作用。

推拿手法

1. 用拇指按揉法按揉内关穴2分钟，先左侧后右侧，用力不宜太大。
2. 用中指按揉法按揉屋翳、渊液、辄筋穴各2分钟。
3. 用三指按揉法按揉肾俞穴2分钟。

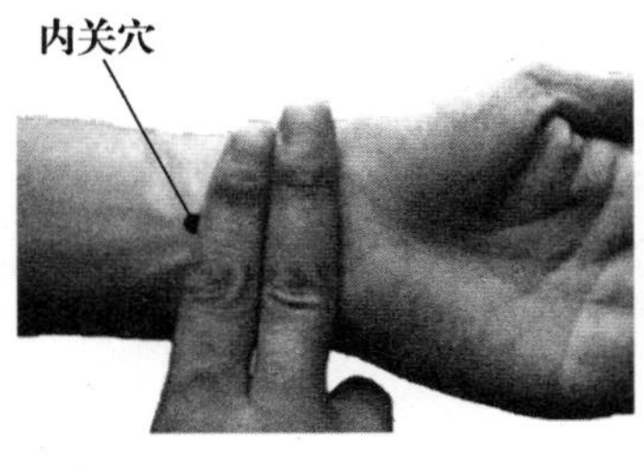

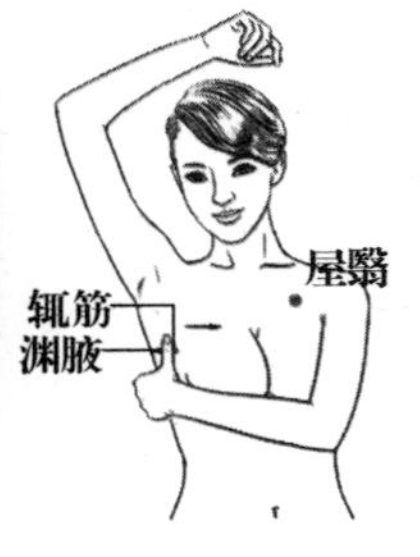

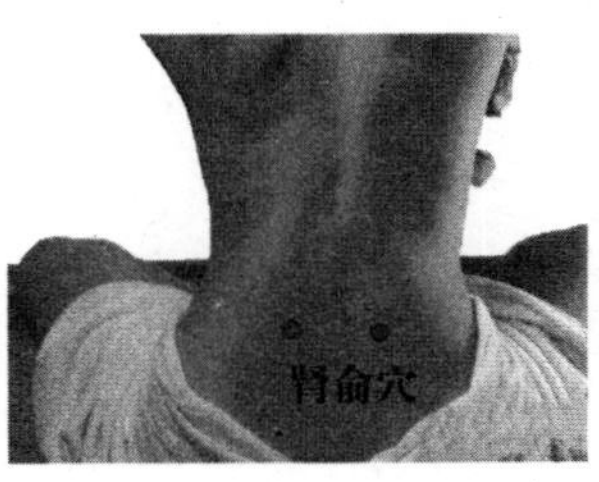

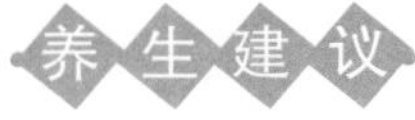

养生建议

1. 避免情绪波动，这对预防冠心病的发生、发展非常重要。
2. 起居有节，寒温适宜，劳逸结合，适当锻炼。
2. 饮食有节，少食咸食，不宜过饱，少食辛辣刺激或肥甘厚腻之品，纠正偏食，忌烟及浓茶，不宜多饮酒。

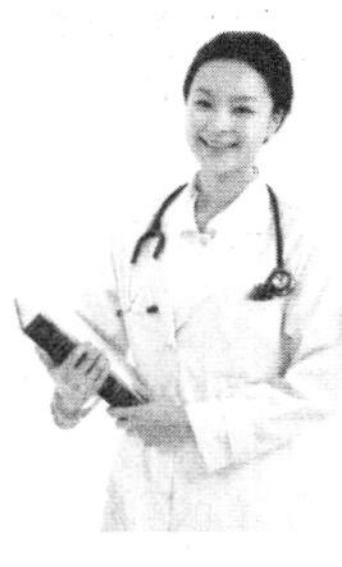

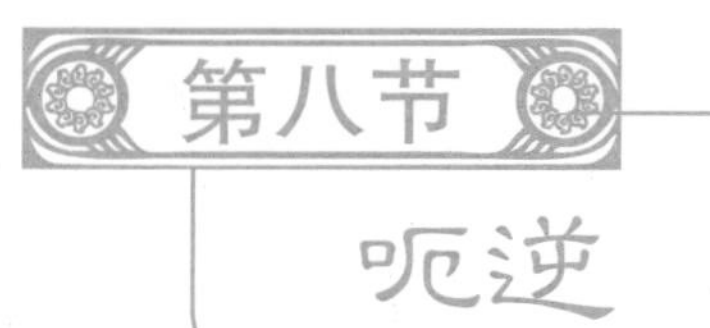

第八节 呃逆

呃逆是指气逆上冲，喉间呃呃连声，声短而频，不能自制的一种症状。如偶然发作、轻微者，大都不治自愈。如持续不断，则需要治疗，方能痊愈。本节所说的是持续不已的呃逆。

推拿手法

基本治法

1 术者以四指指腹自天突向下推至剑突下数十次。按揉双侧天突数十次。按揉双侧天突、膻中、中脘穴各1~2分钟。

2 用一指禅推法在背部膀胱经自上而下治疗6分钟，重点在膈俞、胃俞穴。

3 用掌搓法搓背部及两胁1分钟。

4 因久病体虚而发病者加摩腹、振腹3~5分钟，使局部发热并横擦脾俞、胃俞穴至透热为度。

足部推拿

1 选择胃、膈、内耳迷路、十二指肠、胆囊、脾、肾、肾上腺反射区。

2 屈曲食指第一指尖关节按推胃反射区；双侧拇指指腹自正中同时向内、外侧推动膈反射区；屈曲食指第一指尖关节按推十二指肠、脾及肾反射区，然后垂直点压肾上腺反射区；屈曲食指第一指尖关节点按胆囊反射区；食指第二三指节桡侧推内耳迷路反射区。每反射区操作2分钟左右，每日1次。推拿结束可多次饮水，促进代谢物的排出。

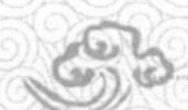

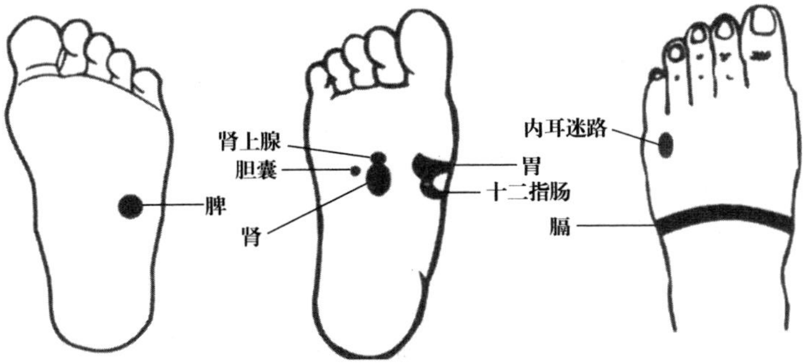
脾
肾上腺
胆囊
肾
胃
十二指肠
内耳迷路
膈

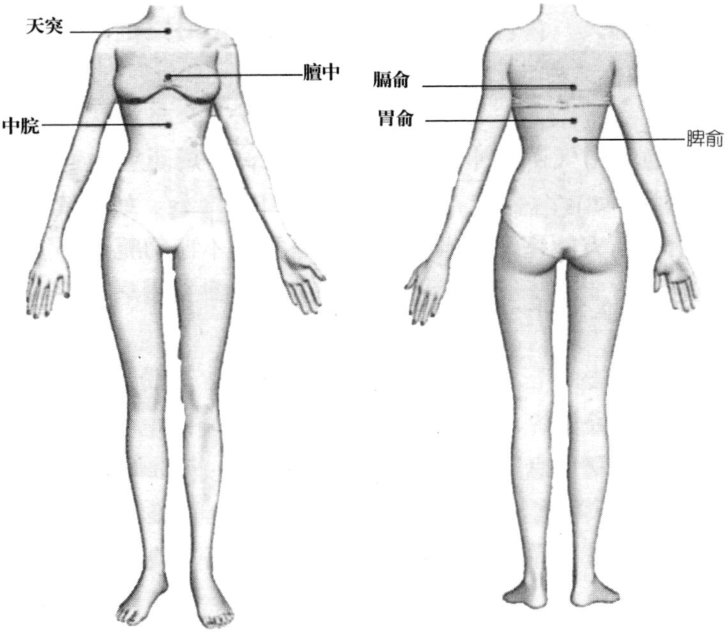
天突
膻中
中脘
膈俞
胃俞
脾俞

养生建议

1. 少食生冷、辛辣食物。
2. 情绪要安宁，专心做其他工作，以分散注意力。

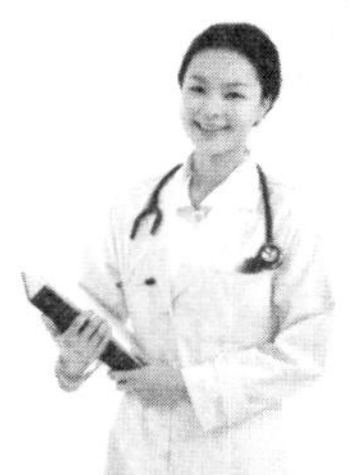

第九节 胃痛

胃痛，俗称“心口痛”，是临床常见病、多发病。多由于天冷或加衣覆被不及而使腹部受寒，或过食冰糕、冻梨等生冷之品，使寒邪凝滞于胃，胃中气血运行缓慢涩滞，不通则痛而致。推拿是治疗胃痛的良好手段之一，它通过手法作用于肌表，在经络的传导下，可以达到调节内脏的目的。

主要证型

① 实证

主症上腹胃脘部暴痛，痛势较剧，痛处拒按，饥时痛减，纳食后痛增。

② 虚证

主症上腹胃脘部疼痛隐隐，痛处喜按，空腹痛甚，纳食后痛减。

推拿手法

基本治法：

① 用拇指按揉法按揉中脘、气海、天枢、章门、足三里、脾俞、胃俞等穴各1分钟。

② 用搓法搓两胁1分钟。

③ 用掐法掐内关、合谷穴各1分钟。

辨证加减：

① 寒邪犯胃证者，用较重的拇指端点法在脾俞、胃俞穴各治疗1分钟。用掌横摩法横摩上腹部3分钟。

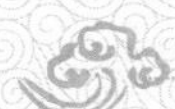

2 饮食积滞证者，用拇指按揉法按揉大肠俞2分钟。

3 疼痛剧烈者，用单指叩点法或五指叩点法叩梁丘、足三里穴各一分钟。

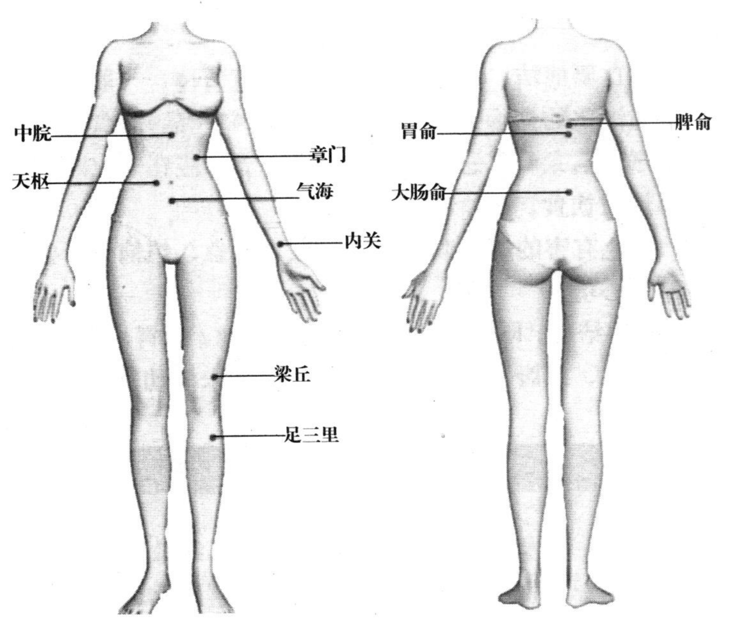

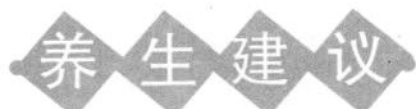

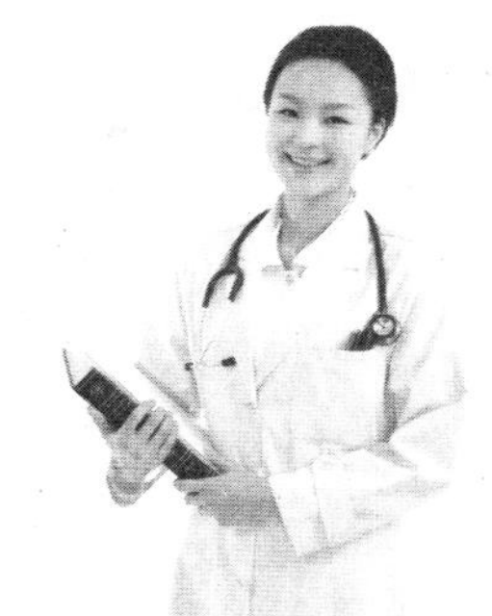

1 饮食要清洁，不可过饥过饱。要有节律，一般以少食多餐、清淡易消化的食物为宜。少食肥甘厚腻之品，忌食辛辣刺激性食物，烈性酒尤当禁忌。胃痛持续不已者，应在一定时间内进流食或半流质饮食。

2 避免有害的情绪刺激，如沮丧、焦急、烦恼等，要保持乐观开朗的心态。

3 劳逸结合，既不可过劳，又不可过逸。如胃痛持续不已，疼痛较剧烈者，应卧床休息，缓解后方可下床活动。

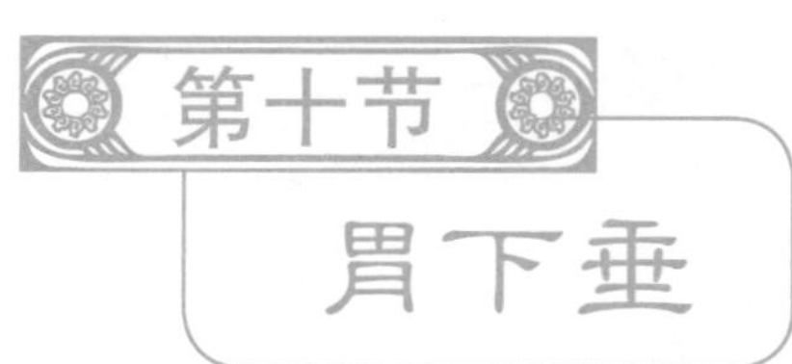

第十节 胃下垂

胃下垂是一种慢性疾病。一般以胃小弯弧线最低点下降至髂嵴联线以下或十二指肠球部向左偏移时，称胃下垂。本病多由于经常暴饮暴食或饭后剧烈运动，脾胃损伤；或七情所伤，肝气郁结，横逆犯胃，脾胃受损；进而生化之源不足，日久导致元气亏损，中气下陷，升举无力而致。也可因各种原因耗伤元气，如病后产后，气血亏损，元气未复，脾胃虚弱而致。

推拿手法

基本治法：

1 用轻柔的一指禅推法推鸠尾、上脘、中脘、下脘、膻中、天枢、气海、关元穴各1分钟。

2 用托法，即术者四指并拢，以指腹着力，根据胃下垂的不同程度，自下而上托之，治疗时间2分钟。

3 用掌环摩法以逆时针方向在腹部治疗2分钟。

4 用分腹阴阳法治疗1分钟。

5 用轻柔的㨰法沿脊柱两侧膀胱经治疗，重点在T6 ~ T12的两侧穴位，时间3分钟。

6 用轻柔的按揉法在脾俞、胃俞、肝俞穴治疗，每穴1分钟。

辨证加减：

1 肝气郁结证者，加①用拇指点法点按章门、期门、肝俞、太冲等

穴各1分钟；②用擦法擦两胁肋，以透热为度。

2 气血不足证者，加①用擦法直擦背部督脉，横擦左侧背部，均以透热为度；②用拇指按揉法按揉足三里穴1分钟。③用拿法拿下肢外侧2分钟。

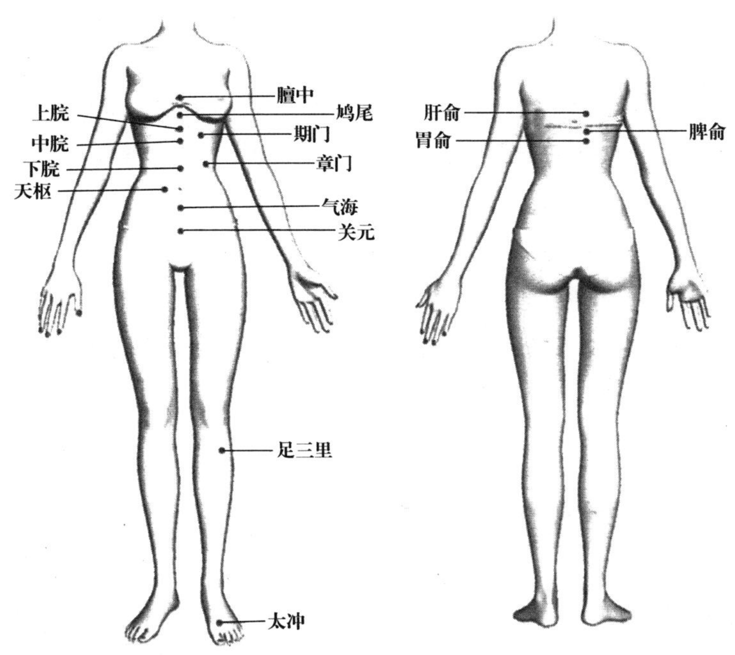

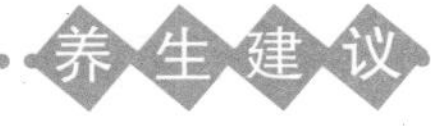

1 宜少食多餐，忌食生冷、刺激性及不易消化的食物。

2 情志要舒畅。生活起居要有规律。

3 胃下垂严重者，可用胃托帮助。

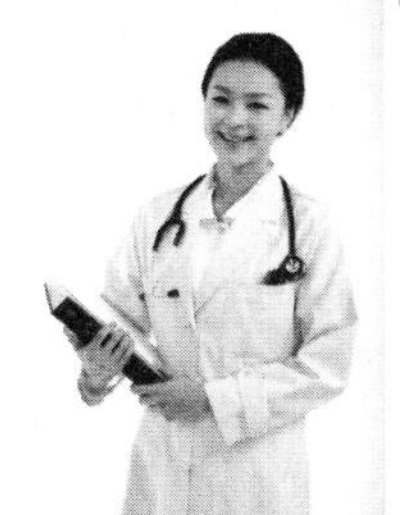

第十一节 便秘

便秘即大便秘结不通，排便间隔时间延长，或虽不延长而排便困难。本病是老年人常见病。推拿治疗便秘，其优势在于标本兼治，简单方便，可操作性强，基本不受条件限制，效果良好，甚则立竿见影。

推拿手法

基本治法

1 患者仰卧，术者站其右侧，用掌摩法顺时针方向摩腹5分钟左右。用一指禅推法由中脘穴慢慢推至气海穴，往返数次。用掌揉法重点在左下腹揉动2～3分钟。

2 患者俯卧，术者立于一侧，用掌推法从上至下沿脊柱两侧膀胱经推动数次。腰骶部两侧骶棘肌及大肠俞、三焦俞穴弹拨、点揉各数十次。

3 患者仰卧或坐位，术者点揉支沟、足三里、上巨虚穴；患者俯卧位，术者从下向上推承山穴200次左右。

4 久病体虚者，加揉血海、三阴交、脾俞等穴，捏脊5次。

自我推拿

1 仰卧，用手掌在肚脐以下顺时针方向摩腹5～10分钟，再点揉中脘、天枢、腹结穴各数十次。

2 坐位，用双手空拳叩击八髎穴3分钟左右。

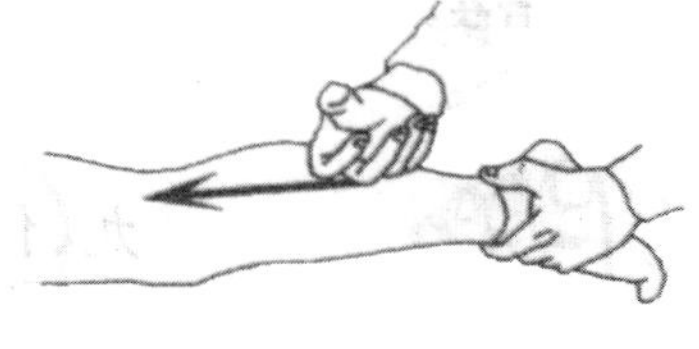

③ 按揉支沟、上巨虚、足三里穴各数十次。

足部推拿

① 选择肾、肾上腺、胃、脾、肛门、直肠、升结肠、横结肠、降结肠反射区。

② 屈曲食指第一指间关节按推脾及肾反射区，然后垂直点压肾上腺反射区；屈曲食指第一指间关节按推胃反射区；屈曲食指第一指间关节按压肛门反射区；拇指直推脾反射区；屈曲食指第一指间关节推直肠、升结肠、横结肠、降结肠反射区。每个反射区操作2分钟左右，每日1次。推拿结束可多饮水，促进代谢物的排出。

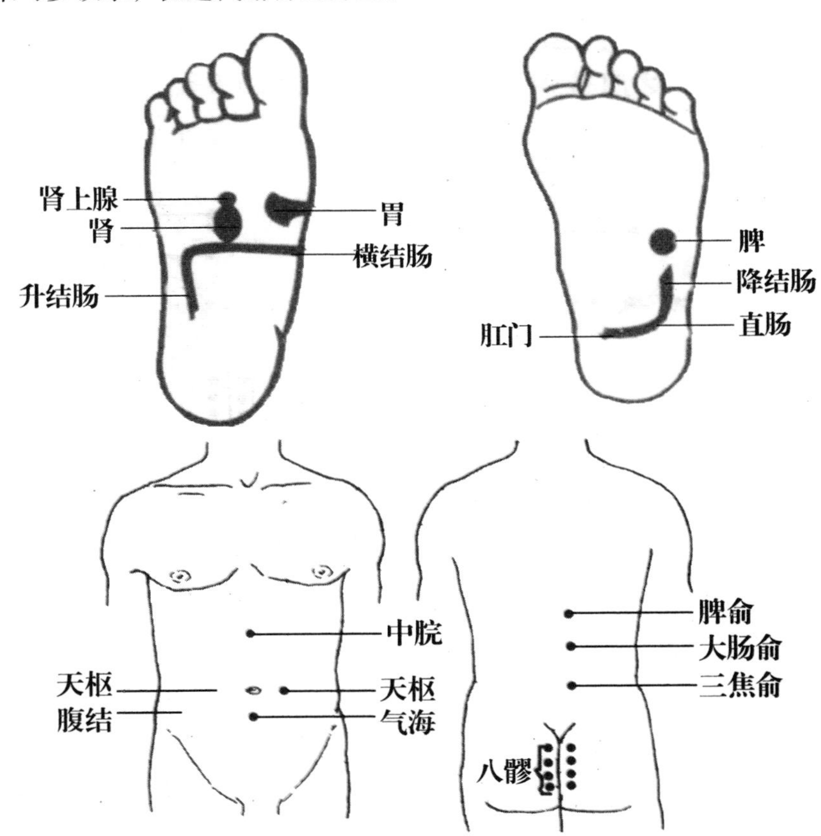

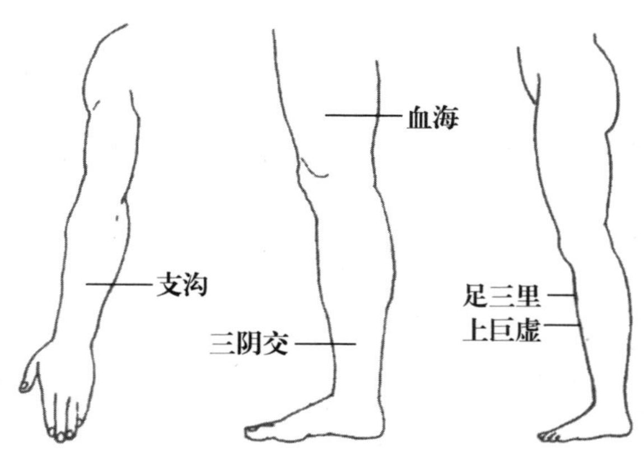

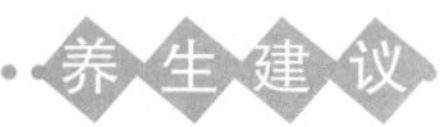

1. 饮食上避免过度煎炒、酒类、辛辣，亦不可过食寒凉生冷之品，宜多食粗粮、蔬菜、水果，多饮水。
2. 宜多活动以助气血运行、肠胃蠕动、大肠传导，避免久坐少动。
3. 保持心情舒畅，避免过度情志刺激。

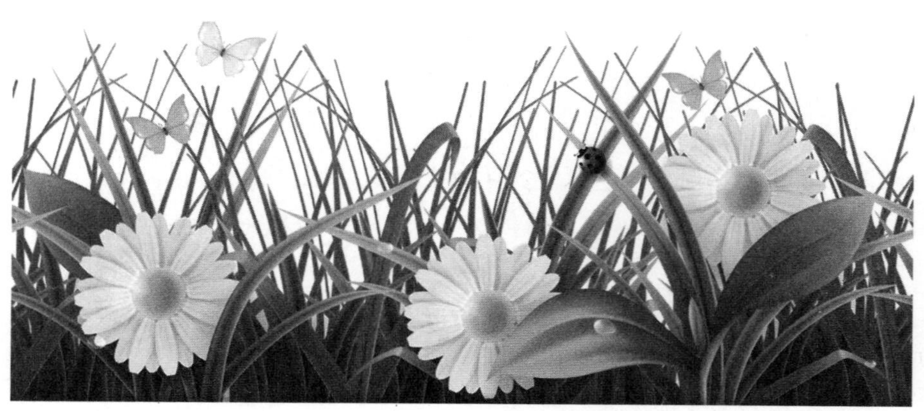

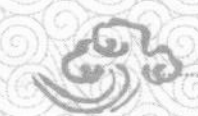

第十二节 腹泻

腹泻又叫"泄泻"，是指排便次数增多，粪便稀薄，甚至泻出如水样。本病一年四季均可发生，尤以夏秋两季多见。推拿和其他疗法相比有许多优势，对某些腹泻，特别是慢性腹泻可以达到治愈的目的。

推拿手法

1 仰卧位，用手掌分别做顺时针方向、逆时针方向摩腹各3～5分钟，并用食指按揉中脘、天枢穴各数十次。

2 手握空拳，以虎口处轻叩八髎穴处2～3分钟。

3 按揉足三里、上巨虚、阴陵泉等穴各数十次。

足部推拿

1 选择肾、肾上腺、胃、肝脏、胆囊、脾、肛门、直肠、升结肠、横结肠、降结肠反射区。

2 屈曲食指第一指尖关节按推脾及肾反射区，然后垂直点压肾上腺反射区；屈曲食指第一指尖关节按推胃反射区；屈曲食指第一指尖关节点按胆囊反射区；屈曲食指第一指尖关节按压肛门反射区；拇指直推直肠反射区；屈曲食指第一指尖关节推肝脏、升结肠、横结肠、降结肠反射区。每个反射区操作2分钟左右，每日1次。推拿结束可多饮水，促进代谢物的排出。

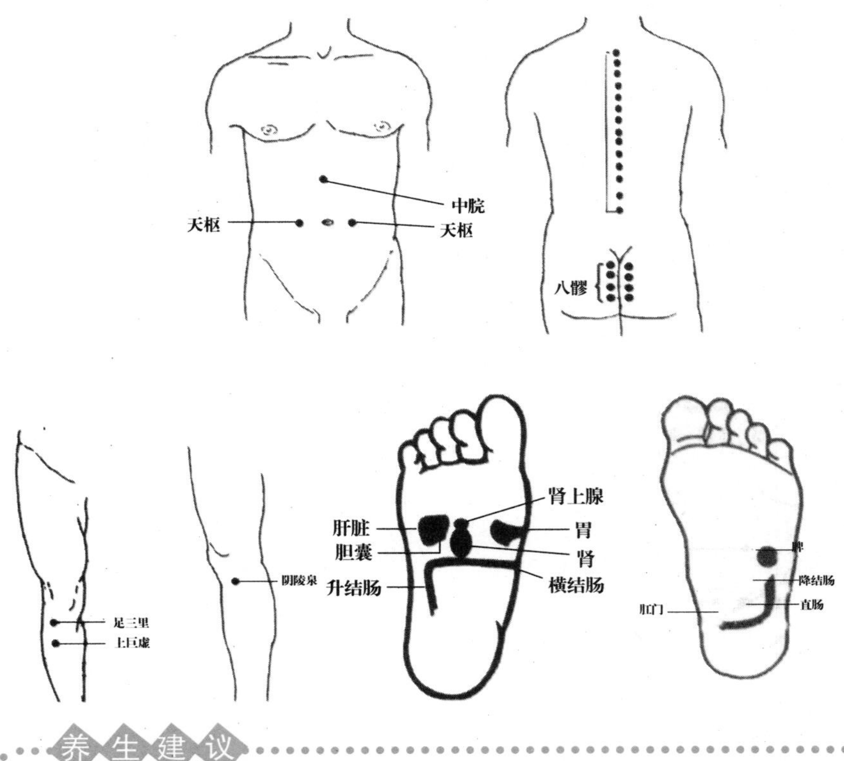

养生建议

1. 加强体育锻炼，提高抗病能力。
2. 保持环境卫生，注意个人卫生，不吃不洁、腐败变质的食物，不喝生水，养成饭前便后洗手的习惯，防止病从口入。
3. 调畅情志，生气时暂停饮食，待缓解后再食。
4. 饮食定时定量，不可饥饱无度，少食肥甘厚腻之品。
5. 春夏两季腹泻应经常开窗通风，注意降温；秋冬两季腹泻应注意保暖，防止受冻。
6. 腹泻期间要流质或半流质饮食，忌食辛热之品。
7. 腹泻耗伤胃气之人，应予淡盐汤、饭汤、米粥以养胃气。

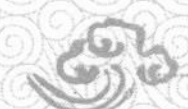

第十三节 慢性非特异性溃疡性结肠炎

慢性非特异性溃疡性结肠炎是一种原因未明的直肠和结肠炎性疾病，以局部溃疡形成为其病理特点，以腹泻、黏液脓血便、腹痛和里急后重为其主要临床表现。可发生在任何年龄，以20～30岁为多见，男性发病率稍高于女性。

推拿手法

1. 用掌按揉法按揉脐及天枢穴3分钟。
2. 用拇指按揉法按揉中脘、关元、气海各1分钟。
3. 用拿法拿腹部2分钟。
4. 用拇指点法点内关、支沟、足三里、阴陵泉、太冲等穴各1分钟。
5. 用一指禅推法或㨰法在两侧膀胱经治疗5分钟，从膈俞开始至大肠俞为止。
6. 用小鱼际擦法横擦脾俞、胃俞、肾俞、命门穴及八髎穴，并擦督脉，以透热为度。
7. 用三指按揉法按揉章门、期门穴，每穴1分钟。
8. 搓胁肋部半分钟。

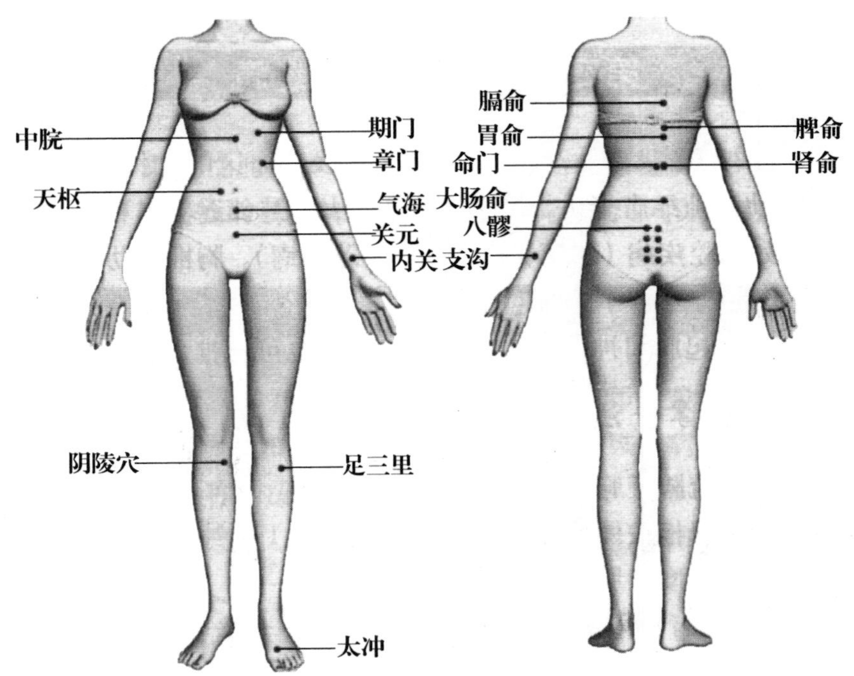

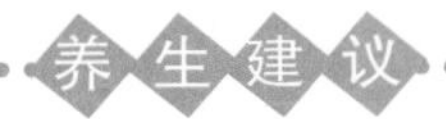

1. 一般宜进食低纤维、低脂肪、易消化而富有营养的食物。
2. 腹痛腹泻患者，宜食低盐、低脂肪、低乳糖饮食，特别是对病情较重、脓血便明显、营养不良的患者，可采取肠内营养加肠外营养的方法治疗，病情特别重的，应采取全肠外营养治疗。一般腹泻者不宜吃多油食品及油炸食品，烹调时应尽量少油，并经常采用蒸、煮、焖、氽、炖、水滑等方法。可用红茶、焦米粥汤等收敛饮料，宜少量多餐，增加营养。
3. 长期出血的患者，注意补充铁剂。保持心情舒畅，起居有常，避免劳累过度，防止肠道感染，增强体质，对预防本病的发作也可起到一定的作用。
4. 对有或可疑不能耐受的食物，如牛奶、花生等尽量避免，忌食辛冷刺激之品，戒烟酒。

第十四节 结肠激惹综合征

结肠激惹综合征为功能性腹泻，是以肠道功能性失调为主的全身性疾病，又称为“结肠过敏”、“痉挛性结肠炎”、“结肠神经官能症”等。发病常与精神因素有关。外界的刺激和局部因素均可诱发或加重本病，如痢疾感染和食物中毒后，滥用泻剂和灌肠，粗纤维或生冷食物，全身感染，过度疲劳，气候变化等。主要发病机理是结肠的运动和分泌功能异常。

推拿手法

1 用手掌逆时针方向摩腹部约10分钟，用力宜轻柔。

2 用拇指按揉中脘、气海、中极、关元、章门、期门、太冲穴各1分钟。

3 用一指禅推法沿两侧膀胱经操作5分钟，自膈俞开始至大肠俞为止，重点刺激膈俞、脾俞、肾俞、大肠俞。

4 用拇指按揉次髎、足三里、阴陵泉穴，每穴1分钟。

5 用小鱼际横擦脾俞、胃俞、命门、八髎穴，并擦督脉，以透热为度。

6 用搓法搓两胁肋部半分钟。

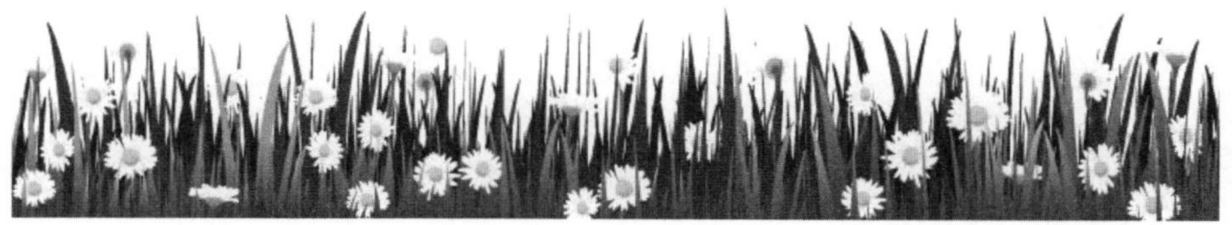

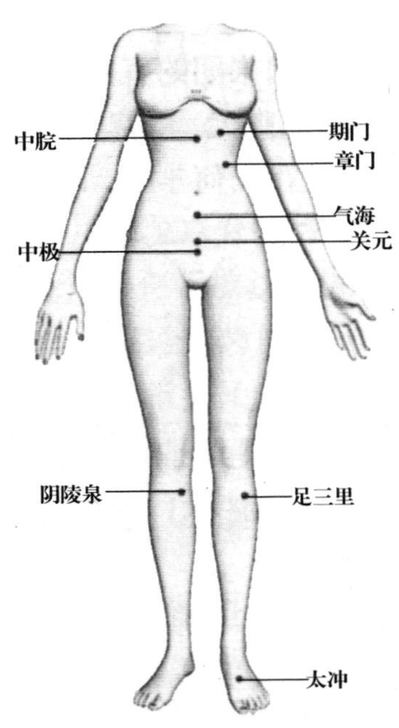

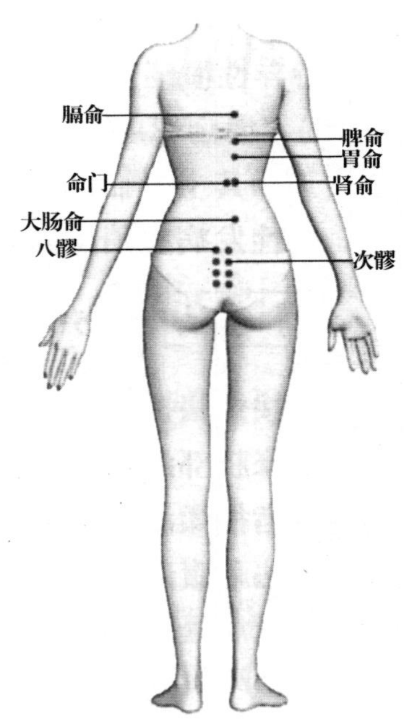

养生建议

1. 饮食细软、少渣、无刺激、易消化，少食多餐。
2. 限制食物中的纤维素含量，如粗粮、蔬菜和水果，如芹菜、韭菜、豆芽等。
3. 禁食刺激性强的食物，如辣椒、胡椒、生姜、生蒜、酒类等。
4. 严重腹泻者，应该静脉补液，也可尽量口服液体，如茶、无脂的汤类或烤面包等，此后逐渐食用少渣、高热能和高蛋白食物。
5. 少食脂肪。油脂难于消化、吸收，少用油脂可以加强吸收功能。
6. 多食含维生素丰富的食品，如酵母、橘子汁、柠檬汁、西红柿汁、鱼肝油等。
7. 少食用产生气体的蔗糖、蜂蜜、果酱等。

第十五节 糖尿病

糖尿病是一种全身性疾病，中医称之为“消渴”。因其有“三多”（多饮、多食、多尿）症状的轻重不同，临床又分为上消、中消、下消三种类型。推拿治疗糖尿病疗效确切，尤其对非胰岛素依赖型糖尿病有不错的效果，可作为治疗糖尿病的一种长期疗法，能够改善、缓解各种症状，纠正和防止急慢性合并症，但要根据病情决定是否单独运用或作为多种疗法之一。

推拿手法

1 用三指按揉法在中脘、气海、关元等穴处治疗各2分钟。

2 用掌揉法揉神阙（肚脐）穴3分钟。

3 用掌斜摩腹部法治疗3分钟。

4 用掌搓法搓两胁肋部，均以透热为度。

5 拇指拨动胰俞、肝俞、脾俞、胃俞、肾俞、三焦俞等穴各1分钟左右。

6 用擦法横擦肾俞、命门，以透热为度。

7 用拇指按法按曲池、三阴交穴各1分钟。

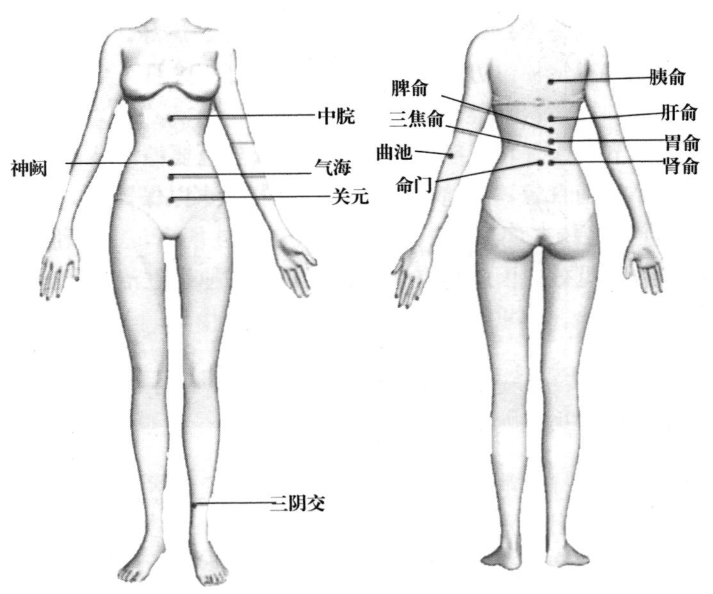

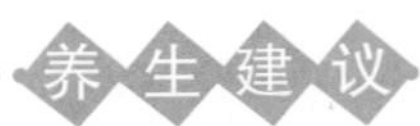

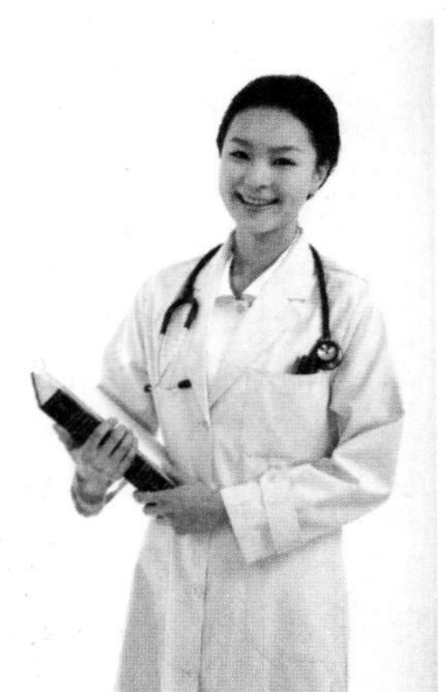

1 注意个人卫生，防止皮肤破溃感染和口腔糜烂、口腔炎。

2 合理安排作息时间，生活起居要有规律，寒温要适宜，保证充足睡眠，以防止感冒及肺部感染，减少并发症等。

2 不宜食后即卧、终日久坐，适当参加体力劳动，以利于气血运行，增强抗病能力。

4 节制饮食和情欲，不仅要控制食量也要控制品种，少食酒肉之品和面食等。心情保持舒畅，节制房事以保肾精。

5 坚持长期调养，糖尿病系慢性进行性疾病，多有宿根，一般很难立即见效。因此要有信心、恒心，即使经过治疗调养后“三多”症状消除，体重恢复正常，也不能立即中断治疗。

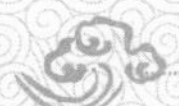

第十六节 阳痿

阳痿是指男子阴茎不能勃起或勃起不坚，因而难以获得性交成功的一种疾病，又叫性无能。一般分为器质性阳痿和精神性阳痿，前者表现为阴茎在任何情况下都不能勃起，而后者表现为阴茎仅在性交时不能勃起，平时或睡觉状态时都有可能勃起。推拿通过手法作用于肌表，疏肝补肾，理筋通络，从而使患者精神转佳，锐气大增，房事满意，是治疗本病的一种较好疗法，尤其适用于精神性阳痿。

推拿手法

1. 用掌按揉法按揉神阙穴3分钟。
2. 用中指按法按气海、关元、中极穴各1分钟。
3. 用掌环摩法摩小腹部5分钟。
4. 用三指按揉法按揉脾俞、肾俞、命门、腰阳关穴各1分钟。
5. 用拇指按法按三阴交、阴陵泉、足三里、丰隆穴各2分钟。

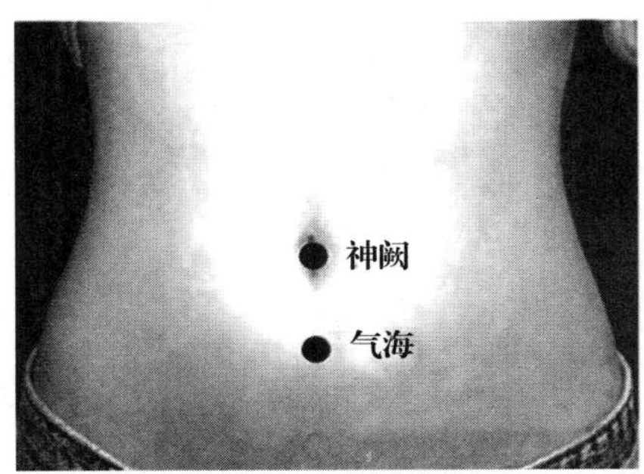

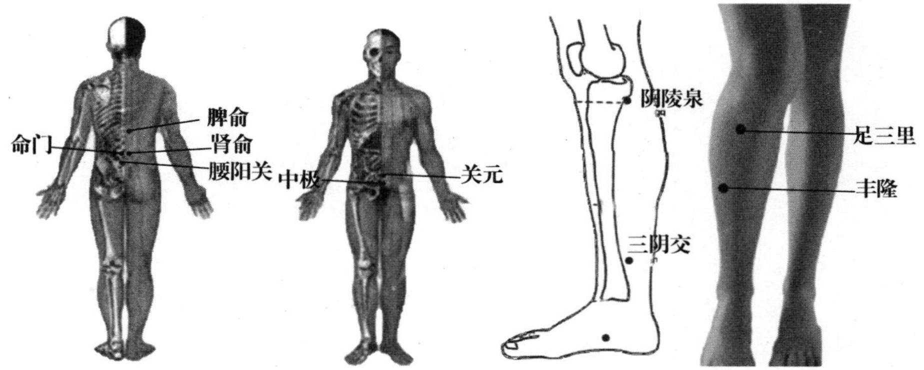

羊肾杜仲五味汤

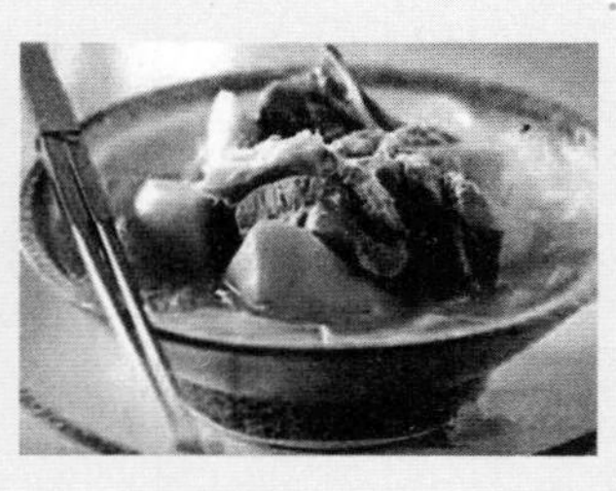

五味子6克，羊肾4只，葱、精盐、味精各适量。将羊肾洗净，去掉包膜，切碎。杜仲、五味子用纱布包裹。与羊肾同放入砂锅内加水适量及葱、姜、料酒。炖至熟透后，加入盐、味精调味。空腹食用。可温阳固精、补肝肾、强筋骨。适用于肾虚腰痛、阳痿、遗精并伴有腰膝酸痛、筋骨无力等症。

养生建议

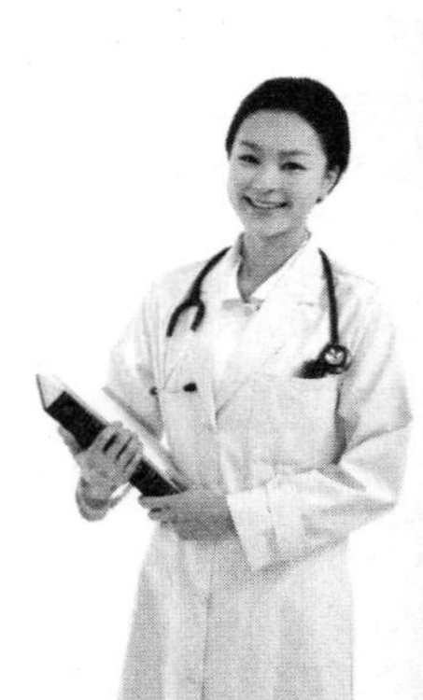

1. 要树立坚定的康复信心，阳痿大多数属精神性阳痿及功能性阳痿，经过适当的治疗，一般是可以得到恢复的。
2. 针对病因调理，如病因与恣情纵欲有关，应清心寡欲，戒除手淫。如病因与全身衰弱、营养不良或身心过劳有关，应适当增加营养或注意劳逸结合。如因醇酒厚味所致，要多吃蔬菜瓜果类，少吃肥甘厚味辛辣之品。
3. 夫妻要暂时分床和相互关怀体贴。
4. 加强体育锻炼，增强体质，培养乐观和开朗性格。
5. 内裤要宽松清洁，减少刺激，避免阴部太热。

第十七节 早泄

早泄是指性交时间极短即行排精，甚至性交前即泄精的病症。早泄严重者可以导致阳痿，阳痿又常伴有早泄，治疗上可以相互参考。从病史上可以将早泄简单地分为原发性和继发性早泄两种。原发性早泄是指患者从有性经验开始一直存在早泄的问题，而继发性早泄则是指患者之前曾有过成功的性经验。继发性早泄较容易找到原因并加以治疗。推拿往往是治疗非器质性病变引起的早泄的首选疗法，临床疗效显著。

推拿手法

1. 用掌摩法摩小腹部5分钟。
2. 用三指按揉法按揉气海、关元、中极穴各1分钟。
3. 用掌按揉法按揉气海穴3分钟左右。
4. 用拇指按揉法按揉脾俞、肾俞、命门、腰阳关、大肠俞穴各1分钟。
5. 用叠掌按腰法治疗1分钟。
6. 用虚掌拍法轻拍八髎穴1分钟。
7. 用拇指按揉法按揉内关、曲池穴各2分钟。

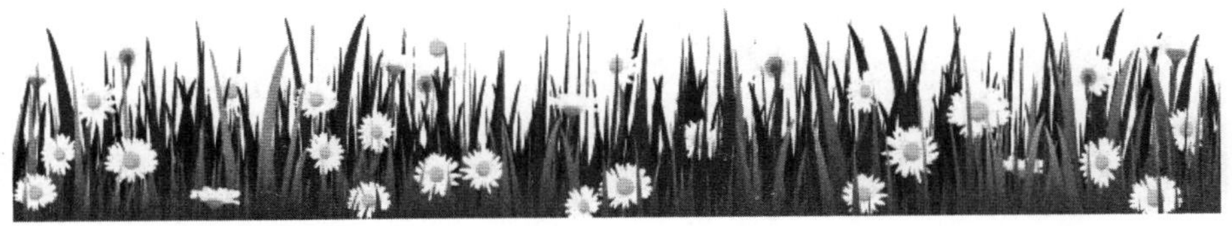

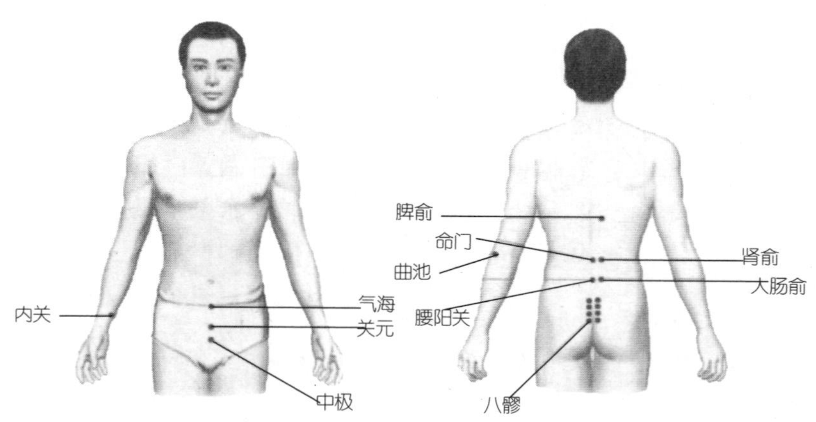

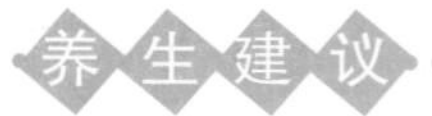

1. 加强心理调节，不要自卑、焦虑，要自信早泄能够控制。
2. 治疗期间，夫妻要暂时分居，相互关怀。
3. 积极参加体育锻炼，增强体质。
4. 戒除手淫恶习及导致该病的其他不良行为。
5. 创造舒适安宁的睡眠环境。

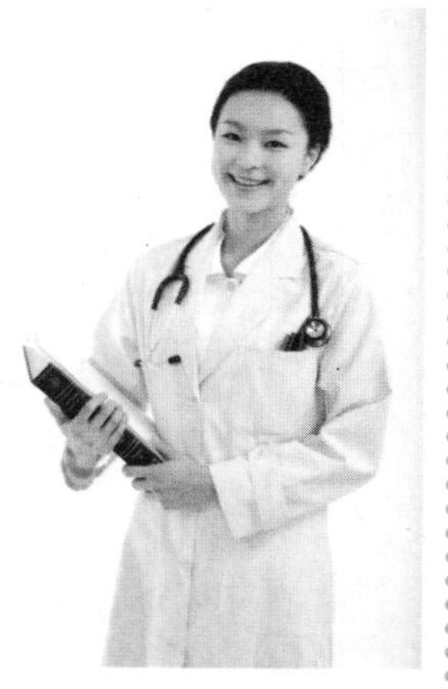

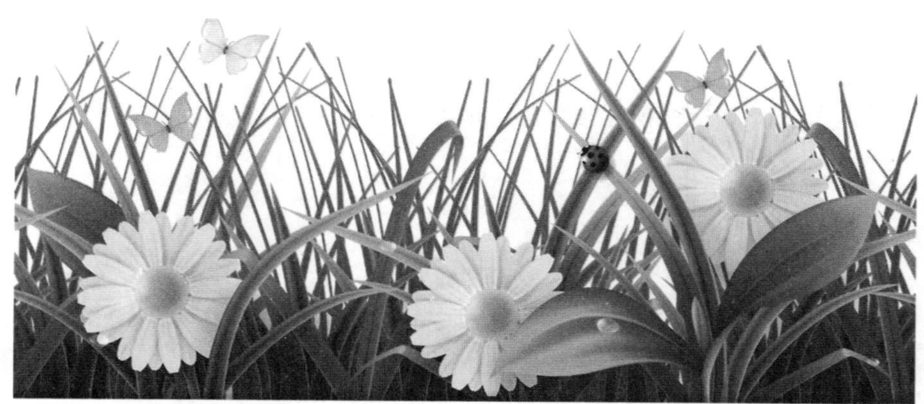

第十八节 遗精

遗精是指不因性生活而精液频繁遗泄的病症。有梦而遗精者，称为“梦遗”，病情较轻；无梦而遗精，甚至清醒时精液流出者，称为“滑精”，病情较重。正常成年未婚男子，或婚后夫妻分居者，都会在睡觉中不自觉地发生遗精现象，通常有梦境，每月遗精1～2次，次日并无不适感觉或其他症状，属于生理现象，不需治疗。若遗精次数频繁，每周2次以上，或已婚男子不因性生活而排精，多在睡眠中发生，每周超过1次以上，并伴有全身不适症状，则属病理现象，应进行诊治。推拿能够调整大脑中枢神经系统的功能，改善精神紧张、焦虑引起的大脑皮层紊乱，补肾固精，是治疗本病的良好方法。

推拿手法

1. 用掌按揉法在神阙穴处治疗3分钟。
2. 用掌环摩法摩小腹部3分钟。
3. 用三指按揉法按揉曲池、内关、神门、气海、关元、中极穴，每穴2分钟。
4. 用拇指按揉法按揉肾俞、三焦俞、膀胱俞、脾俞、命门穴，每穴2分钟。
5. 用拇指按揉法按揉三阴交、太溪、足三里、阴陵泉、涌泉、合谷穴各1分钟。

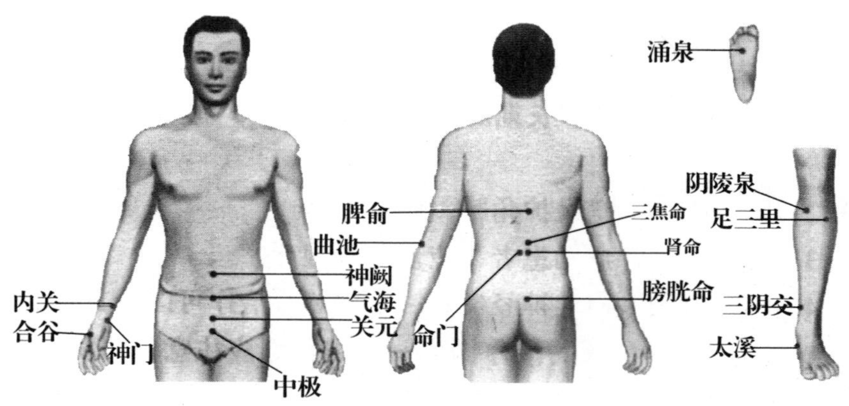

食疗治遗精

核桃仁、杜仲各30g，猪肾（猪腰子）1具（剖开，去膜，洗净）共入锅中加水同煮。炖熟后加少许细盐食用。连服1周有效。主要功效为滋阴补肾固精，用于肾虚所致的遗精滑泄。

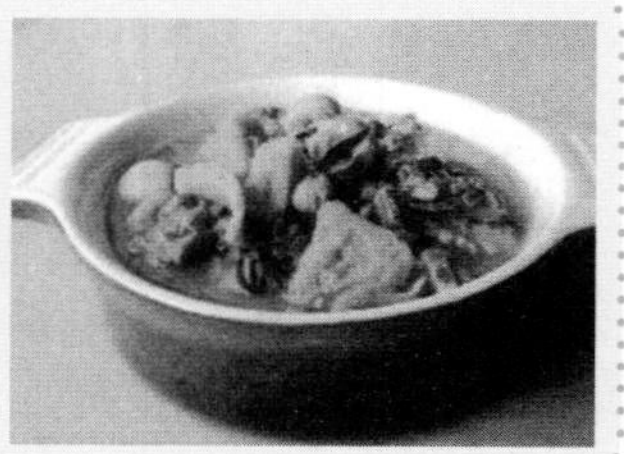

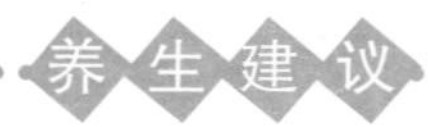

1. 饮食有节，少食辛辣刺激性食品，如酒、咖啡等。少食肥甘厚腻之品，如油炸之品、肥肉等。
2. 起居有节，节制性欲，戒除手淫，夜晚进食不宜过饱。
3. 内裤保持清洁，不宜过紧。
4. 避免过度精神紧张，要劳逸结合，适量参加体力劳动。
5. 清心寡欲，注意力转移到工作和学习之中。

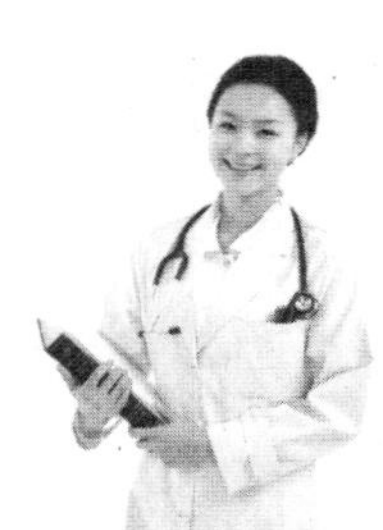

第十九节 痹证

凡人体肌表经络遭受风寒湿邪侵袭后，气血运行不畅，引起筋骨、肌肉、关节等处的疼痛、酸楚、重着、麻木和关节肿大、屈伸不利等症，统称为痹证。临床上分为风寒湿痹和热痹。

推拿手法

关节痹证：

1. 在病变关节周围用㨰法治疗，若病变关节较小则用一指禅推法治疗，同时配合该关节的功能活动，时间1分钟。

2. 用掌按揉法或拇指按揉法按揉病变关节周围穴位，以酸胀为度，时间8分钟。

3. 病变关节较大者，可用搓法治疗1分钟。

4. 在关节周围用擦法治疗，以透热为度。
5. 关节活动受阻者，用摇法施于该关节2分钟。
6. 在患侧用搓法治疗半分钟。
7. 在患侧用抖法治疗半分钟。

肌肉痹证：

1. 用掌按揉法或拇指按揉法按揉患部及其周围的穴位12分钟。
2. 用㨰法在患部及其周围治疗10分钟。

③ 在患部用擦法治疗，以透热为度。

④ 肌肤麻木不仁者用拍击法治疗1分钟。

热痹：

① 用一指禅推法或㨰法在患部周围治疗，逐渐移到病变关节，手法宜轻快而柔和，时间10分钟。

② 在患部周围用轻快的拿法治疗，时间8分钟。

③ 用拇指按揉法按揉患部周围腧穴5分钟，以微有酸胀为度。

④ 用搓法搓揉患部1分钟。

⑤ 对病变关节做缓慢的小幅度的摇法1分钟。

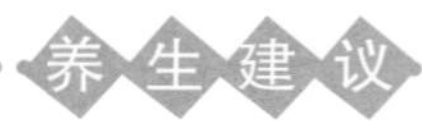

① 凡风寒痹证，疼痛剧烈，或肌肤麻木者均可在手法治疗后加用热敷。

② 注意保暖，避免着凉受寒。

③ 平时要做适宜的活动，不宜过度疲劳。

④ 忌食生冷寒凉食物。

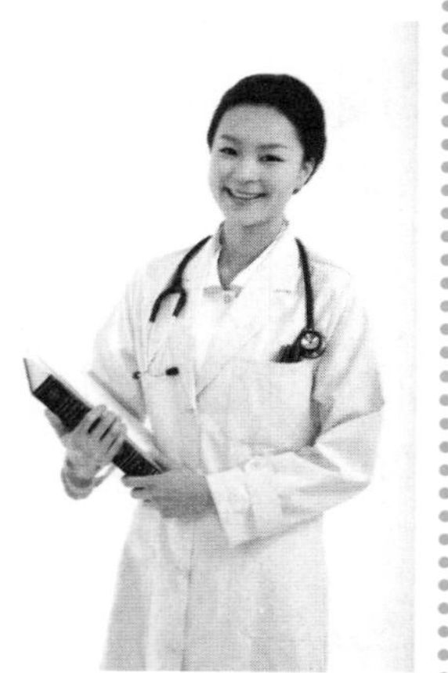

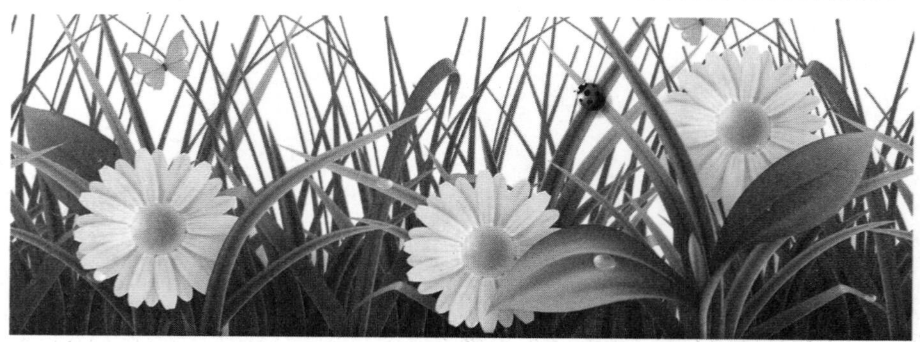

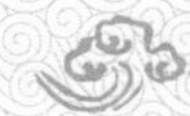

第二十节 眩晕

眩晕是目眩、头晕的简称。轻者，闭目即止。重者，可以伴有恶心、呕吐、汗出，甚至昏倒等症状。

推拿手法

基本治法：

1. 患者坐位或仰卧位。
2. 术者先用抹法从印堂穴分抹至太阳穴100次，从印堂穴抹至神庭穴100次，从神庭穴抹至头维穴100次。
3. 用扫散法治疗1分钟。
4. 用一指禅推法沿项部膀胱经、督脉上下往返操作2分钟。
5. 用拿法拿风池、项部两侧肌群、肩井穴共3分钟。
6. 术者用㨰法从上到下沿背部膀胱经反复操作2~3分钟，并由上至下用掌按压华佗夹脊穴数遍。

辨证加减：

1. 肝阳上亢证者，用一指禅推法重推心俞、肝俞、肾俞、命门穴各1分钟。用拿法拿曲池1分钟。用拇指按揉法按揉三阴交1分钟。用拇指推法推桥弓穴，左右各l0～20遍。
2. 痰浊中阻证者，用指环摩法摩膻中、中府、云门穴各1分钟。用拇指按揉法按揉中脘、足三里、丰隆、脾俞、胃俞穴各1分钟。

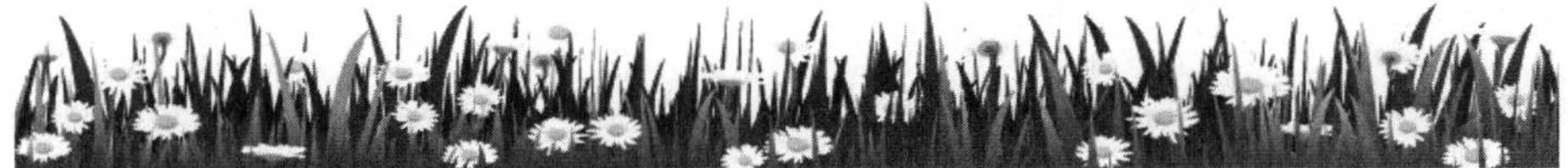

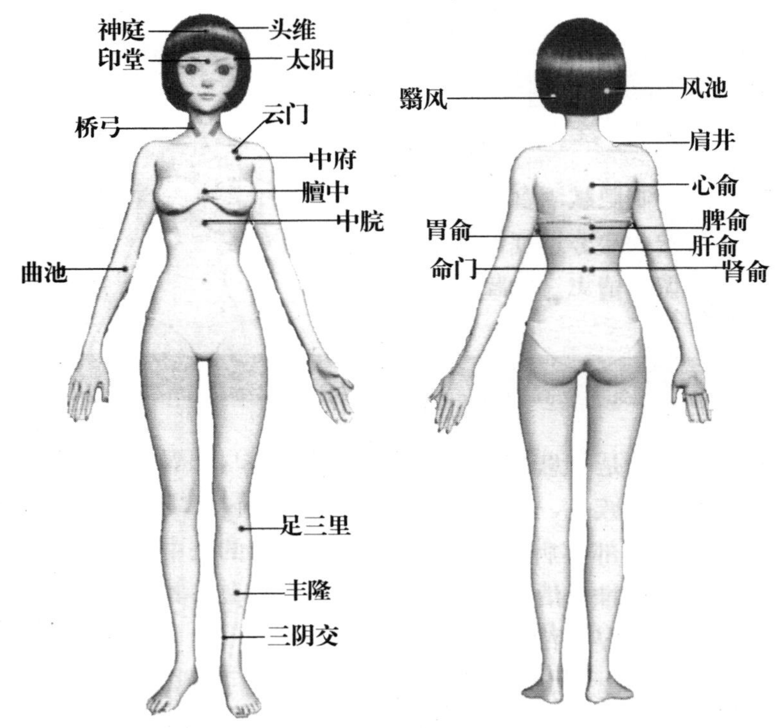

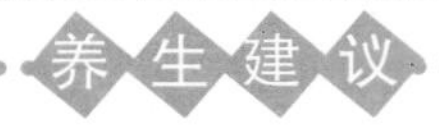

鸡蛋红糖治头晕

豆油适量放锅内烧热，将2个鸡蛋、30克红糖（放一点水搅拌）倒入锅内煎熟，空腹服用，连服10天。为巩固疗效，也可多服几天。

篱栏药膳治头晕

用中草药篱栏25克，带壳鸡蛋一个，大米50克，煮成稀粥，可加适量油、盐、味精调味。煮熟后，去篱栏渣和蛋壳，一天分2次食用药粥和鸡蛋，一般连续食用3天，头晕头痛症状即有明显好转。此药粥不仅香甜可口，可治疗头晕头痛，还具有辅助降压作用。

养生建议

1. 节制肥腻酒食，忌辛辣食物。
2. 避免房劳过度。
3. 调节情志，忌躁怒。

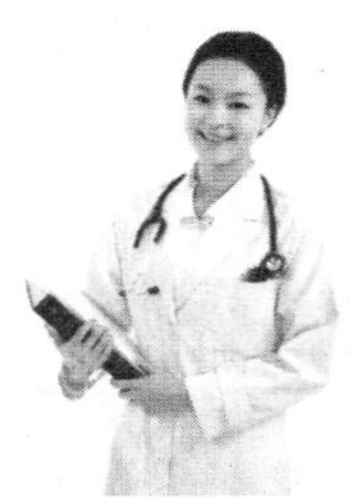

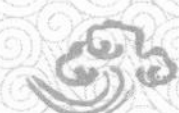

第二十一节 面瘫

面瘫俗称"口僻"、"吊线风"，西医又叫"面神经麻痹"、"面神经炎"，是茎乳突孔内急性非化脓性的面神经炎。属于周围性面瘫，任何年龄均可以发生，主要表现为口眼斜，面部麻木、板滞，嚼食障碍等，多为一侧性。

主要症状

1 突然起病，在面瘫出现前几小时可有耳后疼痛。瘫痪局限于一侧面部，程度不等，可在数小时至1～2天内达高峰。

2 瘫痪侧面部平坦无表情，伴有麻木、沉重感，而且感觉面部好像被扭曲，但实际上感觉仍然正常。当面部一侧受累时，常出现受累侧闭目困难。

3 少见的情况下，面瘫可以影响到涎腺、泪腺分泌、味觉等功能。

推拿手法

1 用拇指按揉法按揉阳白、睛明、四白、下关、颊车、地仓、承浆等穴各1分钟。

2 用大鱼际揉法揉患侧颜面部6分钟、健侧颜面部2分钟。

3 用拿法拿风池、合谷穴各1分钟。

4 用大鱼际擦法擦患侧颜面，以被擦部位温热为宜。

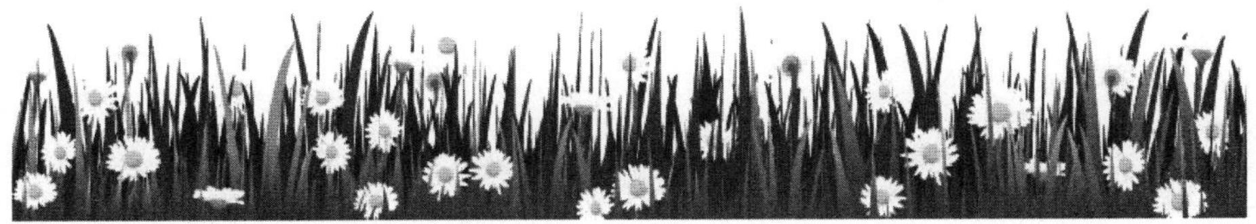

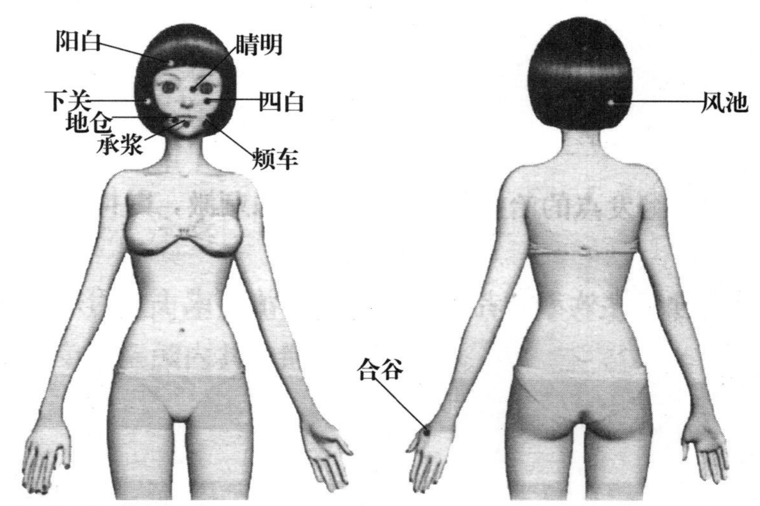

面瘫的自我推拿

1. 准备。取卧床位者枕好，若坐位者头靠墙壁。患者思想集中，排除杂念。按摩前先做热敷或中药煎汤（桂枝9克，防风9克，苏叶9克）浸湿毛巾热敷。谨防药液误入眼内。

2. 轮刮眼睑。以两手食指及中指的罗纹面为术端，分别从眼内眦向外均衡刮上下眼睑各50次，然后轻揉眼皮20～30转。

3. 指擦鼻翼。以两手食指罗纹面为术端，分别从鼻根两侧向下擦至鼻翼两旁迎香穴50次，在该穴处轻按揉1～2分钟（迎香穴在鼻翼旁开0.5厘米）。指端按压由轻渐重，可治口角歪斜、鼻塞之症。

4. 点捻四白穴。该穴在眶下孔凹陷处，瞳孔直下。以食指为术端捻四白穴，边捻边渐施压力。持续1～2分钟。

5. 掌揉颊车、地仓穴。以同侧手之大鱼肌紧贴病侧颊车穴（咀嚼肌），边揉边移至地仓穴（口角旁开0.5厘米），往返50次。

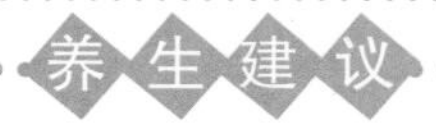

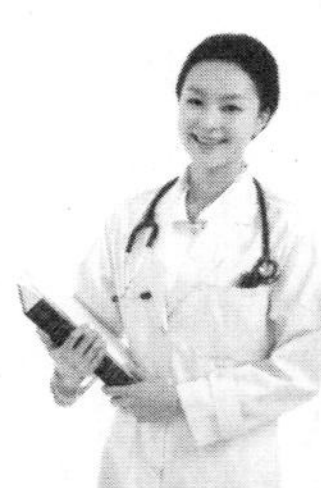

1. 在寒冷大风天要注意面部保暖，防止外邪袭入。
2. 患病初期不宜看电视，以使面部神经得到充分休息。
3. 加强营养，多食营养丰富的食物。
4. 患病期间应戒烟酒，少食或不食辛辣、寒凉食物。
5. 面部手法不宜过重，以免产生瘀血。

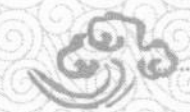

第二十二节 头痛

头痛是以头部疼痛为主症的一些病症，可以出现在各种急慢性疾病中。推拿对偏头痛、肌收缩性头痛、感冒头痛、高血压头痛疗效最为显著。

推拿手法

基本治法：

外感头痛：患者坐位。

1. 用梳理头部法治疗2分钟。
2. 用扫散法治疗2分钟。
3. 用拇指点法或屈拇指点法点按风池、大椎、风门、肺俞穴各2分钟。
4. 用拇指拨法拨动背部两侧膀胱经3分钟。
5. 用拿法拿肩井、曲池、合谷穴各1分钟。

内伤头痛：患者坐位。

用一指禅偏峰推法，从印堂开始向上沿前额发际至头维、太阳，往返3～4遍，重点在印堂及太阳穴，时间5分钟。

足部推拿：

1. 选择额窦、肾、肾上腺、肝脏、脾、鼻、耳、内耳迷路反射区。（加足部额窦、肾、肾上腺、鼻、耳、肝脏、脾、内耳迷路穴位图）

2. 屈曲食指第一指间关节按脾、肾反射区，然后垂直点压肾上腺反射区；屈曲食指第一指间关节推肝脏反射区；食指第二三指节桡侧推内耳迷路反射区；拇指垂直掐鼻、额窦反射区；拇指指腹推或食指端捏揉耳反射区。每个反射区操作2分钟左右，每日1次。推拿结束可多饮水，促进代谢物的排出。

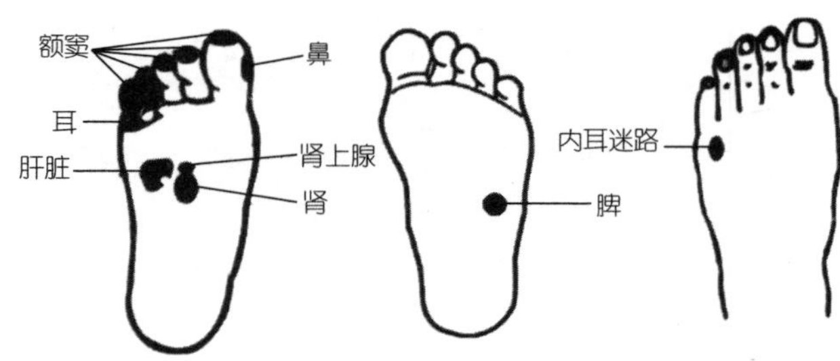

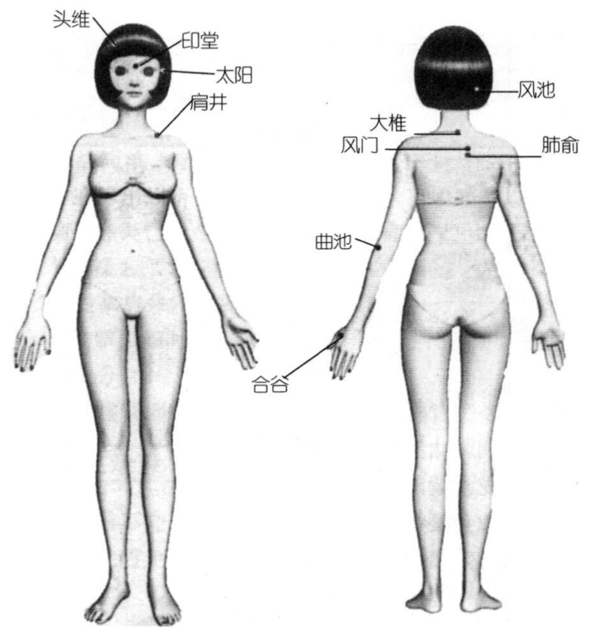

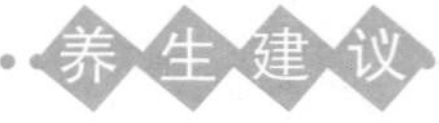

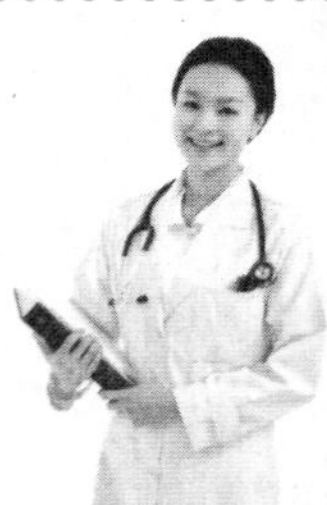

1. 不要随便服用止痛药。
2. 注意保暖，预防感冒。
3. 保持心情愉快，避免不良精神刺激。
4. 不要过度劳累，尤其不要思虑过度。
5. 要排除器质性头痛（如肿瘤）后再进行推拿治疗。

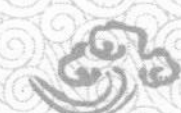

第二十三节 脑震荡后遗症

脑震荡是指头部遭受外力打击后出现的中枢神经系统一时性功能障碍，神经系统检查没有阳性体征的一种情况。脑震荡后遗症是指患者清醒后出现的头痛、头昏、畏光、耳鸣、恶心、心慌、失眠等症状。症状较轻者，上述症状可在数日内逐渐消失。如症状消失缓慢，而无颅内其他病变，可以进行推拿治疗。

推拿手法

基本治法：

1. 用拇指按揉法在前额部治疗，其路线为：从印堂到百会，往返5遍；从印堂经太阳转向头维，往返5次。
2. 用滚法在项背部两侧治疗，时间5分钟。
3. 用五指拿头法治疗5分钟。
4. 用拿法拿风池、颈项、肩井，时间5分钟。
5. 用拇指推法自上而下推桥弓5次；推气管两侧胃经路线5次。

辨证加减：

1. 有颈椎错位者，加颈椎复位手法。
2. 有恶心呕吐者，加拇指点法点内关、内庭穴各1分钟。
3. 有头目眩晕者，加①用小鱼际擦法擦涌泉，以温热为度；②用掐法掐至阴穴1分钟。
4. 有胃纳不佳者，加①用掌环摩法摩腹部3分钟；②用拇指拨法拨动足三里1分钟。

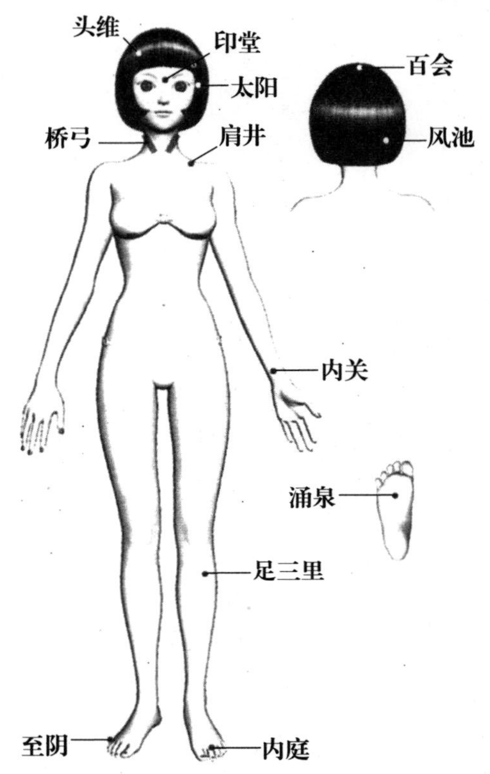

1. 短期内注意观察意识、瞳孔、肢体运动及生命体征的变化，以免遗漏颅内其他继发性病变。
2. 应注意消除患者的思想顾虑。

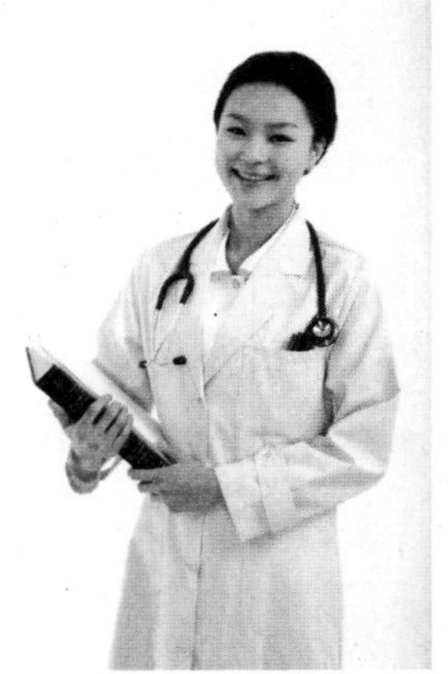

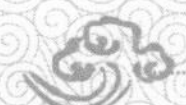

第二十四节 半身不遂

半身不遂是指患者出现一侧肢体瘫痪、口眼㖞斜、舌强语涩等症状的一种疾病。大多为中风（脑血管意外）引起的后遗症，也可由于其他脑部疾病或外伤引起。本篇介绍的是中风后遗症引起的半身不遂。推拿治疗对促进肢体功能的恢复，具有不同程度的效果，一般以早期治疗为宜。

主要症状

中风是以猝然昏倒，不省人事，伴发口角歪斜、语言不利而出现半身不遂为主要症状的一类疾病。高血压、高脂血症、动脉硬化等都是发生中风最危险的因素，也是预防中风的一个中心环节。中风的先兆有头晕、头痛、肢体麻木、昏沉嗜睡、性格反常等。情绪波动、过度疲劳、用力过猛等都有可能诱发上述症状。

推拿手法

头面部操作：

1. 用一指禅推法或按揉法在患侧印堂、攒竹、太阳、地仓、颊车、迎香、承浆等穴各治疗1分钟。
2. 用掐法掐人中穴1分钟。
3. 用一指禅推法或按揉法在风池穴及颈部治疗3分钟。

上肢部操作：

用㨰法自患侧上臂至前臂治疗，以肩肘关节及其周围为重点治疗，配合患肢外展和肘关节伸屈的被动活动，时间2分钟。

背及下肢操作：

1 用㨰法在患侧背部治疗，并向下至臀部、大腿及小腿后侧，以环跳、委中、承山为重点治疗穴位，同时配合腰部后伸、髋后伸、膝屈伸及踝关节背伸等被动运动，时间3分钟。

2 患侧在上，用㨰法沿患侧下肢外侧治疗2分钟。

3 用㨰法沿大腿前面向下至踝关节及足背部治疗3分钟，重点在髀关、风市、四强、解溪穴位，并配合各关节的被动活动和整个下肢内旋动作。

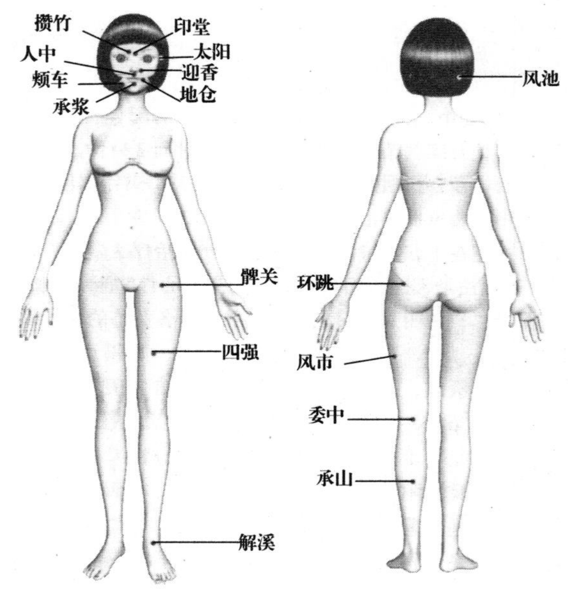

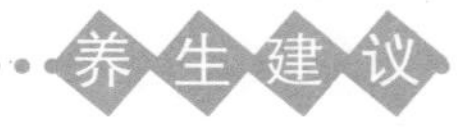

本病应以早期治疗为主，当肌肉开始恢复自主运动以后，可配合医疗及功能锻炼以促进肢体功能的康复，但注意不要过度疲劳。

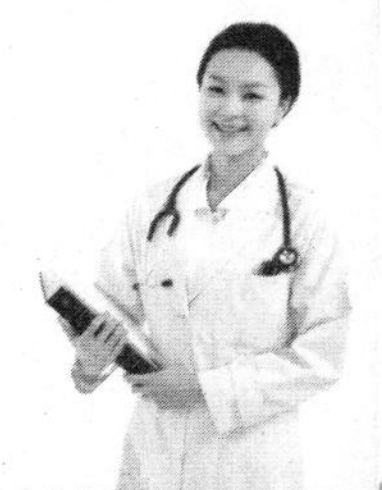

第二十五节 格林-巴利综合证后遗症

格林-巴利综合征又称“急性感染性多发性神经炎”、“急性多发性神经根神经炎”，是一种急性起病的以周围神经及脑神经损害伴脑脊液中蛋白细胞分离为特征的综合征，比较常见，任何季节或年龄均可发生。表现为起病急，下肢无力，四肢麻木、疼痛等。

推拿手法

1 用一指禅推法或拇指按揉法在风池及颈项两侧治疗3分钟。

2 用㨰法或拿法施于上下肢的后内侧，先治疗一侧，再治疗对侧，治疗时间8分钟。

3 用擦法擦背部膀胱经第一侧线，以透热为度。

4 以一指禅推法或拇指按揉法在印堂、太阳、颊车、下关、迎香、地仓等穴治疗各半分钟。

5 用大鱼际揉法在额部、面颊等部位治疗2分钟。

6 用㨰法或拿法在上肢前侧和外侧治疗，以前臂为重点，时间3分钟。

7 用拇指按揉法按揉曲池、手三里、合谷、内关等穴各半分钟。

8 用㨰法施于腕部、手掌、手背和手指，配合腕的屈伸和手指的运动，治疗时间3分钟。

9 搓上肢1分钟。

10 捻手指2分钟。

11 用㨰法或拿法在下肢的前侧和外侧及足背治疗，以小腿为重点，配合足的背伸和跖屈，时间3分钟。

⑫ 用拇指拨法拨足三里、阳陵泉、解溪等穴各1分钟。

⑬ 被动活动膝关节半分钟。

⑭ 用拿法拿委中、承山各1分钟。

⑮ 搓下肢1分钟。

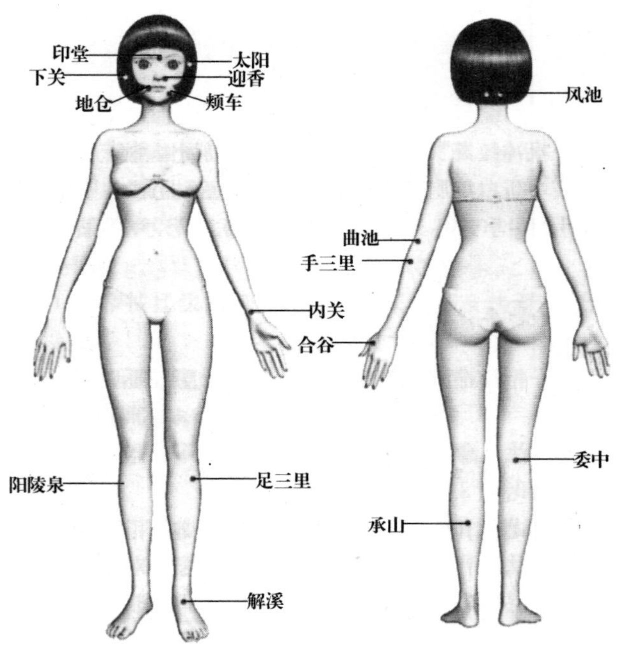

养生建议

① 对于四肢无力、长期卧床者，应多翻身，肢体置于功能位，防止肢体挛缩。

② 面瘫者应注意保护角膜。

③ 对于有合并症的患者，应及时处理。

④ 本病属于多发性神经炎的一种，对其治疗可以为由其他原因引起的多发性神经炎的治疗提供一些依据，应注意判明病因，早期以病因治疗为主。

⑤ 推拿可以促进肢体功能康复，但最好结合其他疗法，如理疗、针灸等。

第四章

五官科疾病

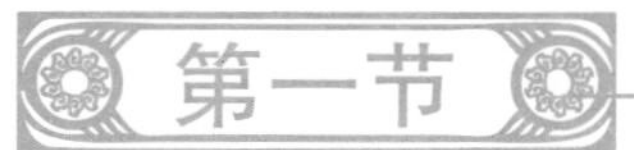

第一节 慢性扁桃体炎

慢性扁桃体炎多由急性扁桃体炎反复发作转为慢性。患急性传染病（如猩红热、麻疹、流感、白喉等）后可引起慢性扁桃体炎，鼻腔有鼻窦感染也可伴发本病。病原菌以链球菌及葡萄球菌等最常见。临床表现为经常咽部不适，异物感，发干、痒，刺激性咳嗽，口臭等症状。

推拿手法

1. 用拿法拿风池穴3分钟。
2. 用拇指按法按风府穴2分钟。
3. 用勾点法点按天突穴3分钟。
4. 用拿法拿揉喉结周围5分钟。
5. 用拿法拿肩井、曲池、合谷各2分钟。

其他治疗

一般治疗

1. 保持口腔清洁，每天睡前刷牙，饭后漱口，以减少口腔内细菌感染的机会。

2. 含漱法可选用含碘片，每次1～2片，每日3～4次含化。用淡盐水漱口，简单又方便，可于饭后及睡前，取温开水一杯，加少许食盐，口感有咸味即可，反复漱口，每次5分钟左右。

3. 药物治疗可长期服用维生素C，每次1片，每日3次。体质虚弱常易发作者，应在医生指导下使用提高机体免疫力功能的制剂。非急性发作时，不要滥用抗生素。

4. 体能锻炼。参加体育锻炼，增强体质和抗病能力。

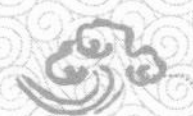

手术治疗

1 扁桃体过度肥大，妨碍呼吸、吞咽者。

2 反复急性发作，每年4～5次以上，有扁桃体周围脓肿病史。

3 长期低热，全身检查除扁桃体炎外无其他病变者。

4 由于扁桃体炎而导致的肾炎、风湿等病，应在医生指导下择期手术。

不宜手术者

1 急性炎症期及患急性病、上呼吸道感染和流行病的时期。

2 造血系统疾病、凝血机能减退、高血压、心脏病、肺结核等患者不宜手术。

3 妇女月经期及经前3～5日不做手术。

4 有干燥性或萎缩性咽炎的患者如不十分必要可不手术，否则术后咽炎症状加重。

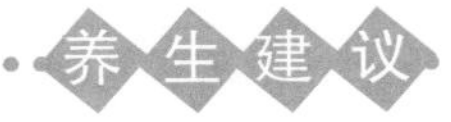

1 少食煎炒炙之物，多饮食清润之品。

2 注意休息，不要过度操劳，免致虚火为炎。

3 彻底治疗急性扁桃体炎，以免余邪滞留为患。

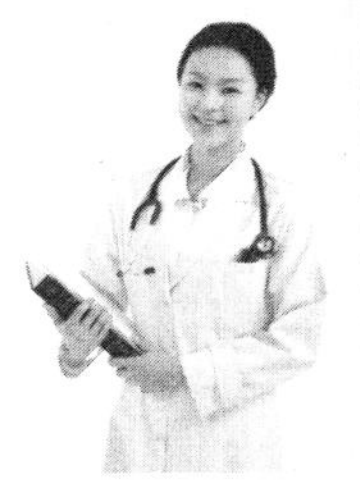

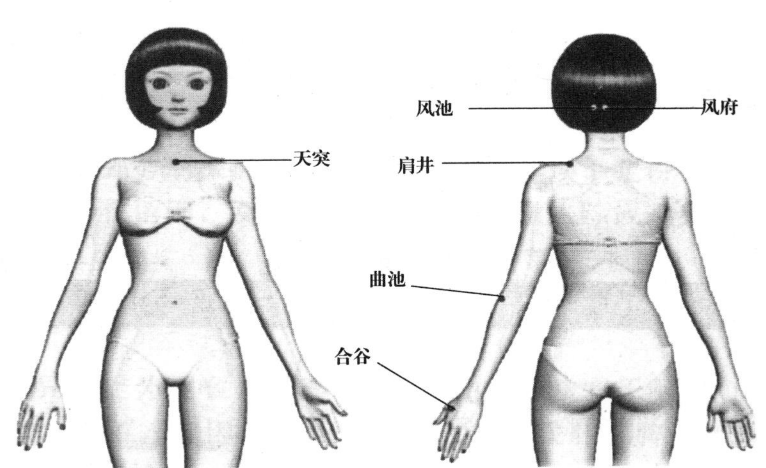

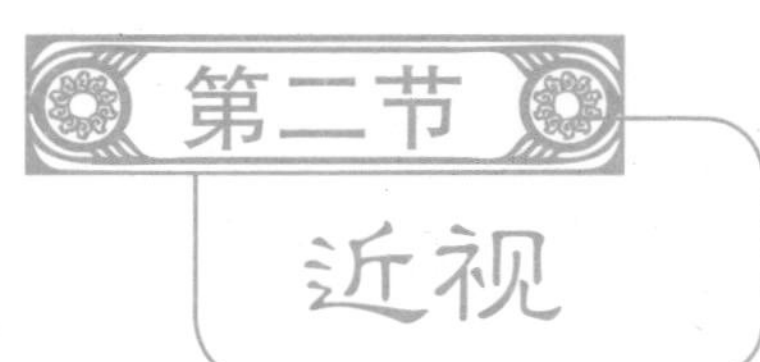

第二节 近视

眼球在无调节状态下，对来自无限远或5米以外的平行光线，经过眼球屈光系统（角膜、房水、晶状体和玻璃体）屈折后，焦点落在视网膜之前，近视力正常，远视力不好，称为近视。

推拿手法

1 患者仰卧位，双目微闭，术者坐于患者头侧，用双手拇指自印堂穴分抹至太阳穴30～50次。

2 术者双手中指指端轻揉患侧睛明、攒竹、鱼腰、太阳穴各1分钟，再用两手中指指腹分别由内向外推抹上、下眼眶各20～30次。

3 患者俯卧位，术者先用五指拿法从前发际缓慢向后发际移动6～8次，然后拿揉风池、脑户、玉枕穴各1分钟。

4 拿肩井穴1～2分钟，按揉肝俞、养老、光明、曲池、合谷穴各半分钟。

自我推拿

1. 两手掌用力搓热，然后迅速覆盖双眼1～2分钟；再将两手掌搓热，在面部做上、下摩擦，以温热为度。

2. 两手轻握拳，两食指弯曲，用食指第一指间关节桡侧缘分推上、下眼睑各20～30次；然后用拇、食指相对用力揉捏眉弓，由内向外5～8次；再用食指关节桡侧缘按揉太阳、头维穴各1分钟。

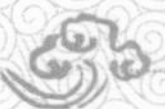

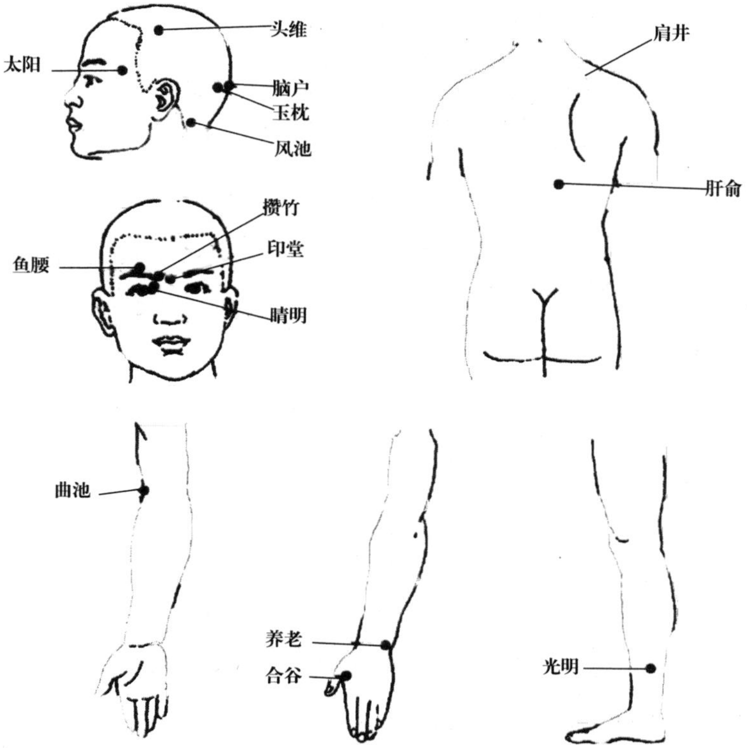

头维
太阳
脑户
玉枕
风池
攒竹
印堂
鱼腰
睛明
肩井
肝俞
曲池
养老
合谷
光明

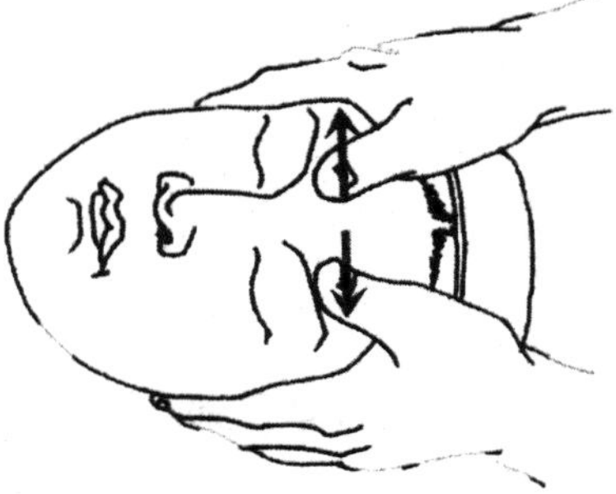

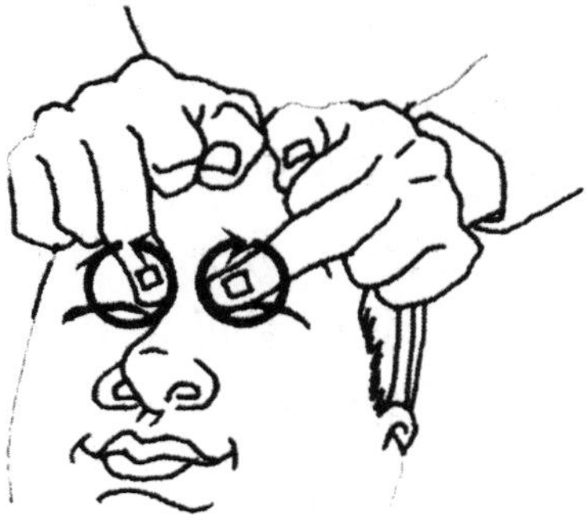

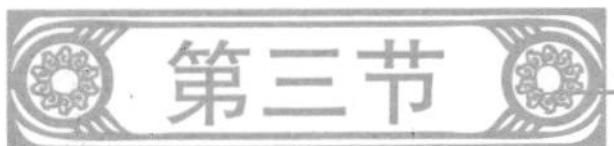

第三节 假性近视

睫状肌过度收缩引起的调节痉挛可使平行光线聚焦于视网膜前，产生近视现象，此类近视在解除睫状肌痉挛后，视力可改善或恢复，故称为假性近视。又叫“调节性近视”或“功能性近视”。常见于少年儿童。

鉴别诊断

鉴别真性和假性近视，简便的方法可在5米远处挂一国际标准视力表，先确定视力，然后戴上300度的老花镜，眺望远方，眼前会慢慢出现云雾状景象，半小时后取下眼镜，再查视力，如视力增强，可认为是假性近视，如视力依旧或反而下降，按这种方法每天进行一次，连续重复三天，如视力仍无改善，就可以确定为真性近视。

推拿手法

1. 术者用一指禅偏峰推法从右侧太阳穴起，经右侧阳白到印堂，经左侧阳白到左侧太阳穴，再从左侧太阳穴起经左侧阳白到印堂，经右侧阳白到右侧太阳穴，反复操作5分钟。

2. 用拇指指端轻点睛明、四白各1分钟。

3. 用三指拿法拿风池穴1分钟。

4. 用拇指按揉法按揉颈椎两侧2分钟。

5. 用拇指按揉法或拇指按法在肝俞、养老等穴各治疗2分钟。

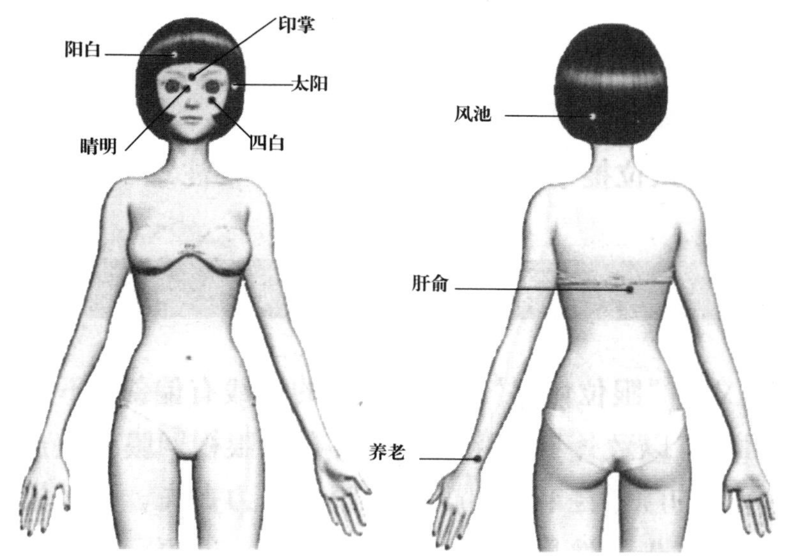

假性近视的自我推拿

1. 揉攒竹：以右手食指、中指罗纹面分别按揉左右眼部攒竹穴200次，用力均匀柔和，以酸胀为度。

2. 按睛明：以右手食指、中指罗纹面分别按于双眼内角上方睛明穴200次，用力均匀柔和，以酸胀为度。

3. 按揉四白：双手大鱼际分别按于两侧太阳穴，以食指罗纹面按揉四白穴，连续200次，以酸胀为度。

4. 刮眼眶：以双手拇指罗纹面按位双眉处印堂穴，向左右分推至太阳穴20~30次，再沿下眼眶分推20~30次。

5. 揉太阳：双手拇指按压于神庭，拇指罗纹面按压于两侧太阳穴，做指揉太阳穴50次。再以双手大鱼际分别按于两侧太阳穴，做鱼际揉太阳穴50次。

6. 揉风池、天柱：双手食指、中指罗纹面分别按于两侧风池、天柱穴上，按揉200次，以酸胀为度。

7. 耳穴压豆法：以王不留行籽用橡皮膏贴于目（在耳屏间切迹后下方）、肝（耳轮角消失处后方）、眼（耳垂5区中央）反射区。

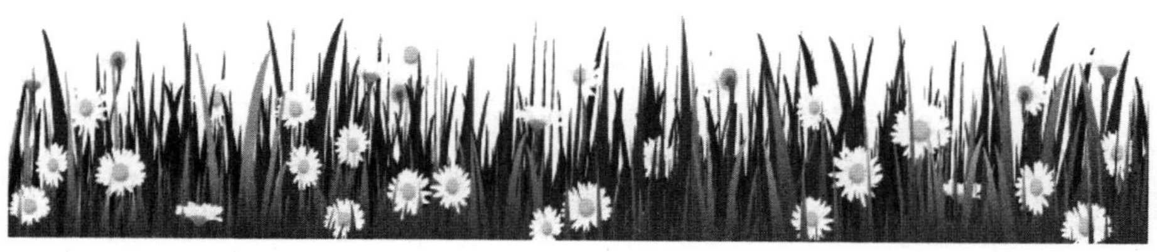

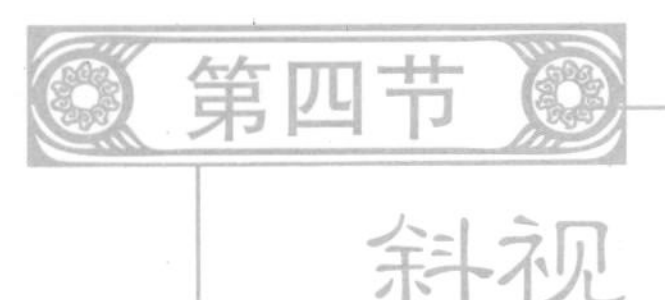

第四节 斜视

斜视又叫“眼位偏斜”，是指两眼的视线有偏斜，不能同时指向同一目标，以致外界的物像不能落在两眼视网膜对应点上。若支配眼外肌的颅神经麻痹时，由于眼外肌力丧失，可引起麻痹性斜视；若小儿先天性屈光不正或眼轴过长、过短，导致某一眼外肌的过度使用或使用不足而发生肌力平衡障碍，则产生共同性斜视。推拿对麻痹性斜视的早期效果较好。

主要症状

1 久视之后常出现头疼、眼酸疼、畏光，这是由于持续使用神经肌肉的储备力而引起眼肌疲劳。

2 阅读时出现字迹模糊不清或重叠、串行，有时可出现间歇性复视、间歇性斜视，如果用单眼看反而觉得清晰、省力等，甚至发生双眼视觉紊乱。

3 立体感觉差，不能精确地判定空间物体的位置和距离。隐斜视还可出现神经放射性症状，如恶心、呕吐、失眠、结膜和睑缘充血等症状。

推拿手法

基本治法：

1 用拇指指端按揉头维、睛明、瞳子髎、球后穴各1分钟。

2 用拿法拿合谷穴1分钟。

3 用拇指指端揉风池、天柱穴，每穴1分钟。

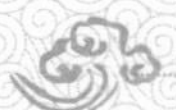

④ 用掌擦法在腰骶部治疗，以温热为度。

辨证加减：

① 内斜视者，重点治疗睛明穴。
② 外斜视者，重点治疗瞳子髎穴。
③ 上斜视者，重点治疗球后穴。
④ 下斜视者，重点治疗鱼腰穴。

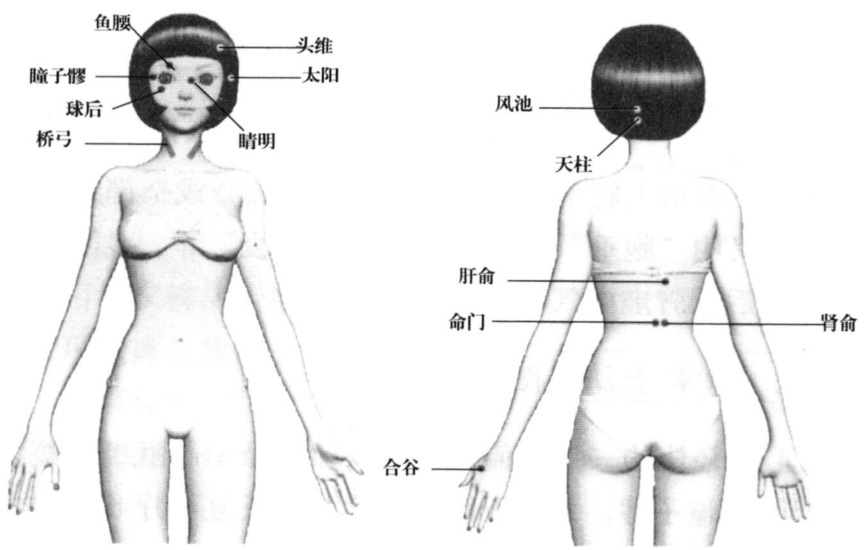

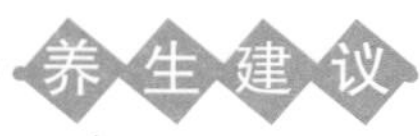

养生建议

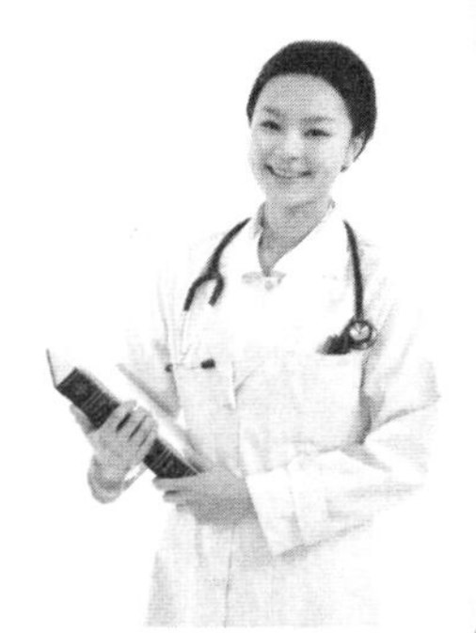

① 不要在患儿床前放置颜色鲜艳的物品，以免引起患儿眼外肌疲劳而加重症状。
② 对已有明确诊断并估计病情无恶化倾向的麻痹性斜视患儿，才可以用推拿辅助治疗。
③ 推拿后宜休养，避免过劳，特别是减少视力疲劳。

第五节 过敏性鼻炎

过敏性鼻炎临床常分为常年性变应性鼻炎和季节性变应性鼻炎，后者又称为“花粉症”。虽然其不是一种严重疾病，但可以影响患者的日常生活、学习以及工作效率，还可诱发支气管哮喘、鼻窦炎、鼻息肉、中耳炎等，或与变应性结膜炎同时发生。

主要症状

1 过敏性鼻炎的典型症状是阵发性喷嚏连续性发作，大量水样清涕，其次是鼻塞和鼻痒。部分患者有嗅觉减退，但为暂时性。

2 喷嚏：为一反射动作，呈阵发性发作，每次数个到数十个不等，多在晨起、夜晚或接触变应原后发作。

3 清涕：为大量清水样鼻涕，是鼻分泌亢进的特征性表现。

4 鼻痒：是鼻黏膜感觉神经末梢受到刺激后发生于局部的特殊感觉。季节性鼻炎者可伴有眼痒、耳痒、咽痒等。

推拿手法

1 用一指禅推法沿颈椎两侧治疗，从风池到大椎穴，反复操作3分钟。

2 用拿法拿上述部位2分钟。

3 用拇指按法在通天、玉枕、风池、风府、肺俞、风门、膏肓等穴治疗各1分钟。

4 用小鱼际擦法擦背部两侧膀胱经循行路线，以透热为度。

5 用拿法拿肩井1分钟。

6 用拿法拿曲池、合谷各1分钟。

7 用拇指点法点鱼际、鼻通穴，每穴2分钟。

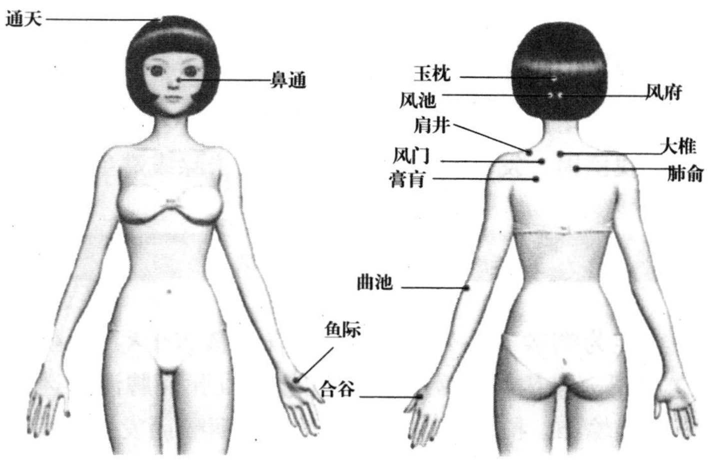

饮茶治鼻炎

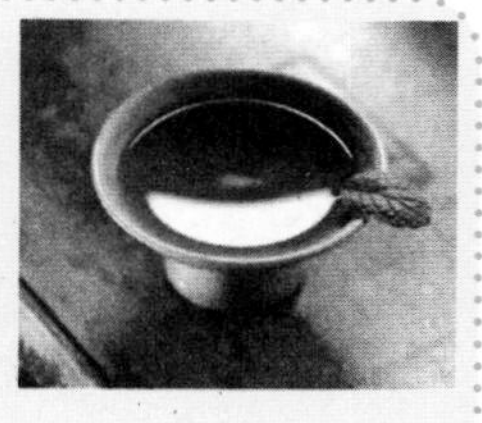

苍耳子茶

材料：苍耳子12克，白芨9克，葱白13根，茶叶12克，用沸水冲泡成茶饮服。

功效：有抗菌、通鼻功效。

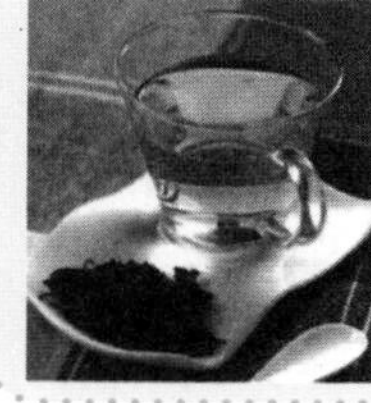

辛荑花茶

辛荑花2克，苏叶6克，用沸水冲泡代茶饮。

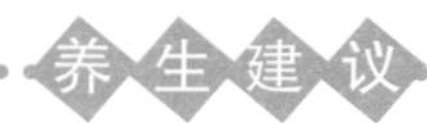

养生建议

1. 锻炼身体，增强体质，防止受凉。
2. 避免过食生冷、油腻、鱼虾等腥荤之物。
3. 加强劳动保护及个人防护，避免尘埃、花粉等刺激。
4. 寻找诱因，发现诱发因素，应尽量去除或避免。

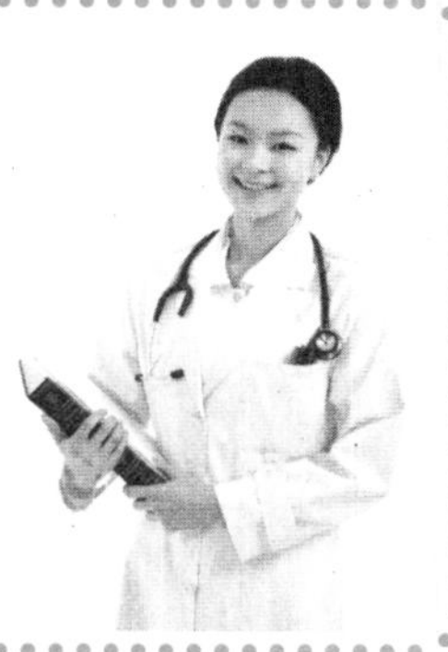

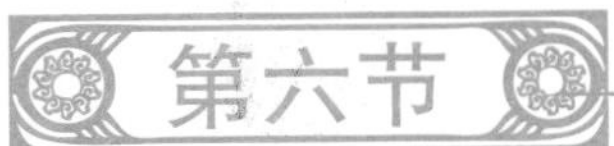

第六节 慢性单纯性鼻炎

慢性单纯性鼻炎是鼻腔黏膜因各种因素所致的可逆性慢性炎性疾病，是临床常见病。临床表现为鼻腔阻塞、鼻腔有黏液或脓性鼻涕，并伴有头胀痛、头晕等症状。其病因与急性鼻炎反复发作，内分泌失调，患有慢性疾病及维生素C、维生素B缺乏，植物神经功能失调，环境污染等有密切关系。

推拿手法

1. 用一指禅偏峰推法推攒竹、阳白、太阳、四白穴各2分钟。
2. 用拿法拿曲池、合谷穴各1分钟。
3. 用拇指按法按通天、风府穴各2分钟。
4. 用拿法拿风池及颈椎两侧的肌肉3分钟。
5. 用拇指按揉法按揉肺俞、风门各2分钟。
6. 用拿法拿肩井1分钟。

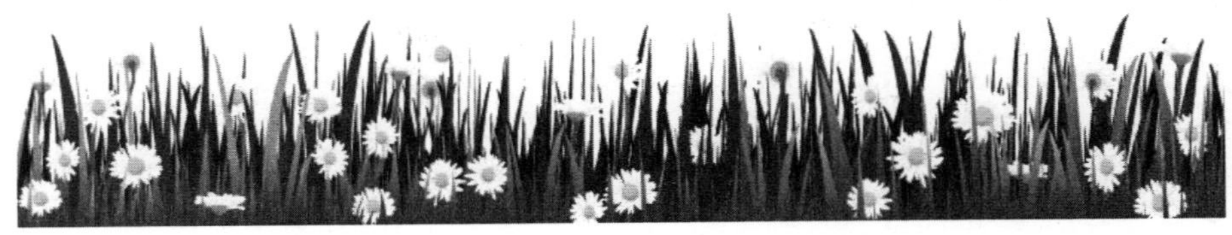

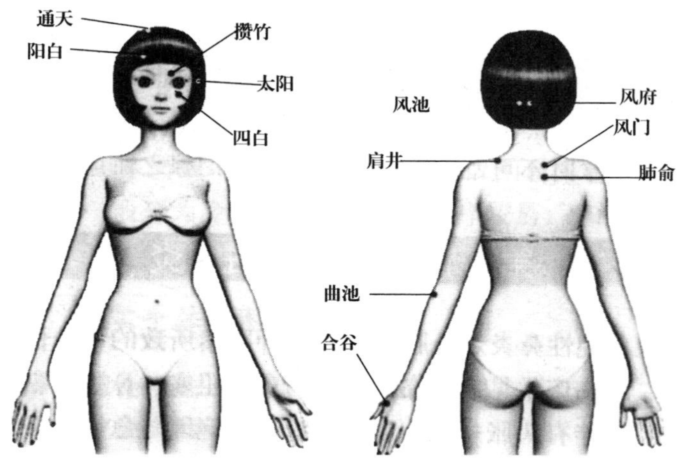

食疗治鼻炎

黄芪粥

1. 黄芪400克,白术230克，防风240克，桔梗120克，甘草60克，米20克（一天用），除了米之外，将其他材料磨成粉，拌匀，放入干燥容器（有盖）保存。

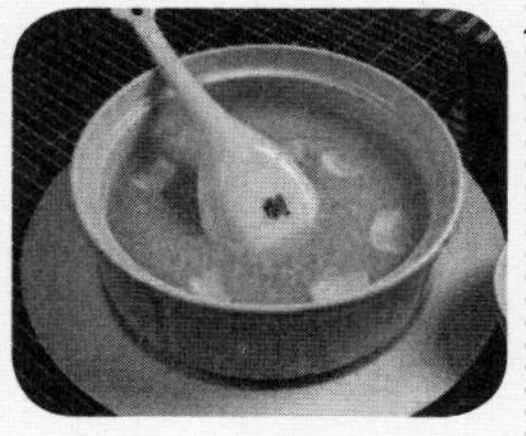

2. 将400毫升水和米放入锅里，大火煮沸，再用小火煮20分钟。将10克磨粉放入锅中，小火煮沸，关火盖上盖等5分钟即可。

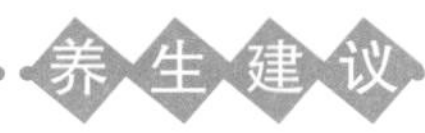

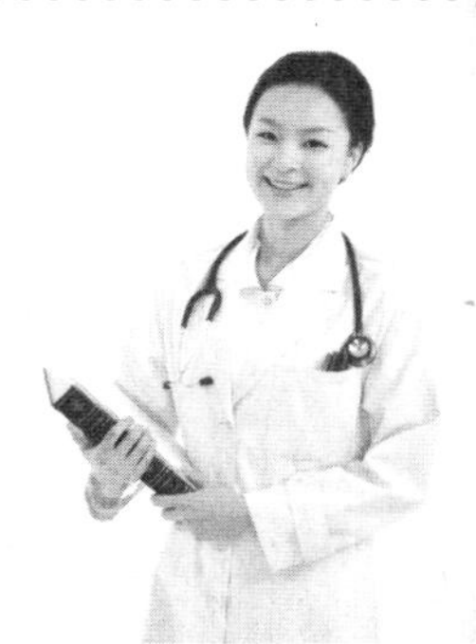

1. 平时注意锻炼身体，提高抗病能力和鼻黏膜对冷热刺激的适应能力。
2. 注意保暖，避免外邪侵袭。
3. 养成用冷水洗脸的习惯。

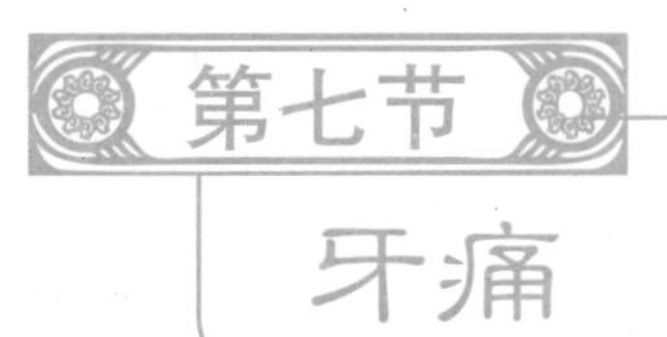

第七节 牙痛

牙痛为口腔疾患中常见的症状，可由多种疾病引起，如龋齿、急性牙髓炎、急性牙周炎、冠周炎、牙本质过敏等。

推拿手法

1. 患者取坐位，术者用手指按揉下关、颊车、角孙、太阳穴各1～2分钟。

2. 用大鱼际揉面颊及两侧颞部2～3分钟，点揉印堂、迎香、承浆、人中穴各1分钟。

3. 拇指按揉牙痛点及外关、合谷、劳宫穴各1分钟。

4. 按揉风池、下关、内庭、足三里、丰隆穴各半分钟。

自我推拿

1. 坐位，拇指按揉颊车、上关、下关、地仓穴各1分钟；拇指按揉太阳、头维、风池穴各1分钟。

2. 一手拇指与食指相对用力按揉另一手合谷穴1～2分钟，两手交替进行。

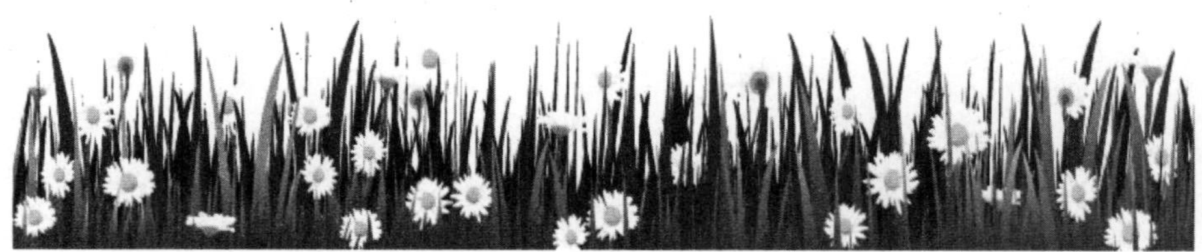

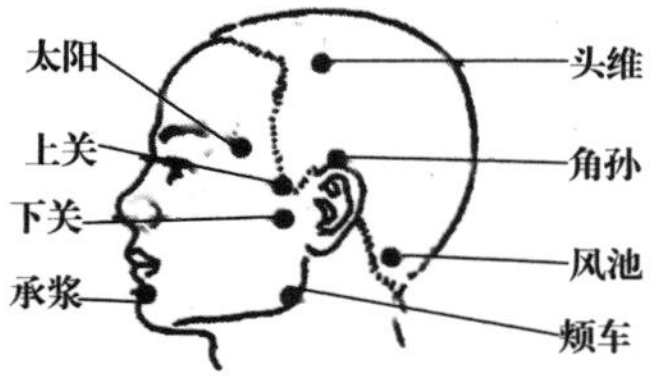

太阳
头维
上关
角孙
下关
风池
承浆
颊车

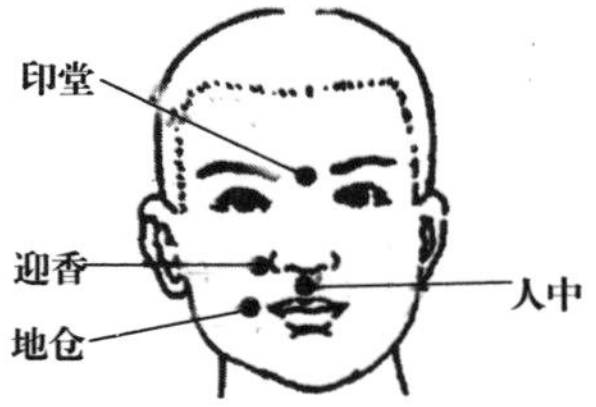

印堂
迎香
人中
地仓

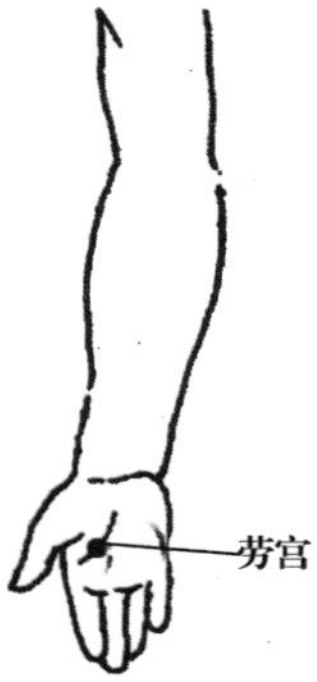

芳宫
外关 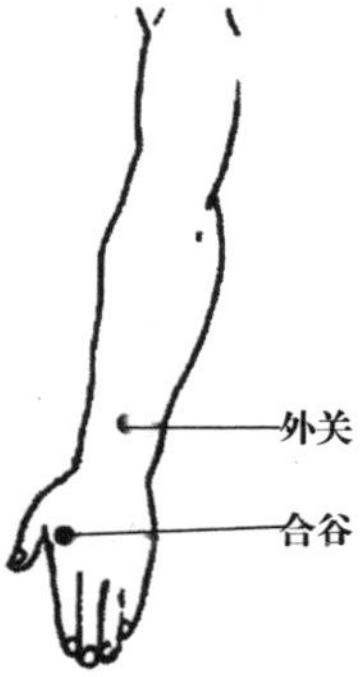
合谷
足三里 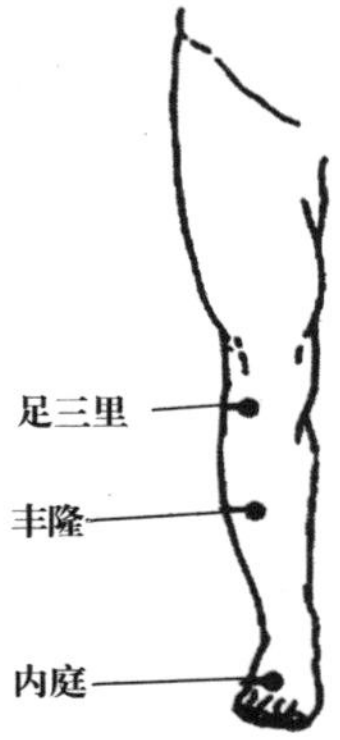
丰隆
内庭

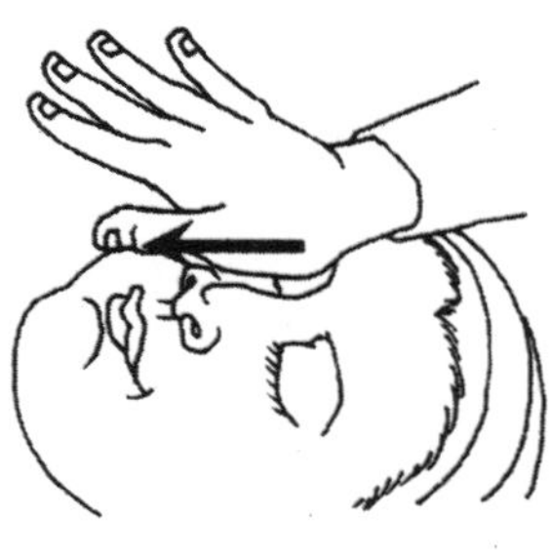

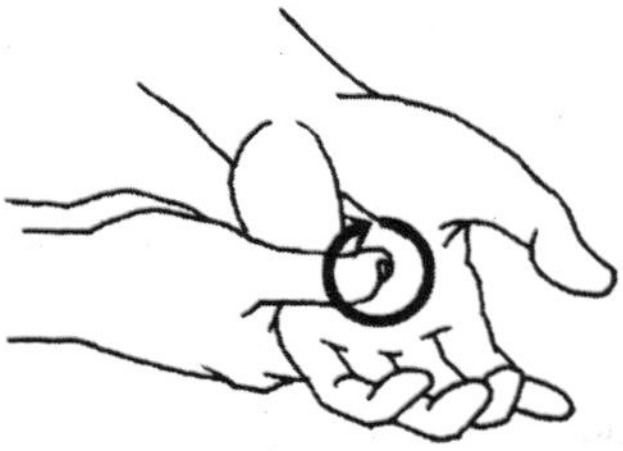

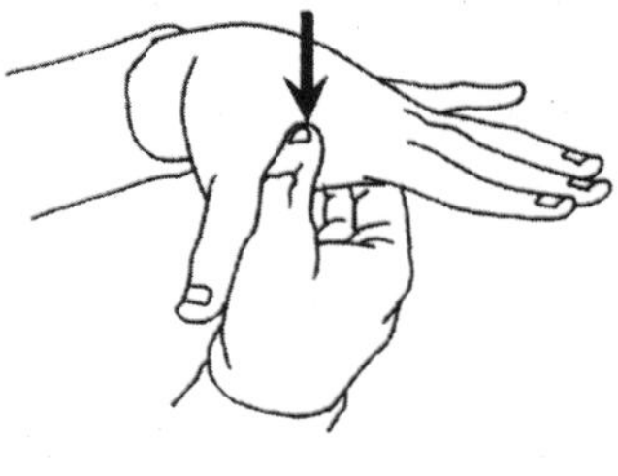

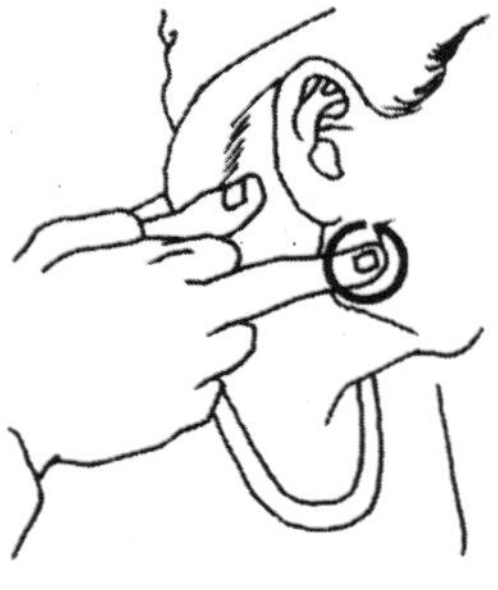

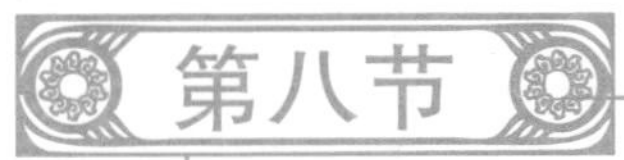

第八节 咽喉痛

咽喉痛是临床上常见的一种症状。引起本症的原因很多，这里主要是指由于上呼吸道感染、扁桃体炎及慢性咽喉炎所致的咽喉痛。

推拿手法

1 患者仰卧位，术者点揉颈前部的人迎、水突、天突、扶突穴，往返3～5遍，手法轻柔和缓。

2 患者俯卧位，术者点揉颈后部风池、风府穴，拿捏风池、肩井穴及两侧颈肌，时间3～5分钟。

3 按揉双侧曲池、合谷穴各1分钟；掐揉少商、关冲穴，以酸胀感为度。

4 患者仰卧位，术者用一指禅推法施于喉结两旁，往返3～5遍，揉天突、膻中穴各1分钟。

自我推拿

1. 用拇指与食指拿揉喉结两侧，以咽喉有舒适感为度；种植点揉天突穴1分钟；拇指与食指推擦咽喉两侧，以温热感为度。

2. 双手拇指按揉曲池、尺泽、三阴交、合谷穴各1分钟；掐揉少商穴1分钟。

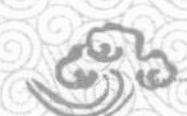

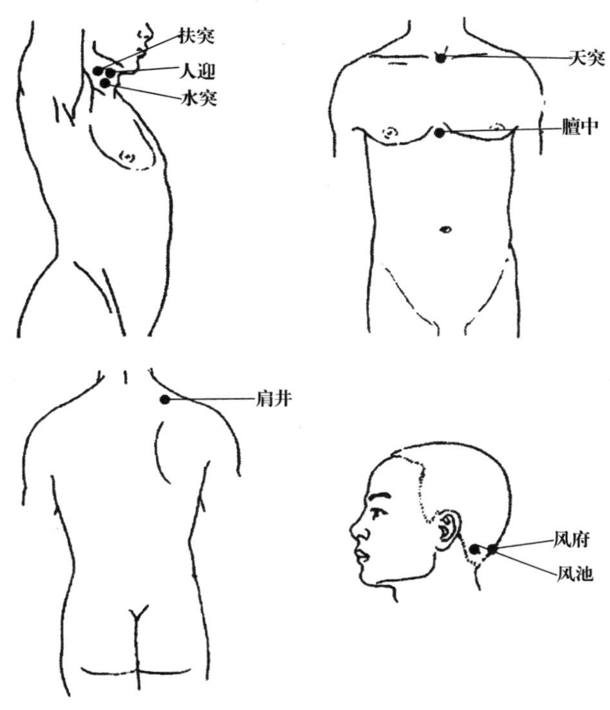

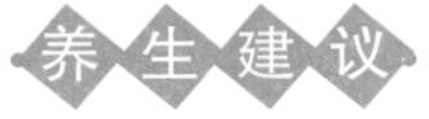
养生建议

1. 可用少量胖大海泡水来治疗咽喉肿痛。
2. 带皮吃生黄瓜，可以有效地治疗咽喉肿痛。
3. 养成用冷水洗脸的习惯。
4. 将酱茄子细细嚼碎之后慢慢咽下汁水。
5. 将新鲜的生韭菜捣碎之后敷在颈部，效果很好。
6. 将面粉和食醋混合并且搅拌均匀，然后涂抹在咽喉肿痛部位。

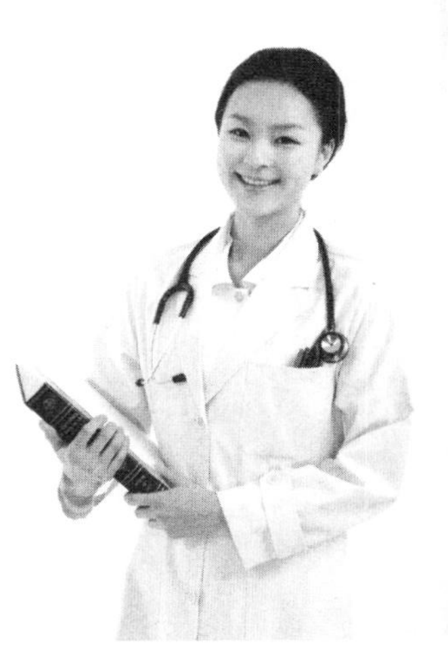

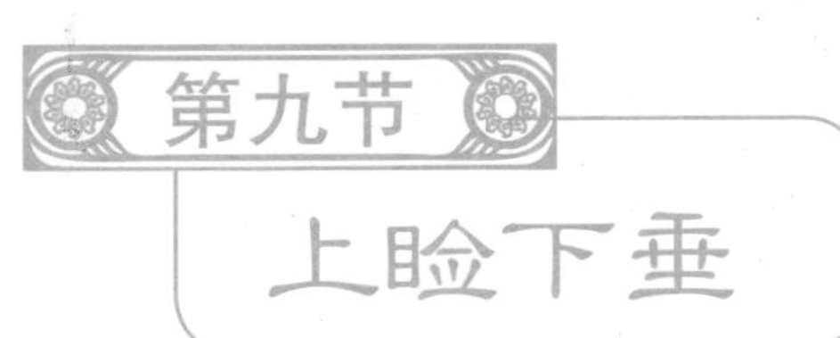

第九节 上睑下垂

上睑下垂指上胞不能自行提起，掩盖部分或全部瞳神而影响视物者。又叫“胞垂”、“睑皮垂缓”、“睑废”等。多因先天禀赋不足，或后天脾虚中气不足所致。

推拿手法

基本治法：

1 用轻快的一指禅偏峰推法从印堂沿上眼眶经鱼腰、丝竹空、太阳、瞳子髎，并沿下眼眶到印堂，反复治疗8分钟。

2 用拿法拿合谷穴1分钟。

辨证加减：

1 先天性上睑下垂者，可以加用擦法横擦背部脾俞、胃俞穴及腰部肾俞、命门穴，以透热为度。

2 用摩法在腹部顺时针操作，重点在中脘、气海、关元穴，时间5~10分钟。用拇指按揉中脘、气海、关元、脾俞、胃俞、足三里穴各1分钟。用擦法直擦背部督脉、横擦骶部八髎穴，均以透热为度。

3 癔病性上睑下垂者，可以拇指平推桥弓穴1分钟，以桥弓穴肌肉松软为度。拇指按揉肝俞、胆俞、章门、期门穴，每穴2分钟。用掌搓法搓背部1分钟。用擦法擦两侧胁肋部，以透热为度。

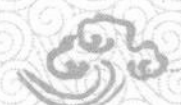

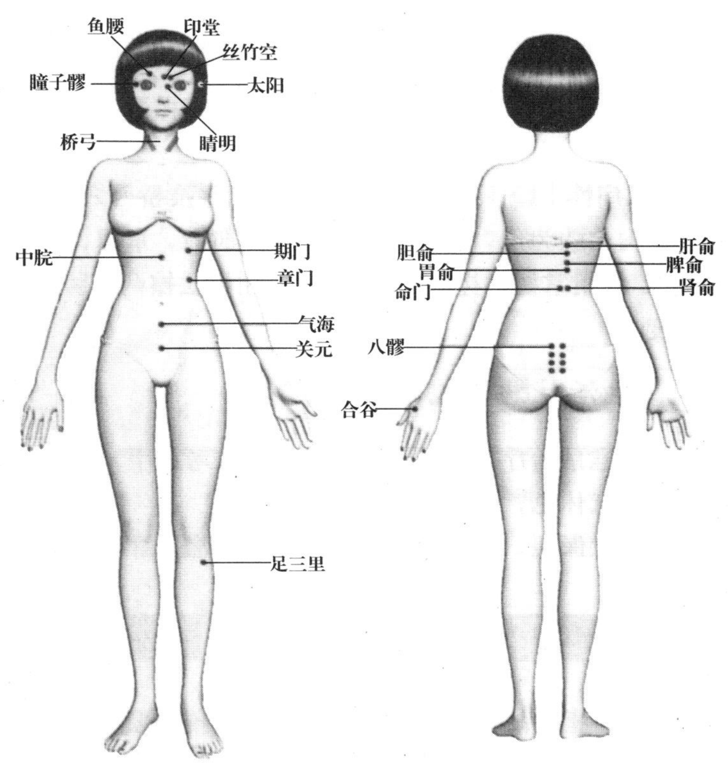

养生建议

1. 经推拿治疗3个月以上无效者，可考虑手术治疗。
2. 注意休息，避免过度疲劳。
3. 注意保暖，避免眼及面部受寒冷刺激。

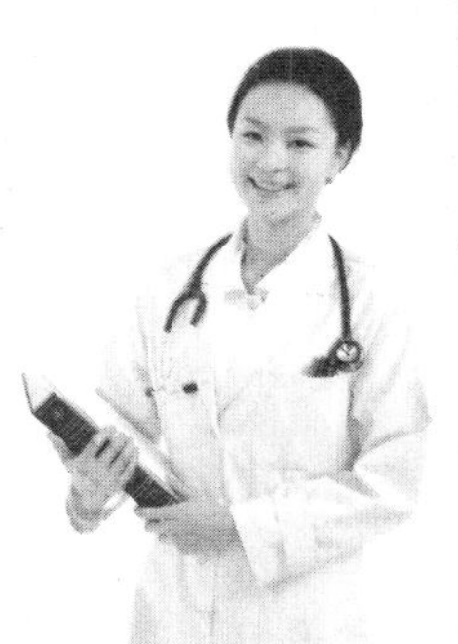

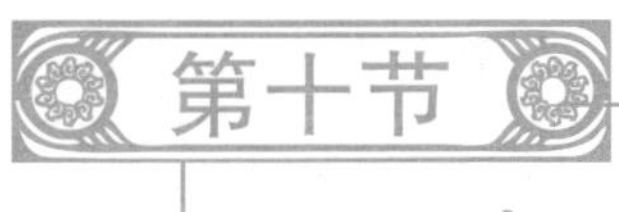

第十节 声音嘶哑

声音嘶哑又称声嘶，是喉部（特别是声带）病变的主要症状，多由喉部病变所致，也可因全身性疾病所引起。声嘶的程度因病变的轻重而异，轻者仅见音调变低、变粗，重者发声嘶哑甚至只能发出耳语声或失音。

推拿手法

基本治法：

1. 用拇指点法点按颈3～5的棘突旁2分钟。

2. 用拇指按法按风池、合谷、曲池穴各2分钟。

3. 一手扶住其枕部，另一手拇、食两指先轻轻揉动喉结两旁的1分处、8分处、1.5寸处3分钟左右，再揉动人迎、水突穴各1分钟。

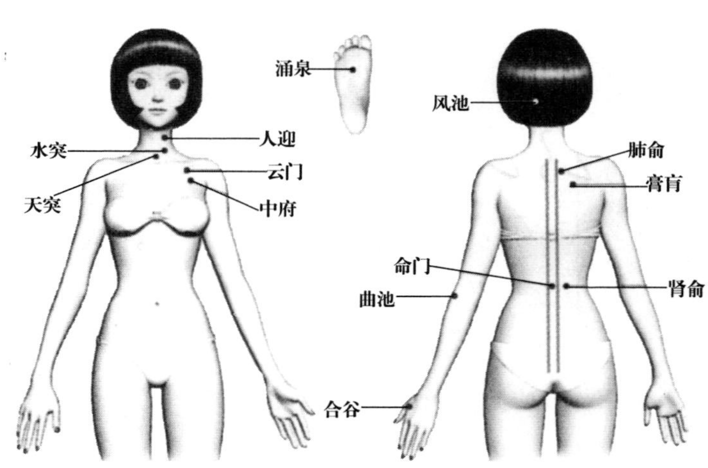

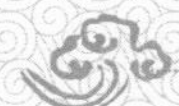

辨证加减：

① 久瘖者，加用拇指按揉法按揉肺俞、中府、云门、肾俞穴，每穴2分钟。

② 经常感冒者，加用拇指按揉法按揉膏肓穴2分钟。

③ 肾气不足、肾阳亏虚者，加用小鱼际擦法擦肾俞、命门、涌泉穴，以透热为度。

食疗治声音嘶哑

1. 吃罗汉果。可起到清热、止咳痰、润肺作用。
2. 食橄榄。含食，能治喉肿痛，保护声带。
3. 吃萝卜。生捣入姜汁，治失音不语。
4. 吃杨桃。生津止咳下气，治咽喉炎、口疮，用鲜果榨汁，慢慢咽服，亦能开音。
5. 吃甘蔗。能润燥清肺，治咽喉炎、口疮，利咽喉。
6. 喝胖大海代替茶饮，或选择含胖大海成分的清喉利咽的慢严舒柠颗粒胖大海有清热解毒、润肺、润肠通便之功效，对声音嘶哑、咽干咳嗽等症状有明显效果，可作为日常咽喉不适的首选用药。

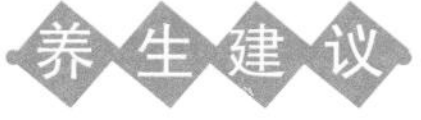

① 急喉瘖应注意减少发音，尤忌大声呼叫，使声门得以休息。禁食辛燥刺激性食物及苦寒食物，防止加重病情。

② 慢喉瘖要生活有规律，避免劳累耗伤气阴，以致虚火上炎，加重病情。应减少发声，避免大声呼叫，以防损伤声带脉络。禁食煎炒炙食物，忌烟酒。及早防治急喉瘖，是预防本病的关键。

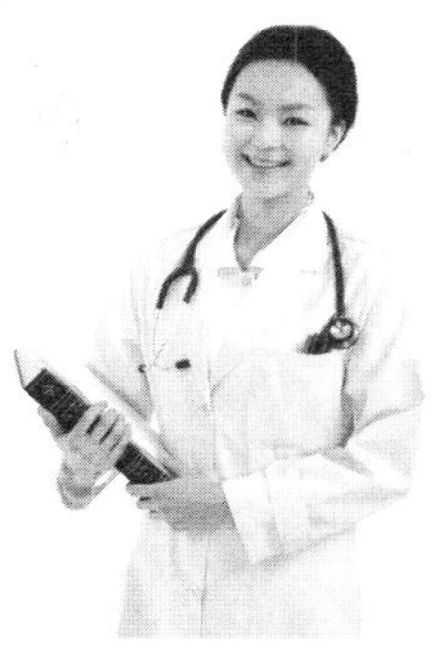

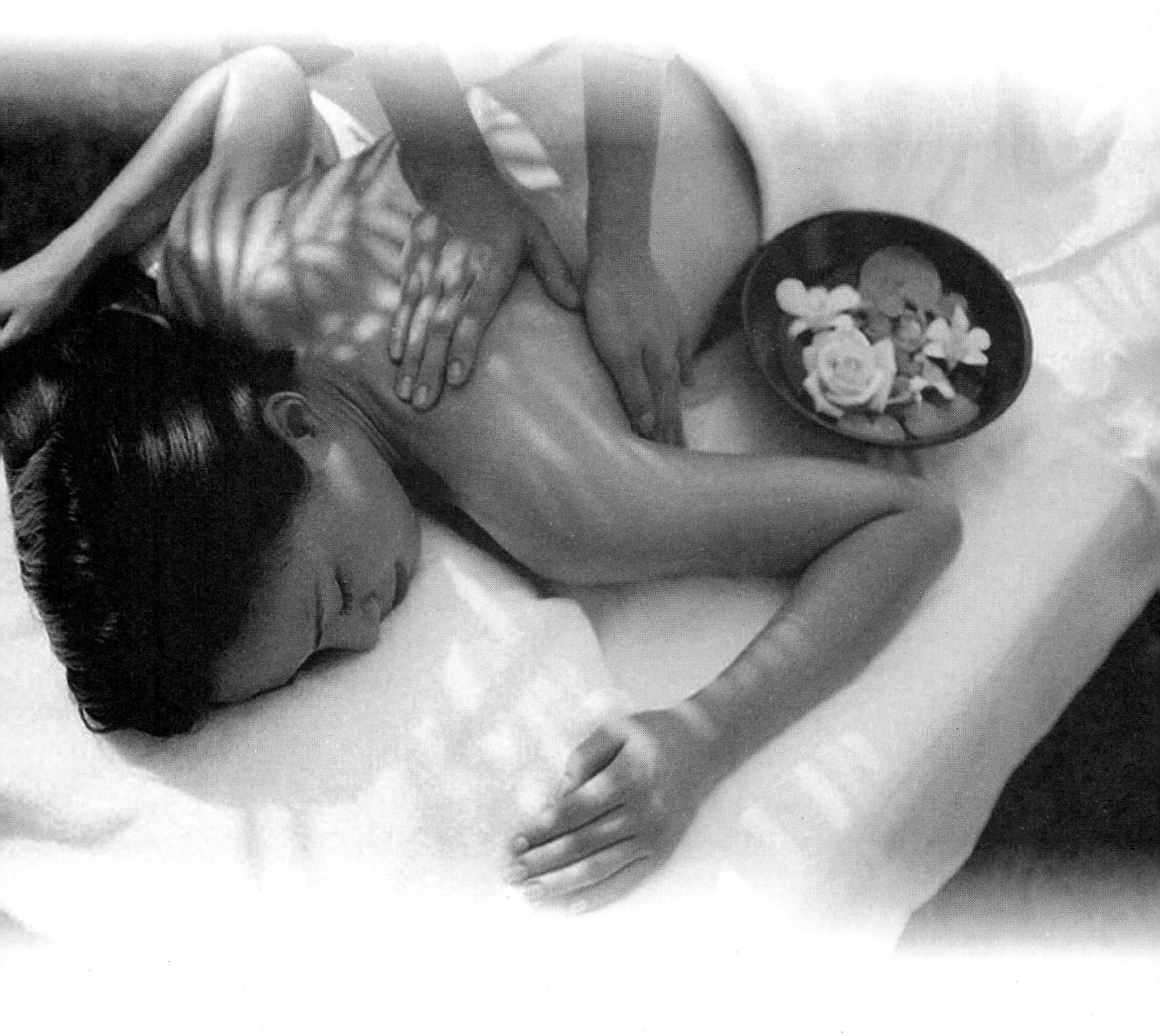

第五章

妇科疾病

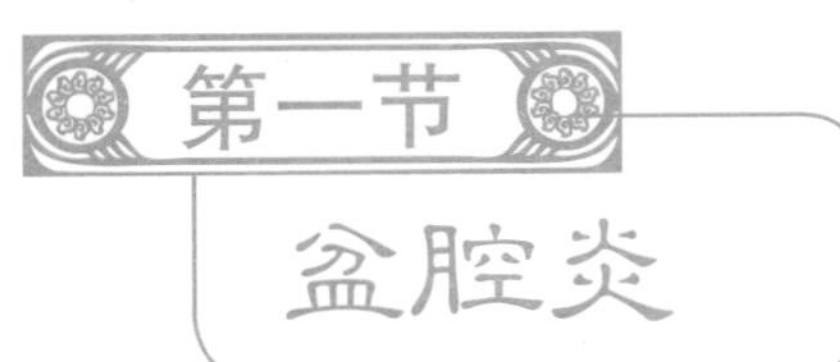

第一节 盆腔炎

盆腔炎是指盆腔内生殖器官（包括子宫、输卵管和卵巢），盆腔周围结缔组织、盆腔腹膜等发生炎症。炎症可能在一个或多个部位同时发病。现代医学认为，盆腔炎多由于分娩、流产、宫腔内手术消毒不严，或经期、产后不注意卫生等导致炎症发生。临床表现为长期持续的、程度不同的下腹部隐痛、坠胀或腰痛，常在月经期加重，经期延长，月经过多，白带增多呈脓性或有臭味等。

推拿手法

基本治法：

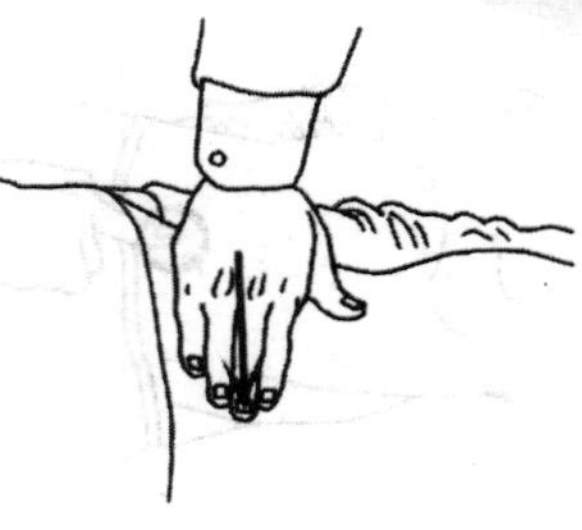

1. 患者仰卧位，术者以全掌贴于腹部，做绕脐摩法、擦法，以温热为度。

2. 患者仰卧位，术者双手自天枢穴起提拿腹直肌，提起5秒钟后放下，连续提拿5～10次。

3. 术者点按神阙、关元、气海穴各1分钟。

4. 术者推擦大腿内侧，以温热为度。

5. 患者俯卧位，术者站于一侧，先以㨰法在患者腰部脊柱两旁往返操作3～5遍。再用双手拇指按揉肝俞、脾俞、肾俞、气海俞、关元俞等穴，以酸胀感为度。最后直擦督脉及膀胱经，以温热感为宜。

自我推拿

1. 双手十指并拢，交替做下腹摩法3分钟左右。

2. 双手掌推摩腹外侧，斜摩下腹部1～2分钟。

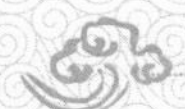

3 双手拇指或握拳揉肾俞、气海俞、关元俞等穴各1分钟。

4 双手十指并拢置于身后直擦腰骶至八髎穴，以局部温热为度。

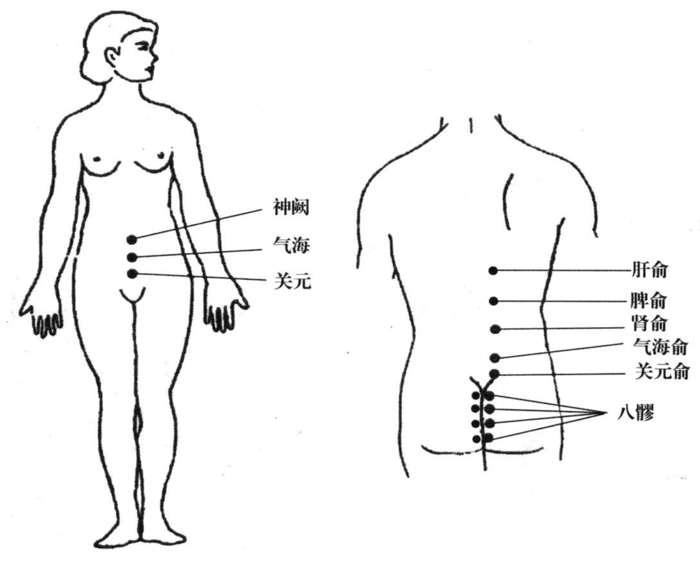

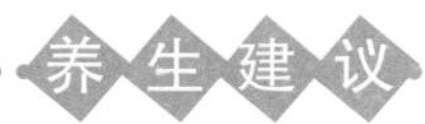

1 一般治疗，解除患者思想顾虑，增强治疗的信心，增加营养，锻炼身体，注意劳逸结合，提高机体抵抗力。

2 多喝水。盆腔炎容易导致身体发热，所以要注意多喝水以降低体温。

3 避免不必要的妇科检查。尽量避免不必要的妇科检查，以免扩大感染，引起炎症扩散。

4 注意个人卫生。加强经期、产后、流产后的个人卫生，勤换内裤及卫生巾，避免受风寒，不宜过度劳累。

5 药物治疗。如清炎妇善方贴可以有效缓解盆腔炎的症状。

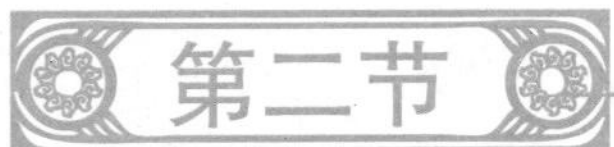

第二节 慢性盆腔炎

慢性盆腔炎是指女性内生殖器官和周围结缔组织以及盆腔腹膜发炎的慢性炎症，是妇科的常见病、难治病。当机体抵抗力低下时可引起急性发作，炎症可局限在一个部位，也可波及几个部位。

推拿手法

基本治法：

1 用掌横摩法摩小腹部3分钟。

2 用掌揉法揉神阙穴3分钟。

3 用拇指按揉法按揉章门、期门、中脘、气海、关元、带脉、水道、肝俞、脾俞穴各1分钟。

4 用五指叩点法叩点箕门穴1分钟。

5 用叠掌按腰法治疗2分钟。

6 用抹背法治疗1分钟。

7 用掌擦法横擦命门、肾俞穴，以透热为度。

治疗推拿：

1 患者仰卧位，术者以全掌贴于腹部，做绕脐摩法、擦法，以温热为度。

2 患者仰卧位，术者双手自天枢穴起提拿腹直肌，提起5秒钟后放下，连续提拿5～10次。

3 术者点按神阙、关元、气海穴各1分钟。

4 术者推擦大腿内侧，以温热为度。

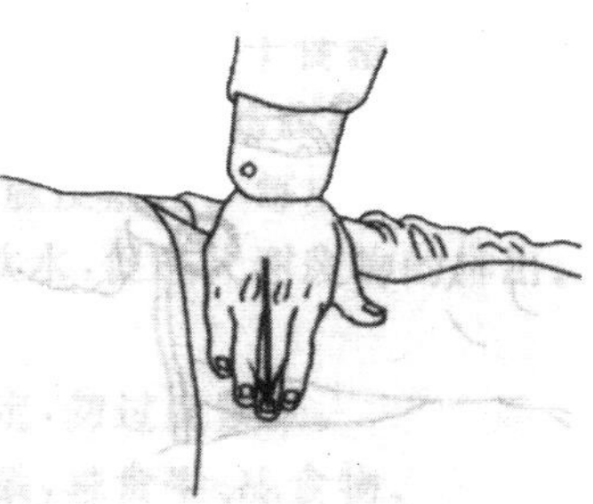

5 患者俯卧位，术者站于一侧，先以㨰法在患者腰部脊柱两旁往返操作3～5遍。再用双手拇指按揉肝俞、脾俞、肾俞、气海俞、关元俞等穴，以酸胀感为度。最后直擦督脉及膀胱经，以温热感为宜。

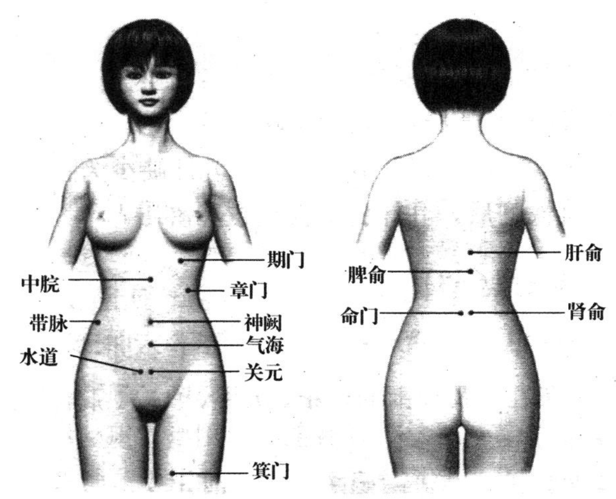

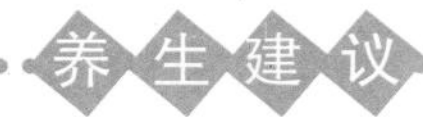

1 适当参加体育锻炼，增强体质，提高抗病能力。

2 本病病情较顽固，难以迅速彻底根治，患者精神负担较重，所以要鼓励患者树立战胜疾病的信心。

3 劳逸适度，避免过劳。

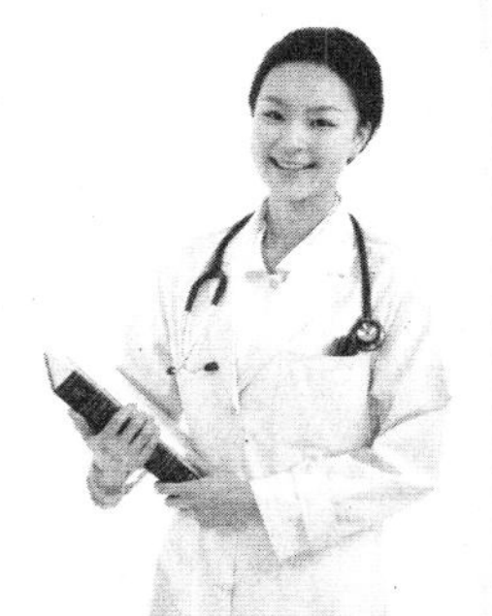

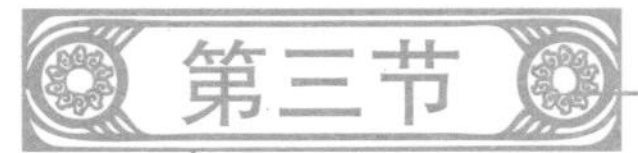

月经不调

月经不调是指女性月经的周期、经期、经色、经质等发生异常并伴有其他症状的一种疾病，又称为“经血不调”，包括月经先期、月经后期、月经先后不定期、月经过少、月经过多等症。月经先期是指月经周期提前8～9天，甚至一个月两至者。月经后期是指月经周期延后8～9天，甚至四五十日一次者。月经先后无定期是指月经不按周期来潮，或提前或延后7天以上者。

推拿手法

1 患者仰卧位，术者坐于一侧，先做脐周团摩法3～5分钟，然后两手掌交替做下腹横摩法3分钟左右，再做推摩腹外侧法10～20遍。

2 揉按气海、关元、血海、阴陵泉及三阴交等穴，每穴约1分钟，最后推擦大腿内侧，以有温热为度。

3 患者俯卧位，术者站于一侧，以滚法在患者腰背部的脊柱两侧往返操作3～5遍。

4 双手拇指按揉肝俞、脾俞、肾俞、气海俞、关元俞等穴，以酸胀感为度。最后擦督脉及膀胱经，以有温热感为宜。

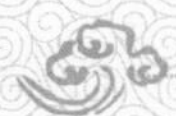

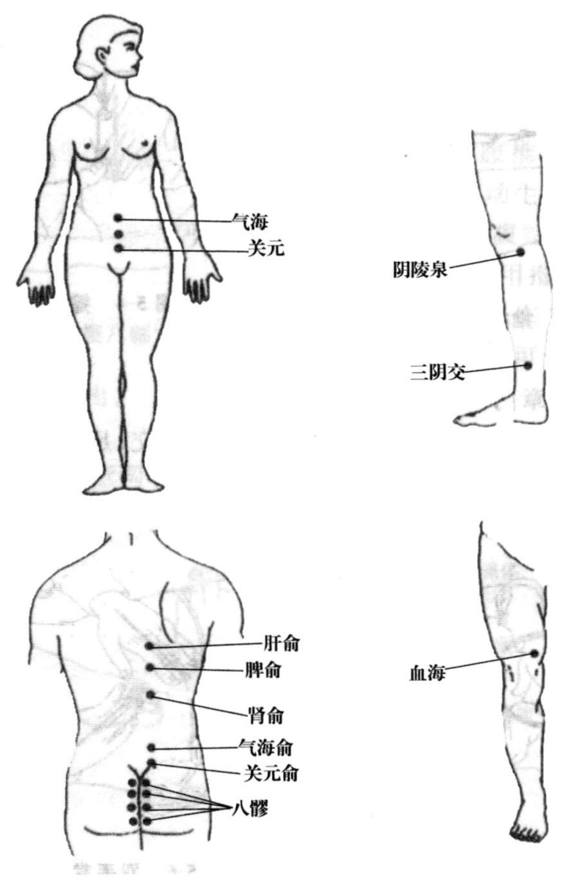

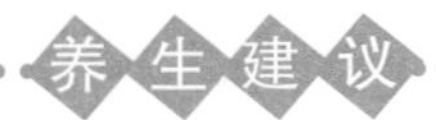

1. 避免暴饮暴食或过食肥甘厚味、生冷寒凉、辛辣之品。
2. 注意气候变化，避免着凉，但亦不宜过热。
3. 保持心情舒畅，避免生气、忧郁、恼怒、悲伤、恐惧等。
4. 不宜过度疲劳，避免房事过度。
5. 注意避孕，以免流产损伤冲任及肾气。
6. 推拿宜在经期前后进行，推拿时动作不宜粗暴。
7. 对器质性病变引起的月经不调者，还需要配合其他治疗方法，以提高疗效。

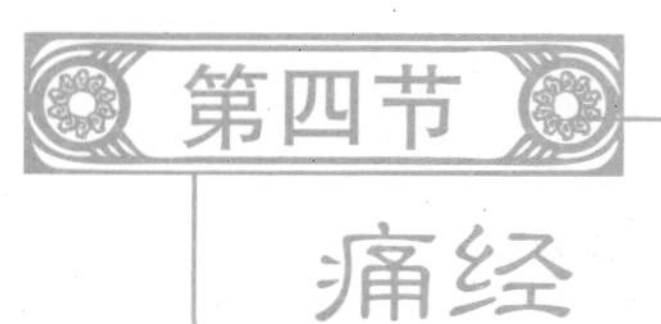

第四节 痛经

妇女在月经期或行经前后，出现周期性小腹疼痛及腰部疼痛，甚至剧痛难忍，常伴有面色苍白、恶心呕吐、冷汗淋漓、手足厥冷者称为痛经。以青年女性较多见。如仅小腹或腰部轻微胀痛不适，属正常生理现象。推拿治疗痛经只要能够坚持，一般都能获得满意的效果。

推拿手法

基本治疗：

1. 患者仰卧位，先做脐周围摩法3～5分钟。
2. 自脐下经关元、气海穴直至耻骨施以一指禅推法或掌推法3～5分钟。
3. 患者俯卧位，术者站于一侧，以掌揉法在患者腰部往返操作3～5遍。
4. 术者双手拇指依次按揉八髎穴，力度要大，以酸胀感为度。
5. 直擦督脉及膀胱经，以温热感为宜。

自我推拿：

1. 双手十指并拢，重叠在腹部做摩法，顺时针方向操作2～3分钟。
2. 双手掌推摩腹外侧，斜摩下腹部1～2分钟。
3. 双手拇指点按合谷、三阴交、地机穴各1分钟。
4. 双手拇指或握拳揉肾俞、气海俞、关元俞等穴各1分钟。
5. 双手握拳背于身后直擦腰骶至八髎穴，以局部温热为度。

足部推拿

1. 选择肾、肾上腺、生殖腺、子宫、肝脏、脾、下身淋巴腺、腰椎反射区。

2. 屈曲食指第一指间关节按推脾及肾脏反射区，然后垂直点压肾上腺反射区；用食指第二指节桡侧推生殖腺反射区；屈曲食指第一指间关节推肝脏

反射区；用拇指指腹推子宫反射区；拇指指腹或食指指腹捏揉下身淋巴腺反射区；拇指直推腰椎反射区。每反射区操作2分钟左右，每日1次。推拿结束可多饮水，促进代谢废物的排出。

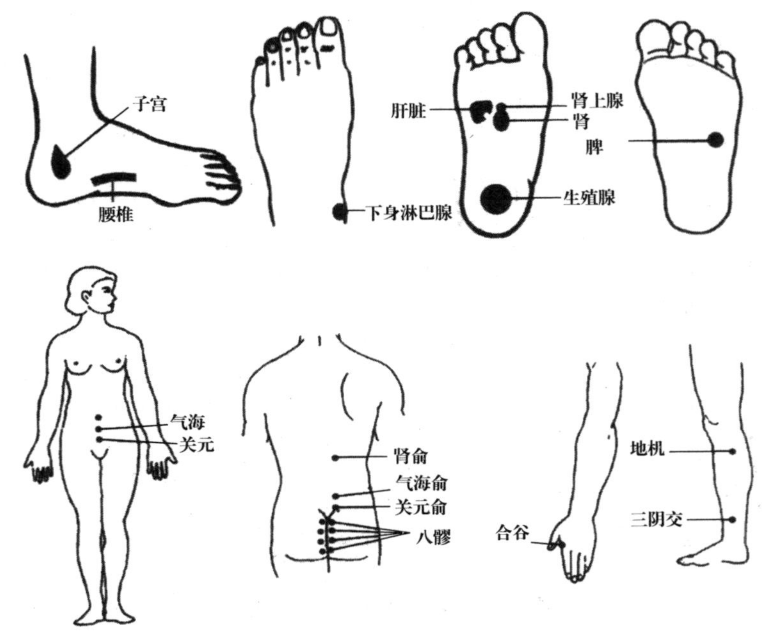

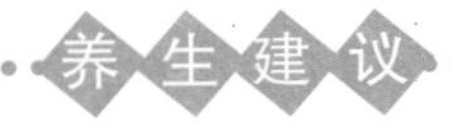

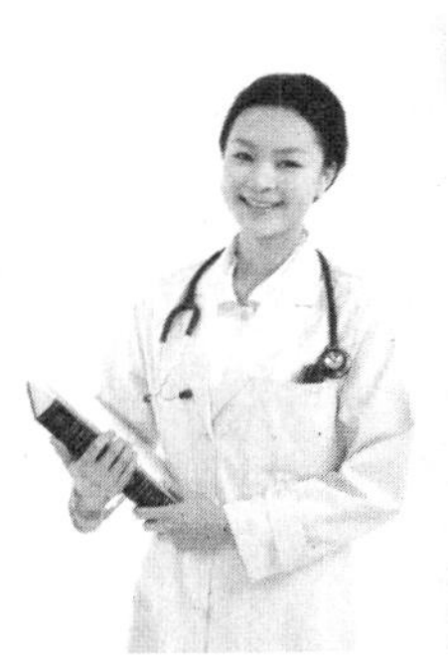

1. 保持心情舒畅，避免生气、恼怒、忧愁、思虑过度。
2. 经期注意调理饮食，忌食寒凉生冷食品。
3. 经期避免房事，注意经期卫生，适当休息不要过度疲劳。
4. 情绪要安宁，避免暴怒、忧郁、精神紧张等不良精神刺激。
5. 月经期一般不做推拿治疗。
6. 对于其他疾病引起的痛经必须治疗原发病。

第五节 闭经

发育正常的女性，年龄在14岁左右月经应按期来潮，如超过18周岁尚未来潮或已行经而又中断达3个月以上者，称为“闭经”。如超过18周岁尚未来潮，称为“原发性闭经”；如已行经而又中断达3个月以上者，称为“继发性闭经”。妊娠期、哺乳期暂时的停经，绝经期的绝经或有些少女初潮后，一段时间内有停经现象等，均属生理现象，不作闭经而论。推拿治疗本病，一般经过3个月治疗常能见效，如能坚持半年至一年的治疗，疗效更佳。

推拿手法

基本治法：

1 患者仰卧位，术者站其旁，先用双手掌交替横摩腹部3～5分钟，再推揉阴交、中极、气海、关元穴各1分钟。

2 双手拿揉腹直肌，自上而下，反复施术5～10次。

3 点按血海、梁丘、三阴交、足三里等穴，以酸胀为度。

4 患者俯卧位，术者用双手掌根推腰背膀胱经，从脾俞穴至肾俞穴，约10次，然后用双手掌根按揉脊柱两侧，自上而下，约10次。

5 自上而下，弹拨腰段骶棘肌，约10次，拇指按揉肝俞、脾俞、肾俞穴，每穴1分钟。最后直擦膀胱经、命门及腰骶部，以透热为度。

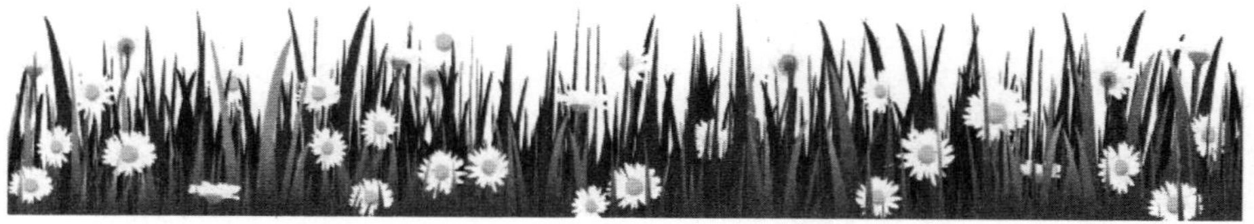

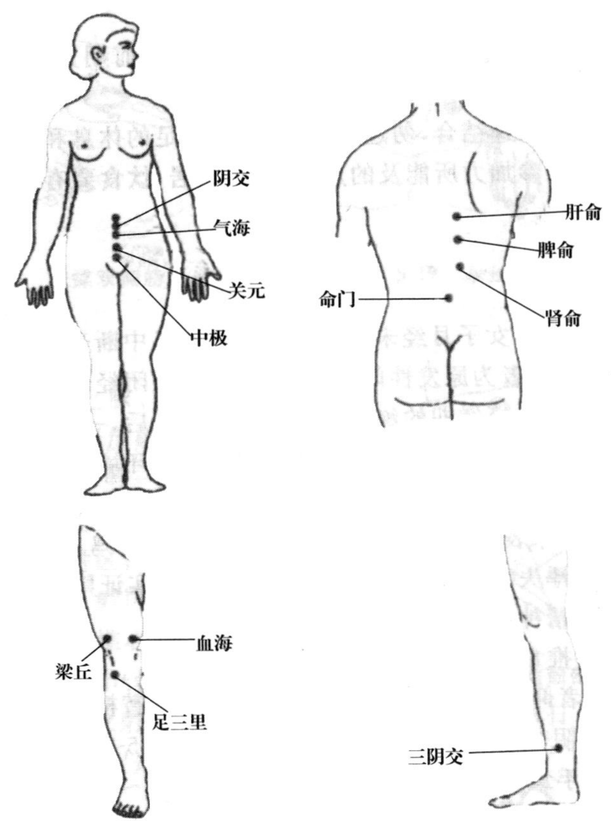

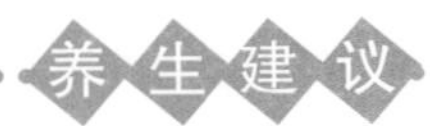

1. 其他原因引起的闭经，如先天性无子宫、无卵巢、无阴道或处女膜闭锁及部分由于其他器质性病变所致的闭经，不能用推拿方法治疗。
2. 平时要尽量放松精神，使心理处在轻松愉快的状态。
3. 闭经是由于严重贫血、肾炎、心脏病、肿瘤、先天性无子宫、无卵巢、无阴道或处女膜闭锁等引起，要积极治疗这些原发病，不可用推拿方法治疗。
4. 平时可以配合应用中成药八珍益母丸、通经甘露丸。

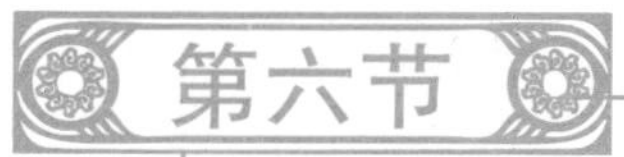

第六节 乳腺增生

乳腺增生是与内分泌相关的非炎症、非肿瘤的腺内组织增生性疾病。临床上以乳房部出现胀满疼痛，疼痛时轻时重，肿块隐结于乳房内部不易被发现为特点。是青中年女性的常见病和多发病，病程较长，少数病例可发生癌变。

推拿手法

基本治法：

1 用中指揉乳根穴1分钟。

2 用摩法摩膻中穴1分钟。

3 用拇指按揉法按揉中脘、天枢、气海穴，每穴2分钟。

4 用掌根着力于下腹部，做轻柔缓和的环旋活动，亦可双掌重叠，以掌根着力于下腹部，左右方向地用力按揉。

5 用一指禅推法沿背部膀胱经第一、二侧线治疗5分钟。

6 用拇指按揉法按揉肝俞、脾俞、胃俞穴各1分钟。

7 用拿法拿风池、颈部肌肉、肩井各5分钟。

8 用拇指点法点按天宗、曲池、内关各1分钟。

辨证加减：

1 肝郁痰凝者，加①用拇指按法按三阴交穴3分钟；②用拇指点法点按阴陵泉、蠡沟、太冲穴，每穴1分钟。

2 冲任失调者，加①用拇指按揉法按揉肾俞、丰隆、足三里、三阴交穴各半分钟；②用掌擦法横擦腰骶，以透热为度。

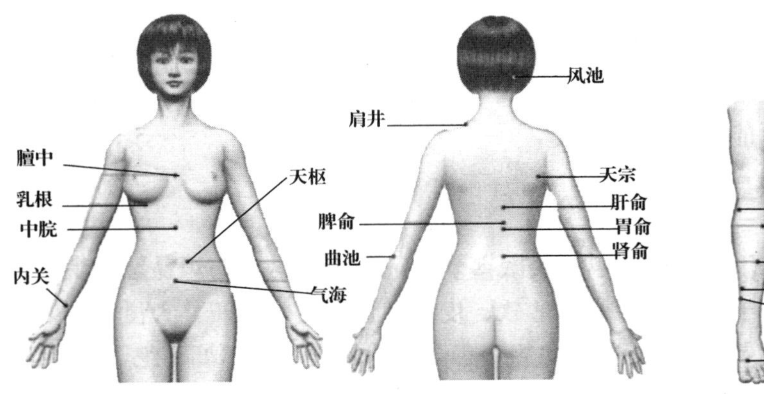

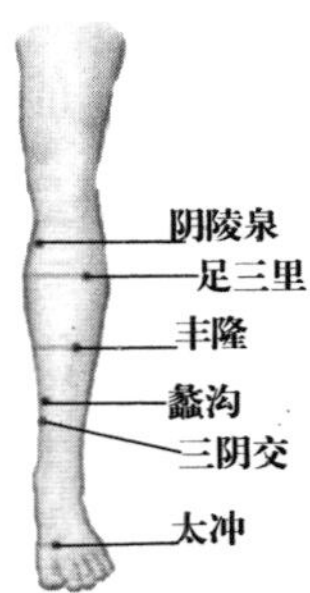

按摩防治乳腺增生

防治乳腺增生，首推膻中穴(两乳头连线的中点)。可以用拇指旋转按揉膻中穴，具体操作可按个人习惯进行。另外是对包块部位的按摩，按揉、点压均可。每天坚持，持之以恒，就会有不错的效果。

按摩的穴位有渊腋、辄筋、三阴交、太冲。其中渊腋、辄筋是胆经的要穴，按摩时用大拇指由渊腋向辄筋方向轻推，这个部位在乳房的斜上方，比较敏感，开始可能会有酸痛感觉，说明此处经络有堵塞，轻推81次，然后用手除拇指外四个指头再轻揉一下推按的这两个穴位之间的区域，手法可以轻柔一些。三阴交对于女性作用很大，太冲是肝经的原穴，这两个穴位对于疏通经络很有益处，按摩时每个穴位点按180下，以感觉到酸麻为度。如果再搓一下两肋，可以进一步提高疗效。

养生建议

1. 调整生活节奏，减轻各种压力，改善心理状态。
2. 低脂饮食，戒烟戒酒，劳逸结合。
3. 防止乳房部的外伤。
4. 定期观察病情变化，出现增长快而变硬的肿块，应高度怀疑恶变的可能，立即手术切除。

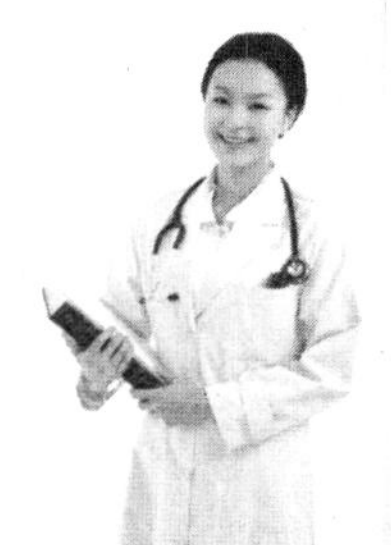

第七节 女性不孕症

女性不孕症是指女性婚后夫妇同居3年以上，未避孕而不受孕者；或曾生育或流产后3年以上，未避孕而不再受孕，而不受孕又排除男方的原因者。前者称为“原发性不孕”，后者称为“继发性不孕”。

主要症状

患者有闭经、痛经、稀发月经或少经、不规则阴道出血，或子宫颈、阴道炎性疾病 致阴道分泌物增多、附件肿物、增厚及压痛，毛发分布异常，乳房及分泌异常，子宫内膜发育迟缓、子宫发育不良和畸形，重度营养不良、体型和体重指数[body mass index，BMI]即体重[kg]/身高[m^2]异常等症状。

推拿手法

基本治法：

1. 用掌按揉法按揉小腹部5分钟。
2. 用三指按揉法按揉气海、关元、中极、子宫、期门、章门、子户穴，每穴2分钟。
3. 用拇指按揉法按揉三阴交、复溜穴各2分钟。
4. 用掌擦法横擦肾俞、命门穴、以透热为度。
5. 用掌搓法搓八髎穴，以透热为度。

辨证治疗：

1. 肾虚不孕者，用拇指按揉法按揉命门、太溪、照海穴各2分钟。
2. 肝郁不孕者，用拇指点法点按蠡沟穴2分钟。用单指叩点法叩点太冲穴1分钟，力度以穴位局部微有酸胀感为度。用掌环摩法摩腹部5分钟。
3. 痰湿不孕者，用拇指按揉法按揉脾俞穴2分钟。用拇指拨法拨足三

里、丰隆穴各2分钟。

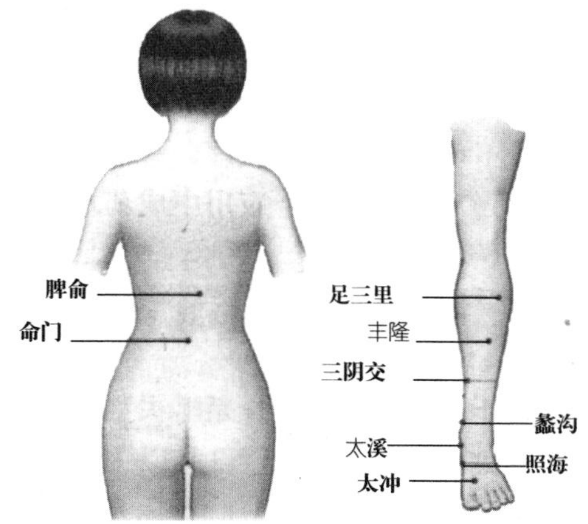

药物治疗法

先天归一汤

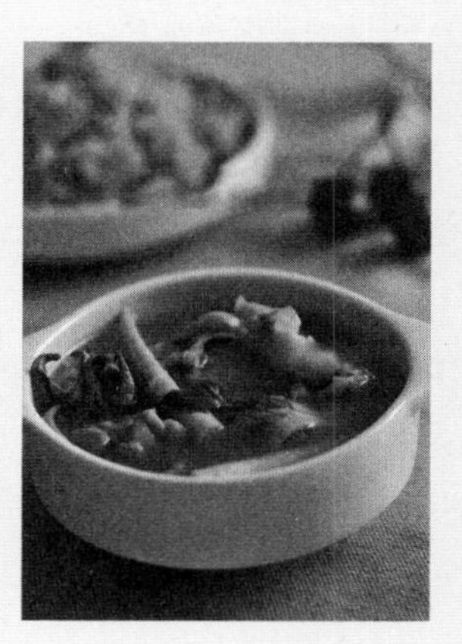

做法：当归36克，白术、生地、川芎各30克，人参、白芍、牛膝各24克，砂仁、香附、丹皮、制半夏各21克，陈皮18克，甘草12克，生姜3克。将上药和匀，分为10剂，每日1剂，水煎空腹服。月经期服5剂，月经行后，再服5剂。

功效：具有调经育子的功效。对妇女因情志所伤，月经不调，不能受孕者有效。

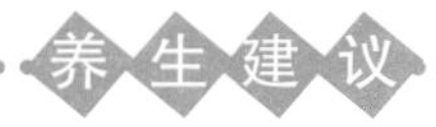

养生建议

1. 要心情舒畅，避免生气、恼怒、忧愁、思虑过度。
2. 适当减肥。
3. 少食脂肪过多的食物。
4. 注意经期卫生，预防妇科手术感染。

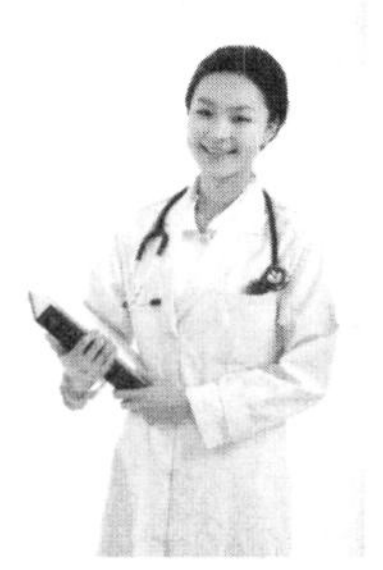

第八节 更年期综合证

更年期综合征又称为“绝经期综合征”，是指女性在绝经期前后由于卵巢功能减退而出现的一系列植物神经系统紊乱的症状。

大约有80%的更年期女性有此症状，但大部分能自行缓解，仅有25%左右的女性此症状较为严重，会影响到生活和工作，需要治疗才能缓解。

主要症状

1 头晕耳鸣，失眠多梦，记忆力减退，心烦易怒，烘热汗出，手足心热，腰膝酸软，皮肤感觉异常，口干，大便干结，尿少色黄，心慌，月经紊乱，经量多少不定，或淋漓不绝，色紫红，质稠，舌红，少苔，脉细数。或面色晦暗，精神萎靡不振，形寒肢冷，食欲不振，腹胀，大便溏薄，尿频，甚至尿失禁，白带清稀量多，月经量多或淋漓不止，经色淡、质稀，或面浮肢肿，舌质淡，舌苔薄，脉沉细无力。

2 在妇科相关检查中可见：雌激素测定，常表现为降低；子宫颈、子宫体变小，阴道穹隆变浅；子宫颈管内缩，子宫内膜萎缩；阴道黏膜变薄，表层细胞缺如；阴道内PH值增高；阴道弹性消失、干燥。

推拿手法

1 患者仰卧位，术者坐于一侧，用手掌在下腹部做按压震颤1～2分钟，然后点按中脘、气海、关元、子宫穴各半分钟，最后以脐为中心做顺时针方向摩揉腹部，以温热为度。

2 术者坐于患者头前，以双手拇指从印堂穴至前额发际做推抹2～3分钟，然后从前额正中向两旁分推至颞部经耳上至后项5～8遍。按揉印

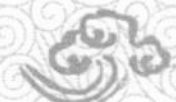

堂、头维、太阳、百会穴各半分钟。

③ 患者坐位，术者站其后侧，拿揉颈项、肩背部3～5遍；并点揉风池、大椎穴，提拿肩井穴，拿揉双上肢，点揉内关、合谷穴各半分钟。

④ 患者俯卧位，术者站于一侧，先用手掌按揉脊柱两侧膀胱经5～6遍，并以拇指按揉两侧心俞、肝俞、脾俞、肾俞、八髎穴各1分钟。最后擦肾俞、命门穴，以温热为度。

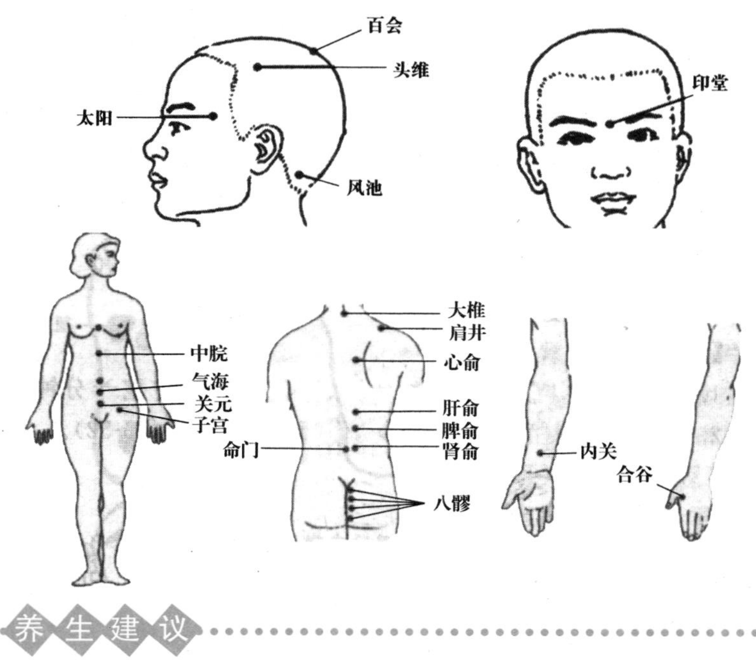

养生建议

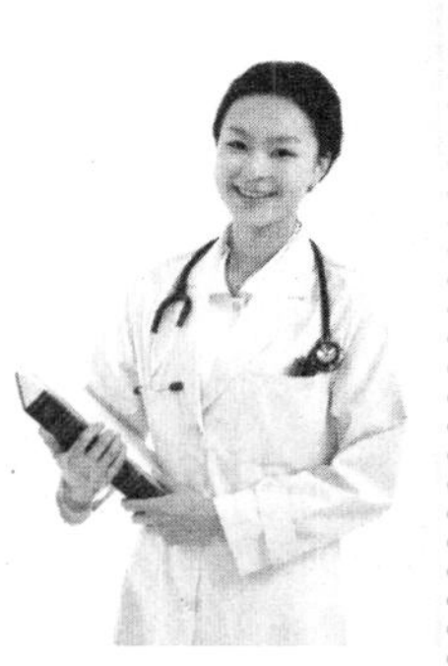

① 女性更年期出现的植物神经功能紊乱症状属于正常生理变化，女性要正确对待，从自身心理上解除忧虑。

② 作息时间要有一定的规律，保持充足的睡眠和休息。

③ 适当参加一些体育锻炼、娱乐活动，如散步、慢跑、扭秧歌、联欢会等。

④ 要尽力避免不良精神刺激，遇事要冷静，不断增强自制、自控的能力。

第九节 带下病

正常情况下，妇女阴道内可以分泌出一种白色黏液，其量随月经周期而改变，无局部刺激者称为带下。在月经排净后，阴道排液量少，而且排液色白，呈现糊状。在月经中期即将排卵时，由于宫颈腺体分泌旺盛，白带增多、透明，质微黏呈蛋清样。排卵2～3天后，阴道排液变浑浊，质黏稠而量少。行经前后，因盆腔充血，阴道黏膜渗出物增加，白带往往增多。预防带下病应从增强体质和防止感染入手。平时应积极参加体育锻炼，增强体质，下腹部要保暖，防止风冷之邪入侵，饮食要有节制，免伤脾胃。

推拿手法

基本治法：

1. 用拇指按揉气海、关元穴，每穴2分钟。
2. 用手掌环摩小腹部5分钟。
3. 用拇指按揉阴陵泉、三阴交穴各2分钟。
4. 用单指叩点血海穴1分钟。

辨证加减：

1. 脾虚加①用拇指按揉中脘、脾俞、肾俞穴，每穴2分钟；②用手掌环摩整个腹部2分钟。
2. 肾虚加用一手的手掌横擦肾俞、命门穴，以被推拿的部位温热为度。
3. 湿毒加①用拇指按揉大椎穴2分钟；②用拇指点按足临泣穴、侠溪穴各2分钟。

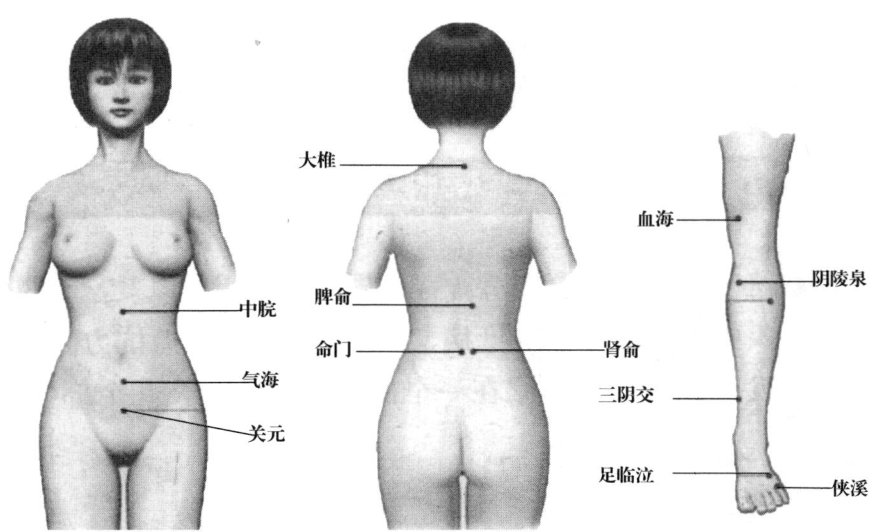

药物治疗法

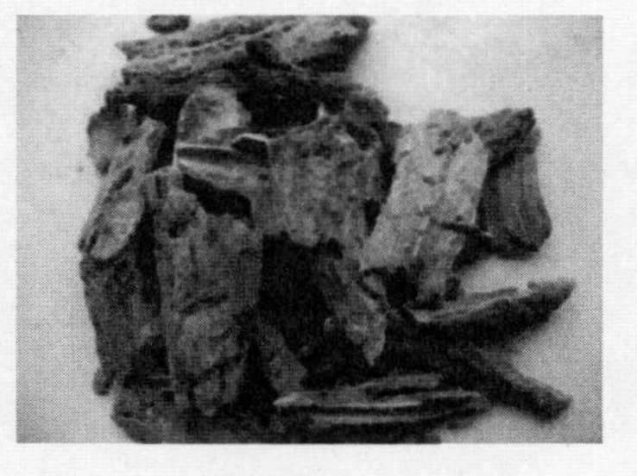

椿根白皮30克（鲜品用60克），白糖或蜂蜜适量。椿根白皮加水300毫升，煎取150毫升，去渣，加白糖或蜂蜜30克，每次服30毫升，每日2～3次。湿热下注所致带下，见于宫颈炎、宫内膜炎等病。症见带下量多，色黄或黄白，质黏，有臭气，胸闷、口腻，纳食较差，阴痒，小便黄少，舌苔黄腻而厚，脉濡略数。

养生建议

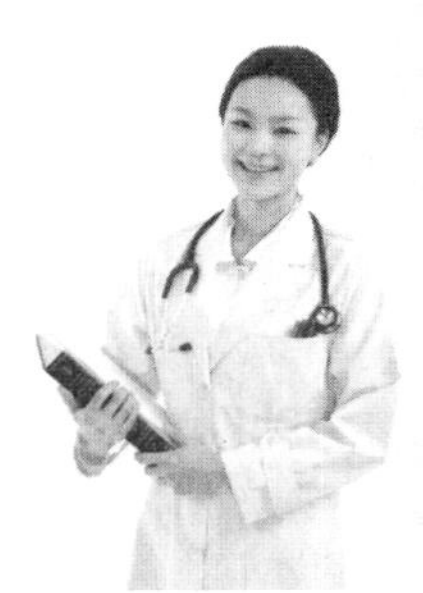

1. 白带中若带有脓血和腥臭味，要加以足够的重视，认真检查，排除恶性病变，以免耽误病情，因为癌症是绝对不能推拿的。
2. 忌食生冷食物，保持外阴部清洁。
3. 平时要注意保暖，可以用热水袋热敷小腹部、腰骶部和足底部。

第十节 经前期紧张症

经前期紧张症是指女性在月经来潮前数天内出现精神异常等一些症状，行经后消失，而又反复发作者。本病多由于心血不足或肝郁火旺或痰气郁结等因素导致。现代医学认为多由于排卵后黄体期缩短、孕激素分泌减少、雌激素相对过多而引起，主要表现为精神紧张、压抑、失眠、多梦、头痛、腹胀、倦怠乏力、乳房胀痛、小便量少、容易感冒、声音嘶哑。

推拿手法

基本治法：

1. 用中指分抹前额、眼眶5分钟。
2. 用拇指按揉法按揉太阳穴1分钟。
3. 用拿法拿头部2分钟。
4. 用掌横摩法横摩两胁部，以局部微热为度。
5. 用拇指按揉法按揉劳宫穴3分钟。

辨证加减：

1. 心血不足证，加①用拇指按揉法按揉肝俞、脾俞、胃俞等穴，每穴各2分钟；②用拇指弹拨法弹拨足三里穴1分钟。

2. 肝郁火旺证，加①用五指叩点法或单指叩点法叩点血海穴1分钟；②用拇指点法点按太冲穴1分钟左右，用力大小以穴位局部微有酸胀感为度；③用拇指按揉法按揉章门、三阴交穴各2分钟。

3. 痰气郁结证，加①用勾点法勾点天突穴1分钟左右；②用拇指按揉

法按揉阴陵泉、三阴交穴各2分钟。

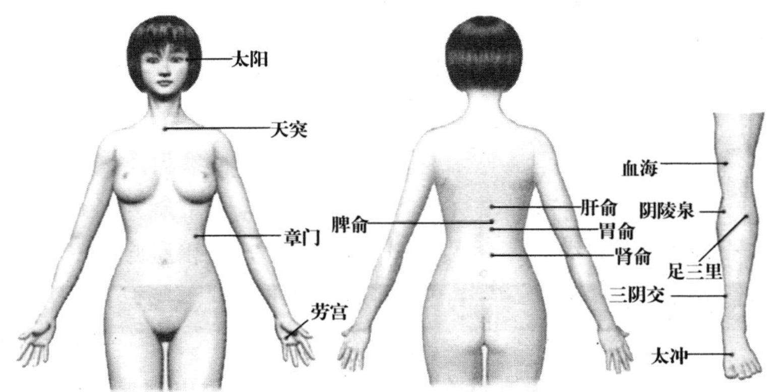

经前期紧张症食疗方

1. 黑木耳炖豆腐：木耳30克，豆腐3块，核桃(去皮)7个。三种食材加水共炖汤服用，对经前期易怒、烦燥很有效果。

2. 朱砂心：猪心一个，朱砂2克。将猪心洗净控干血水，把朱砂放入猪心中捆紧，加水炖熟，吃肉喝汤，用于经前期紧张症可起到镇静、安神、定志的作用。

3. 百合枣仁汁：鲜百合50克，生熟枣仁各15克。把枣仁用水煎去渣取汁煮百合，喝汁吃百合，有宁心安神的功效。可治经前期失眠、烦燥、易怒等症。

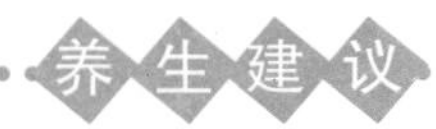

1. 月经前放松精神，避免过度精神紧张。
2. 适当参加体育锻炼，劳逸要适度。
3. 少盐饮食。
4. 学习和了解一些女性生理知识。

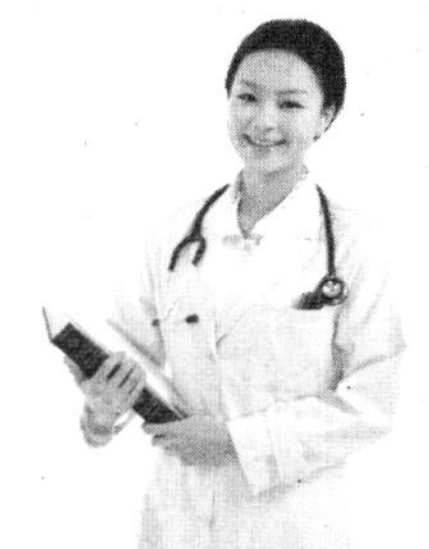

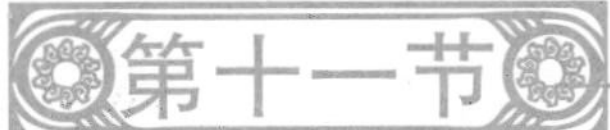

经前期紧张综合征

经前期紧张综合征是指出现在月经来潮前数日的一系列症状，如紧张、压抑、烦躁、易怒、失眠、多梦等。一般在月经来潮前7～14日出现症状，经前2～3日加重，月经来潮后症状随之减轻或消失。其特点是周期性发作，青壮年发病率较高，且常合并不孕症。

推拿手法

基本治法：

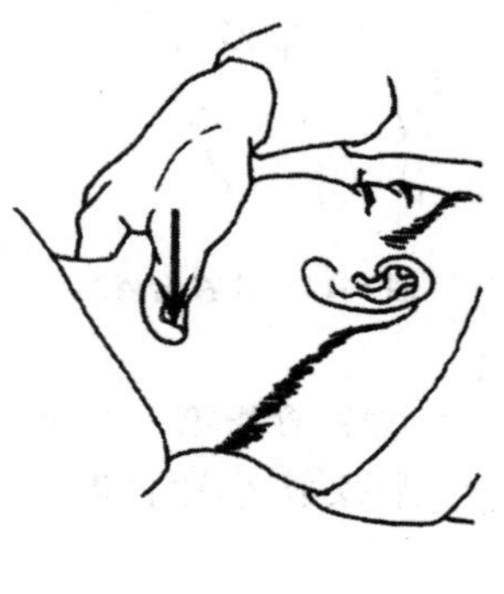

1 患者坐位（或仰卧位），术者站其一侧，用拇指指腹推抹胸锁乳突肌，每侧20～30次。

2 患者坐位（或俯卧位），五指拿法从前发际开始缓慢向后发际移动，由前至后5～8遍，拿风池、天柱穴，并向下移动至第七颈椎两侧。

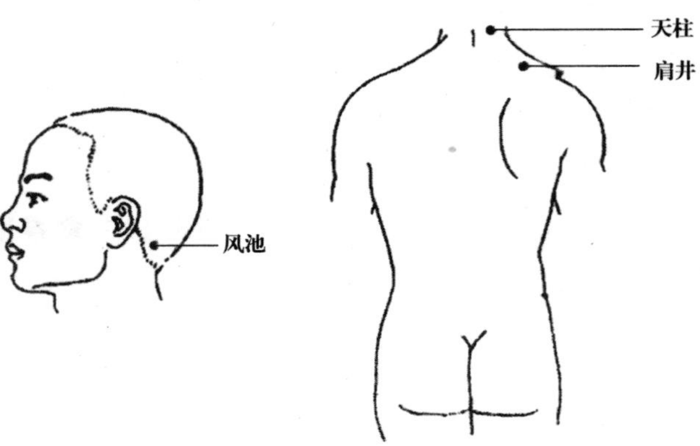

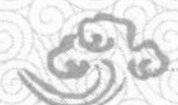

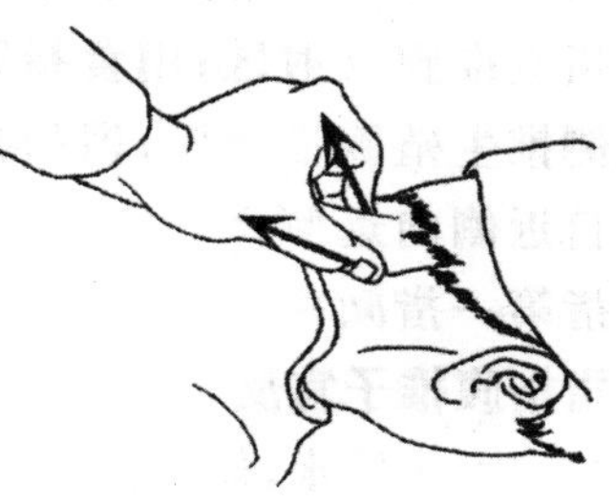

3 术者站于患者身后，分别拿捏双侧肩井穴各3分钟。

4 患者俯卧，术者用掌揉法沿双侧膀胱经从上至下操作3～5遍。

5 患者俯卧，术者从足跟始向上拿捏双侧小腿3～5遍。

自我推拿

1 取坐位，全身放松，呼吸自然，匀缓深长，意守丹田，闭目静坐3～5分钟，可使大脑紧张的神经松弛下来。

2 两手十指并拢，自然伸直，用掌擦法轻擦面部，以温热为度。

3 最后做颈部活动，包括屈伸、左右侧屈、左右旋转及环转运动，约3分钟。

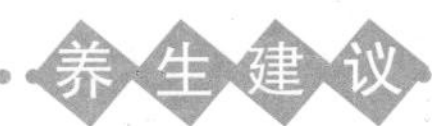

1 市售逍遥散（丸）口服，每于月经前10天左右开始服用。适用于精神抑郁或烦躁、乳房胀痛者。

2 麦芽40克，贝母15克，杏仁15克，水煎服，每日2次。适用于经期乳房胀痛较甚者。

3 鸡蛋2个，川芎15克，菊花10克。三味共煮，煮至鸡蛋半熟时将蛋壳敲碎，再煮约30分钟，吃蛋饮汤。此方用于经来头晕目眩、头痛等症。

4 萝卜子（炒）50克，丁香25克，干姜25克，各药共研为细末，每晨用米汤送服2～3匙，直至症状消失。适用于经来恶心呕吐、纳呆、腹泻便溏者。

5 童子鸡（未曾生蛋之小母鸡）1只，黄芪50克。将鸡去毛及内脏，把黄芪塞入鸡膛内，煮熟食用。注意：不加调料。用于浮肿者，每于经前10天左右开始服用，2～3天1次。

第十二节 产后腰腹痛

产妇分娩以后，发生与产褥有关的腰及腹部疼痛为主的病症，称产后腰痛或产后腹痛。妇女分娩以后，身体处于最虚弱的阶段，主要因产时用力过大，耗伤正气，或大量出血出汗，耗伤阴津，致使气血极为虚弱，经脉失于濡养；另一方面若元气素虚之体，产时伤及胞脉。女子腰肾属胞脉所系，胞脉虚则肾气也虚。此外，在机体抗病能力最低下的时候，风寒湿邪易乘虚而入，使气血运行受阻，而致产后腰腹疼痛。

推拿手法

基本治法：

1 患者俯卧，术者站其侧，先用柔和的㨰法在腰部施术2～3分钟，然后以拇指按揉肾俞、腰眼穴，每穴1分钟。

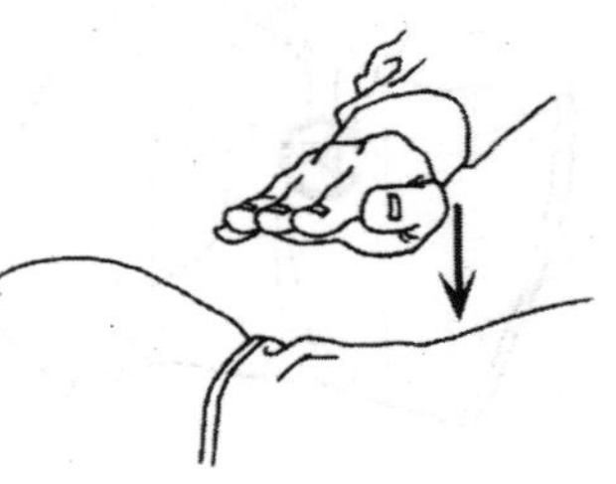

2 患者俯卧，术者站于一侧，用虚掌拍打叩击腰骶部，力度由轻到重，每次拍击1～2分钟。按揉命门、八髎、委中、承山穴，以酸胀为度。

3 横擦腰骶部，以温热为度。

4 患者仰卧位，术者坐于一侧，先以掌摩法顺时针方向重点按摩小腹部2～3分钟，然后轻揉神阙、关元、气海穴各1分钟。

5 患者坐位，术者站其身后，用双手拿揉肩井穴，拿揉力度稳而持久，使肩井穴处有酸胀感，操作不少于2分钟。

自我推拿：

① 仰卧位，先用掌摩法顺时针摩腹2～3分钟，然后揉中脘、气海、关元、神阙穴各半分钟。

② 双手掌紧贴腹壁、腰背部，做上下直擦和左右横擦，以温热为度。

③ 坐位或站位，两手叉腰，以双手拇指按揉肾俞、命门、大肠俞、次髎各半分钟。

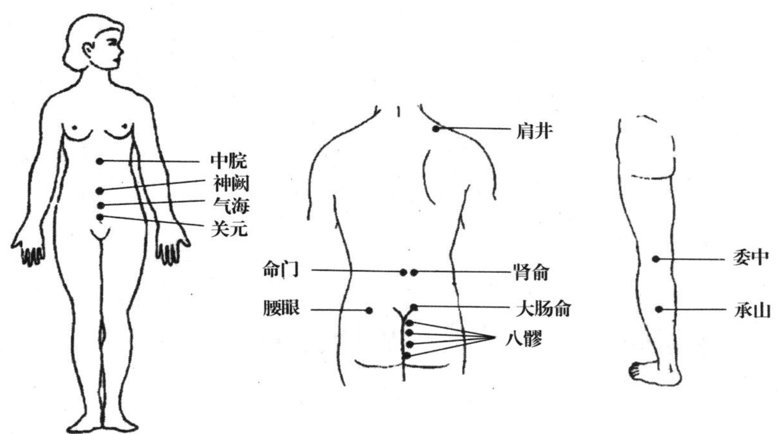

食疗治产后腰腹痛

肉桂山药栗子粥

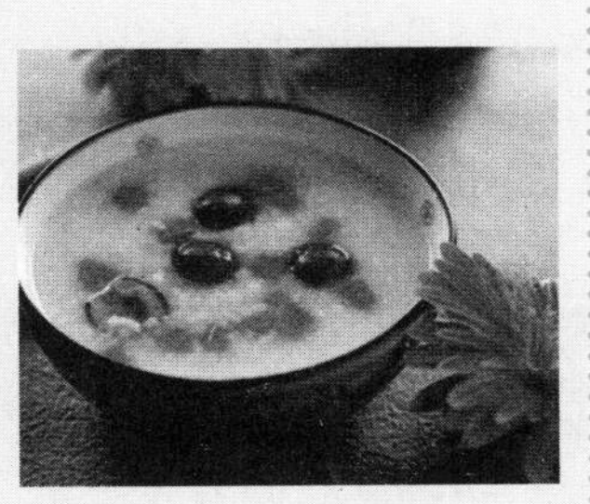

原料：栗子肉、糯米各50克，山药30克，白术20克，茯苓15克，肉桂、干姜各10克，甘草6克。

做法：将白术、干姜、肉桂、甘草放入砂锅，加适量水，待其泡透后大火煮沸转小火煎30分钟，煎煮2次，取药汁待用；将前后2次的药汁一同放入砂锅内，再放入山药、茯苓、栗子肉和糯米，大火煮沸后转中火，待粥黏稠即可。

功效：该方具有温补的功效，尤其适用于由寒湿痹阻引起的产后腰痛。晚上睡前趁热食用，效果最好。

第十三节 缺乳

缺乳是指产后乳汁分泌不足，不能满足婴儿生长发育的需要，或产后乳汁分泌甚少乃至全无。不仅出现在产后两三天至半个月内，整个哺乳期均可出现，以新产妇发生缺乳最常见。在产后一周内，由于分娩失血，气血耗损，出现暂时的乳汁缺少为正常生理现象，当机体气血恢复后，乳汁会很快充盈并泌出。中医认为本病有虚实之分。虚者多为气血虚弱，乳汁化源不足所致，一般以乳房柔软而无胀痛为辨证要点。实者则因肝气郁结，或气滞血凝，乳汁不行所致，一般以乳房胀硬或痛，或伴身热为辨证要点。

推拿手法

1 患者仰卧位，术者站于头前或一侧，以滑石粉或润滑油为介质，以手掌推抹胸部及乳房周围，反复2~3分钟，然后以食指和中指点揉膻中、乳根、乳旁穴，每穴1分钟。乳房有硬结者，多进行揉法、推抹，先轻后重，以有乳汁排出为佳。

2 患者体位不变，术者坐于一侧，以手掌推摩脘腹部2~3分钟，然后由上而下拿揉腹肌3~5遍，横摩腹部3~5遍，拇指或中指轻揉中脘、天枢、少泽、合谷、足三里、三阴交穴各半分钟。

3 患者坐位，术者站于其身后，左手托住乳房，用右手小鱼际由乳根向乳头方向交替推抹、揉、捏。以上手法可反复进行。

4 患者仰卧位，术者推摩腹部，由上而下推摩3~5分钟，点揉中脘、气海、关元、内关、合谷穴各半分钟。

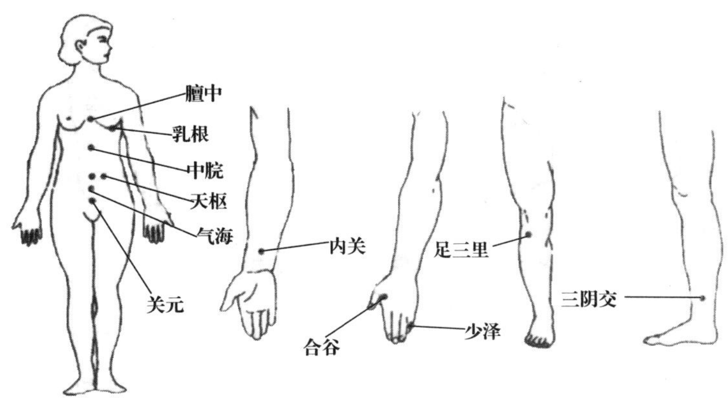

缺乳食疗方

1.羊肉，猪蹄，调料适量。将猪蹄刮洗净，加酒、酱油浸1小时，羊肉切成方块，用少许油爆香蒜茸，投入羊肉翻炒至干，烹上米醋，再炒焙干，以去尽膻味，然后投入葱、姜、桂皮及调料，改用文火焖熟，拆去骨，收干卤汁。

2.蹄筋，鸡脯肉，鸡蛋清，料酒、精盐、葱末、生粉各适量。将蹄筋切成段，加水烧开片刻后，捞起备用，鸡脯肉去筋放在肉皮上，敲成细茸，放人碗中用水化开，加料酒、盐、生粉和蛋清等调成薄浆。锅内倒入清油，烧熟后放入蹄筋和调味品，待入味后，将鸡茸浆徐徐倒入，浇上葱油。

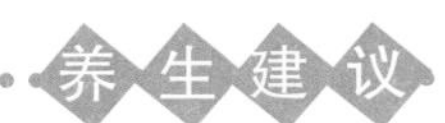

养生建议

1. 避免忧虑过度和精神紧张。
2. 调摄情志，保持心情乐观。
3. 劳逸要适度。
4. 保持充足睡眠。

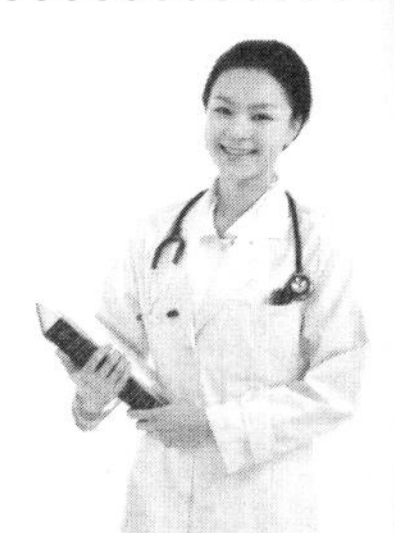

第六章 骨伤科

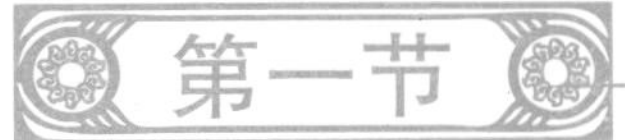

第一节 肩关节周围炎

肩关节周围炎又叫“五十肩”、“冻结肩”、“漏肩风”等，是肩关节及其周围的肌腱、韧带等软组织的急慢性损伤或退行性病变，导致以肩部疼痛和功能障碍为主症的一种疾病。本病好发年龄为50岁左右，女性多于男性。

推拿手法

急性发作期

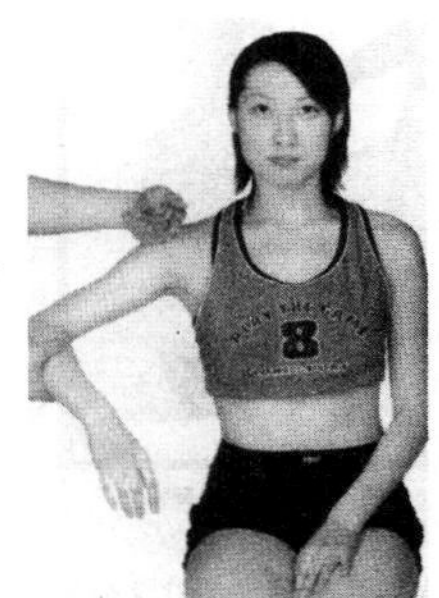

1 用滚法在肩前、肩后及肩外侧治疗，以压痛点和粘连较重的部位为重点治疗部位，每次8分钟。

2 拇指点按中府、缺盆、肩髎、肩贞、曲池、臑俞等穴各1分钟。

3 提拿肩部、揉攘肩部各5分钟。

4 搓捋患者双臂3分钟。

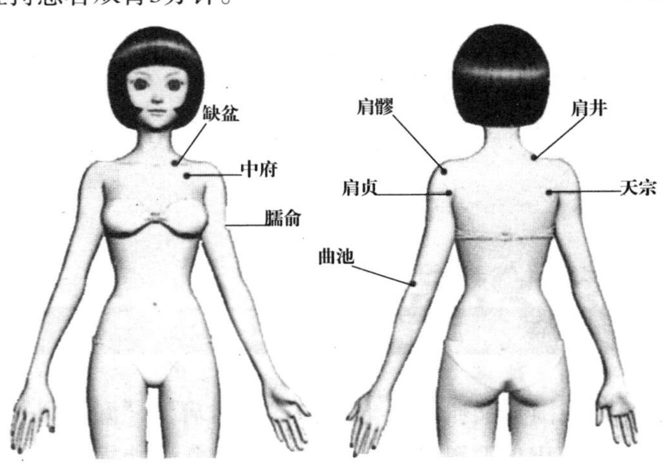

冻结静止期

① 术者一手握住患者上肢，另一手用㨰法在肩背部进行治疗，重点在肩前侧、肩后侧和肩外侧，并配合肩关节各方向的被动活动，每次8分钟。

② 拇指按在肩髃、肩贞、肩井、臑俞、天宗等穴各2分钟，夜间疼痛重者，重点按揉天宗穴。

③ 提拿肩周、揉搽肩部各3分钟。

④ 用握手摇肩法、托肘摇肩法、大幅度摇肩法治疗，每次2分钟。

⑤ 用肩关节各方向的扳法，如肩关节上举扳法、肩关节内收扳法、肩关节后伸旋内扳法、肩关节外展扳法，治疗时间3分钟。

自我锻炼

1.肩关节摇转活动：患者肘关节屈曲，做肩关节顺时针和逆时针方向的旋转摇动。

2.体后拉手：患者双上肢后伸，用健侧的手拉住患侧的手向健侧拉，反复进行10余次。

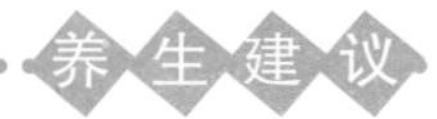

① 局部保暖，防止受风着凉。

② 避免患侧上肢的过度疲劳。

③ 推拿治疗前应先拍摄肩关节X线片，以排除肩关节本身的病变。

④ 急性发作期患者要加强休息，减少肩关节活动。慢性缓解期患者要开始自主活动锻炼，用来减轻粘连程度。冻结静止期患者要积极进行锻炼，加强肩关节活动，尽早恢复肩关节活动功能。

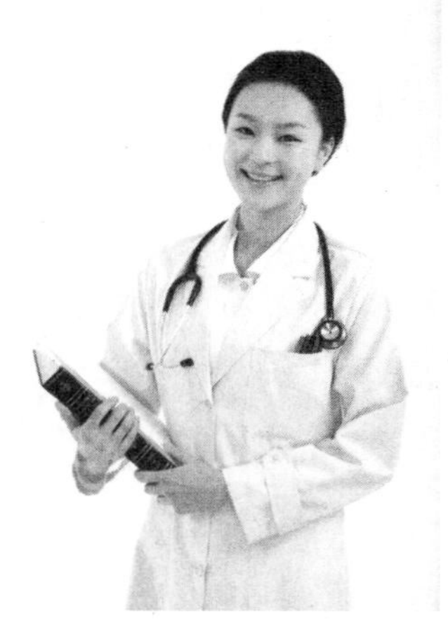

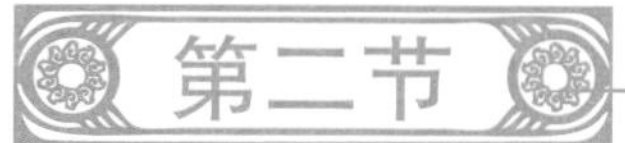

第二节 腱鞘囊肿

腱鞘囊肿又称“聚筋”、“筋瘤”，是指发生于关节囊或腱鞘附近的囊肿，以女性多见。本病由于外伤造成关节囊或腱鞘突出，嵌顿在关节间形成疝状物而成。日久囊肿与其周围组织发生粘连则经久不愈。

常见症状为囊肿多发生在腕背部中央，屈腕时隆突尤其明显，也有的发生在腕掌关节面的桡侧，腕部不适或酸痛，腕部无力，初起囊肿呈半球形隆起，柔软可以推动，日久则囊肿变为软骨样硬。

推拿手法

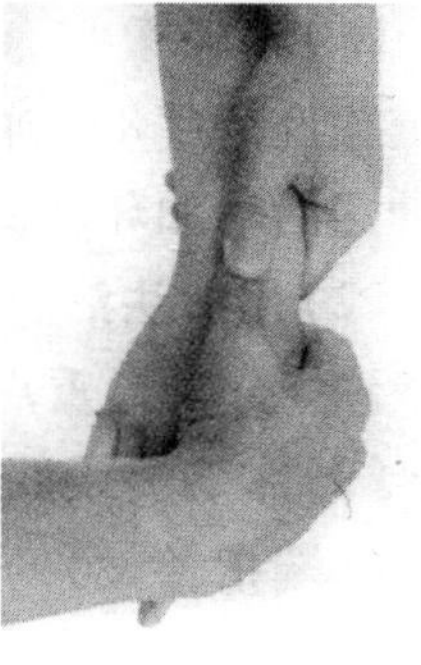

1. 拇指按揉囊肿的关节周围8分钟，以局部微充血为度。
2. 术者一手握住患者关节的近端，另一手握住关节的远端，并用拇指按住囊肿，两手相对用力拔伸6分钟，在拔伸时，按住囊肿的拇指用力沿肌腱方向按压挤碎囊肿，然后配合关节各方位的被动活动。
3. 用加压绷带包扎患部。

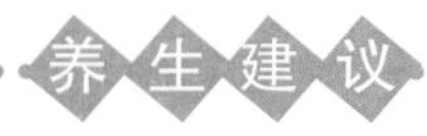

养生建议

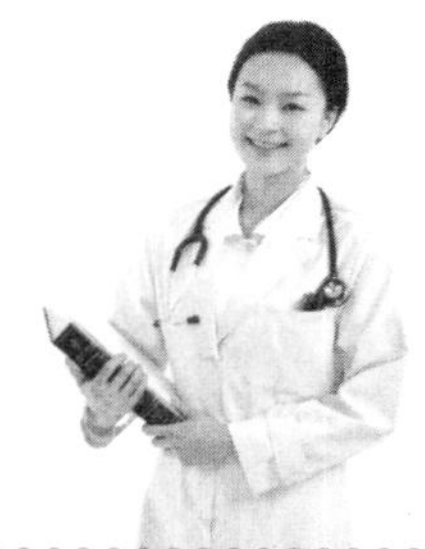

1. 治疗期间，发生囊肿的关节应避免用力。
2. 防止腕关节短时间内急骤而频繁地反复屈伸动作。
3. 此操作应由专业术者进行。

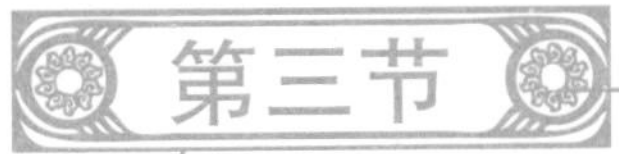

第三节 膝关节外侧副韧带损伤

膝关节外侧副韧带起于股骨外上髁，止于腓骨小头处。当膝关节屈曲时，外侧副韧带松弛，强大暴力作用于膝关节内侧，使小腿内收，可引起外侧副韧带损伤。表现为膝关节外侧疼痛、肿胀，活动受限，膝关节压痛明显。

推拿手法

1. 患者坐位或仰卧位，损伤初期采用轻揉疼痛局部，并轻轻伸屈膝关节2～3次，理顺韧带纤维组织，以恢复关节的轻微错位。但这种手法不宜多做，否则有可能加重损伤。
2. 损伤中后期，以拇指末节指腹用力揉动内、外侧副韧带3～5分钟。
3. 术者左手置于患侧伏兔穴处，以拇指与其余四指指腹着力，做力度深透的拿法，持续操作2～3分钟，有通经活络的作用。
4. 术者中指分别置于患膝内、外侧副韧带处，以末节指腹着力，沿内外侧副韧带做弹拨手法，手法力度深透，持续分筋1～2分钟。
5. 点按患侧血海、梁丘、阴陵泉、阳陵泉、膝眼、悬钟穴。

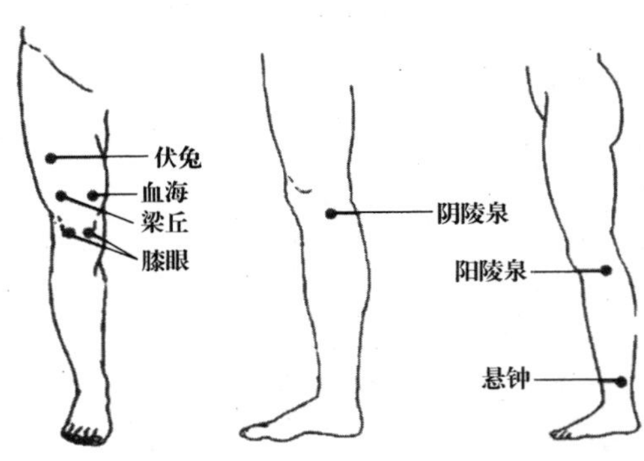

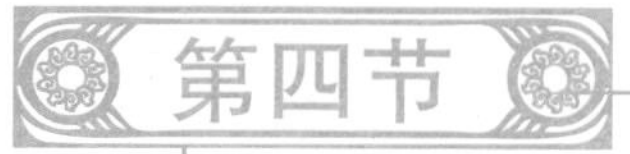

第四节 踝关节扭伤

踝关节扭伤可分为内翻损伤和外翻损伤，其中内翻损伤最常见。多由于行走时突然踏在不平的地面上或腾空向后足跖屈落地时，足受力不稳，使踝关节过度内翻或外翻而引起。内翻损伤一般伤及外侧韧带的腓距前韧带和腓跟韧带。外翻损伤则伤及内侧的三角韧带。但由于三角韧带坚韧，不易撕裂，而常常发生内踝撕脱骨折。

推拿手法

1 用轻柔的掌按揉法、拇指按揉法沿患肢小腿的外侧，从膝至踝按揉数次，重点在足三里、阳陵泉、绝骨、解溪、昆仑、丘墟、阿是穴等处，时间12分钟。

2 用拔伸法治疗2分钟。术者一手托住患侧的足跟，另一手握住大趾做拔伸，并在拔伸下做踝关节摇法。

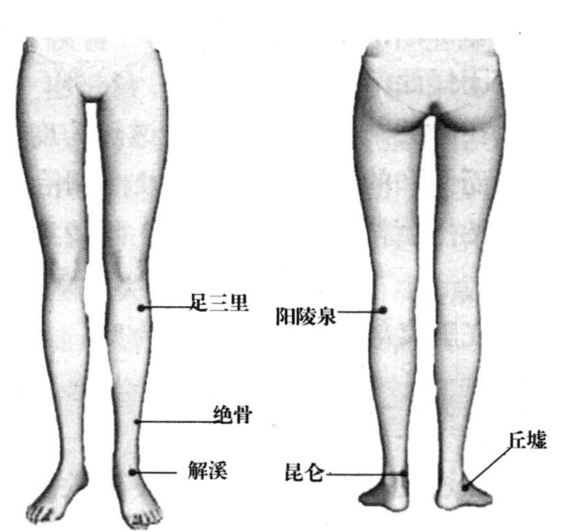

3 双手拇指罗纹面在治疗部位上做上下左右曲线抹动5分钟。

4 用拇指推法在损伤处治疗2分钟。

5 用擦法在损伤局部治疗，以透热为度。

6 点按太溪、丘墟、昆仑、三阴交、阳陵泉，每穴约半分钟。

⑦ 按法：医者两手的拇指置于患肢小腿内侧胫骨内线，自上而下按5～7次，然后用同法施术小腿外侧下端5～7次。

⑧ 揉法：医者一手托足跟部，另一手拇指或大鱼际着力，在足背和伤处进行轻柔缓和的揉摩5分钟。

⑨ 扯法：医者一手握足趾向上扯动，同时外翻、内翻；另一手拇指或食指按压患侧踝关节间隙。患者换取侧卧位，医者两手握住踝关节下方，两拇指按在伤处，两手稍用力向下牵引，同时进行轻度内翻和外翻。

⑩ 伸屈法：医者一手托住足跟，一手握住足跖部拔伸，同时将踝关节尽量背伸，做跖屈环转运动。

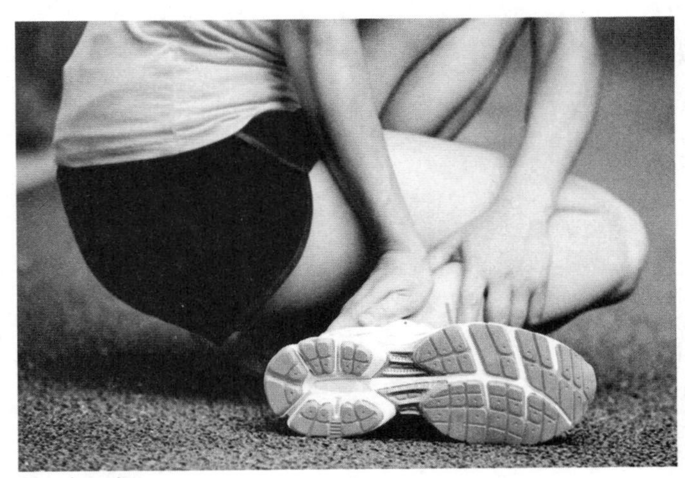

养生建议

① 急性期，手法要轻柔，不宜进行热敷，以免加重损伤性出血。

② 恢复期手法宜稍重，特别是对血肿机化产生粘连、踝关节功能受限者，应以较重手法使粘连松解。

③ 患者应避免站立和行走，坐卧时应抬高患肢。

④ 急性期，在疼痛减轻及固定下，应尽早练习趾跖关节屈伸活动，进而做踝关节背伸跖屈运动。待肿胀消退后，开始做踝关节的内翻、外翻运动，以防止韧带的粘连并可加强韧带的力量。

第五节 腰痛

腰为肾之府，乃肾之精气所溉之域。腰痛往往由肾虚引起，肾虚腰痛是慢性腰痛中的一种。本病多因先天禀赋不足，加之劳累太过，或久病体虚，或年老体衰，或房事不节制，以致肾精亏损，不能滋养腰脊而发生。缠腰疼痛多由肾阳不足，寒凝带脉，或肝经湿热侵及带脉，经行之际，阳虚气弱，以致带脉气结不通而出现疼痛；或冲任气血充盛，以致带脉壅滞，湿热滞留而疼痛。

推拿手法

1. 用㨰法在腰部两侧治疗6分钟。

2. 用一指禅推法在腰部两侧膀胱经治疗3分钟。

3. 用拇指按揉法在脾俞、胃俞、腰阳关、委中、足三里等穴治疗各1分钟。

4. 术者用两手拇指罗纹面同时按压脊柱两旁的膀胱经线，从大杼穴到大肠俞穴止，治疗2分钟。

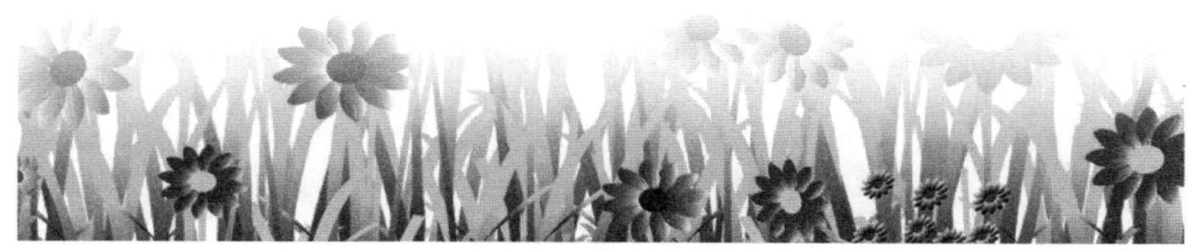

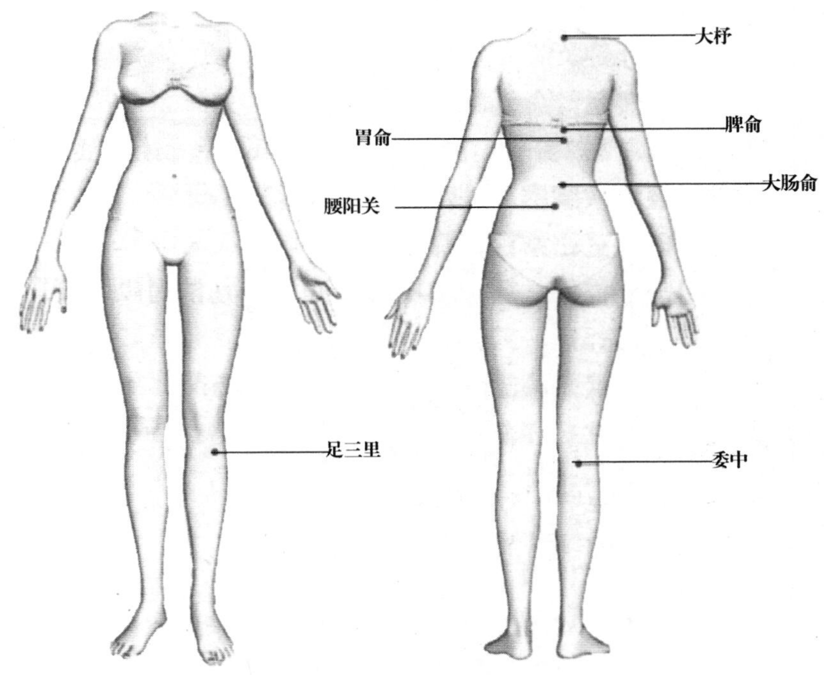

腰痛的日常锻炼

1.“拱桥式”运动：仰卧位，双膝屈曲，屈膝同时向上挺腰、臀部抬高，离床5～10厘米，保持10秒，还原。做10个。

2.“飞燕点水”运动：俯卧位，双手置于背后，四肢及胸部同时上抬，离开床面，保持10秒，还原。做10个。

养生建议

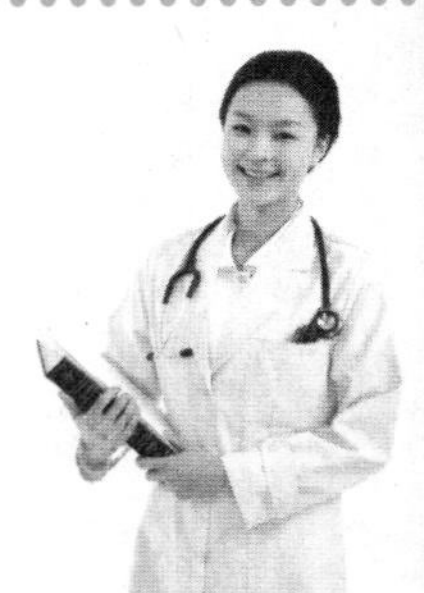

1. 适当参加体育锻炼以增强体质。
2. 手法忌用粗暴蛮力和不必要的腰腿被动运动，以免发生骨折。
3. 多服用高蛋白的饮食。
4. 避免房劳过度。
5. 避免感受风寒及坐卧冷湿之地。

第六节 腰椎间盘突出症

腰椎间盘突出症简称“腰突”，是近年来常见病症。好发于30～50岁的体力劳动者，男性多于女性。随着年龄的增长，在腰椎椎体发生退行性改变的同时，椎间盘也发生相应改变。另外，长期从事体力劳动、坐位颠簸震动、弯腰状态等，均易发生此病。表现为下腰病，疼痛清晨较轻，午后明显加重，卧床休息后又能缓解。目前，推拿是治疗本病的最佳方法之一，其痛苦小、费用低、安全、高效。

推拿手法

1 用㨰法在患侧腰部、臀部及下肢治疗6分钟。

2 用掌根按揉患侧腰部、臀部及下肢3分钟。

3 用肘压法点压病变节段对应的华佗夹脊穴和背俞穴约3分钟。

4 叠掌按腰2分钟，双掌分推腰2分钟。

5 患者屈膝屈髋。术者一手扶踝部，另一手前臂尺侧放在患者小腿上段髌骨下缘，做有节奏的按压6～8次。

6 患者下肢伸直。术者一手扶住患侧下肢膝部，一手托住足跟，做直腿抬高动作，以患者患侧下肢有紧张感并能够忍受为度。在做直腿抬高的同时，配合做踝关节的背伸动作。但此法不适用于急性期，而且用力不要粗暴。

7 术者用拇指拨法或点法在环跳、承扶、居髎、委中、阳陵泉、足三里、承山、解溪、昆仑等穴操作各半分钟。

日常锻炼

1．倒步行走：宜选择地面平整、安全、较为空旷之处进行，时间20～30分钟。

2．背伸锻炼：患者俯卧，双下肢伸直，两手放在身体两旁，两腿不动，抬头和上身向后背伸，每次做10～20次。

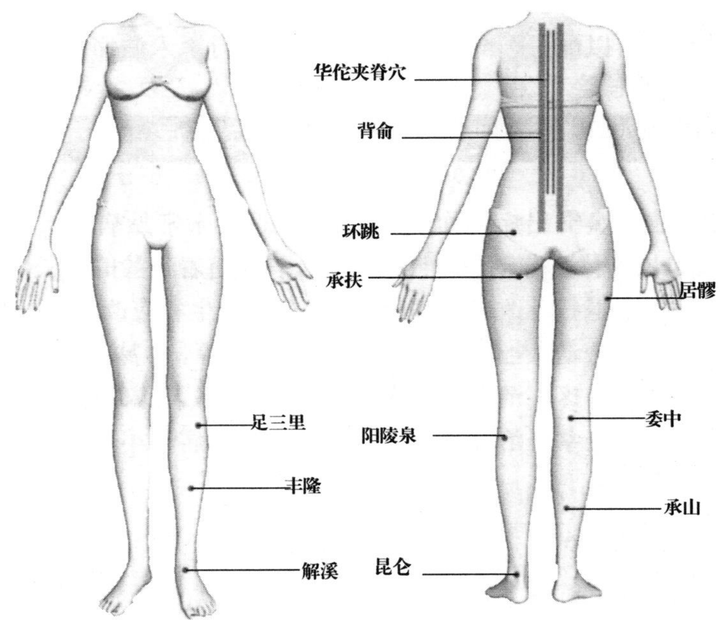

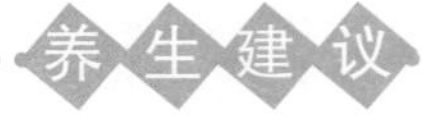

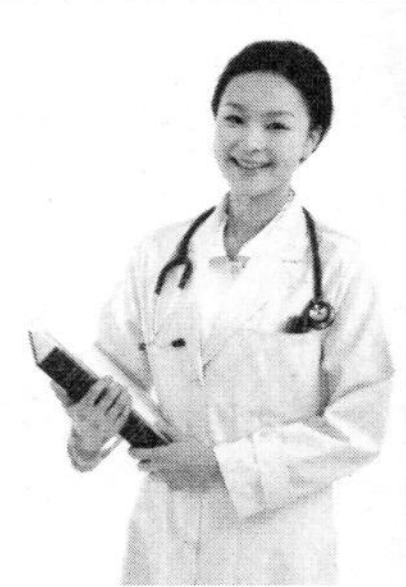

1. 腰椎间盘突出症的中央型或突出物巨大或有钙化或突出物与神经根严重粘连或有腰椎管狭窄者，不宜按上述方法治疗。
2. 急性期患者应卧床休息，术者手法应轻柔，不宜粗暴，不宜做腰部后伸扳法、强直性直腿抬高动作。
3. 腰部要注意保暖，卧硬板床，避免弯腰动作。
4. 适当进行腰背肌功能锻炼。

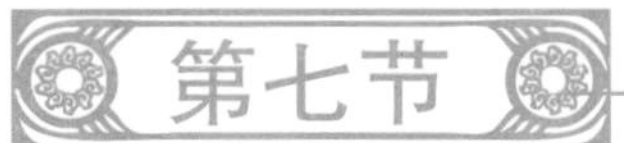

第七节 跟腱扭伤

跟腱扭伤是由于运动前，踝、跟部准备活动不充分，做踏跳或急速起跳动作时，肌肉猛力收缩拉伤腱周围组织而导致，也可因反复做超过本人活动能力的跑跳运动，逐渐劳损而致。表现为跟腱疼痛，跟腱变形，捻动时“吱吱”作响，挤捏时缺乏弹性。

推拿手法

1 用缓和而深沉的㨰法从小腿后侧承山穴起沿小腿向下到足跟部治疗，时间10分钟，同时配合踝关节的被动屈伸运动，幅度由小到大。重点治疗承山及跟腱两侧。

2 用拇指按揉法、大鱼际按揉法、小鱼际按揉法在上述部位治疗，时间8分钟。

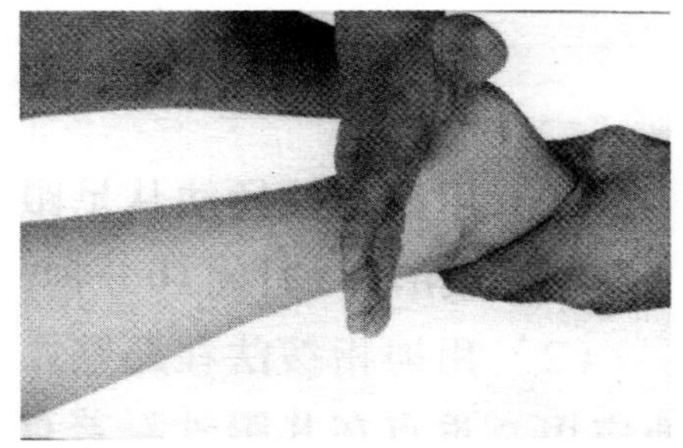

3 用夹按小腿法治疗2分钟。

4 用轻快的拇指拨法在跟腱处治疗，时间3分钟。

5 用擦法在跟腱及其两侧应用，以透热为度。

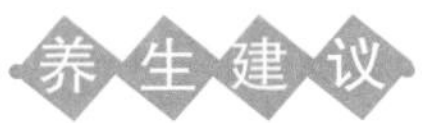

养生建议

1 治疗期间尽量避免或减少跑、跳运动，注意局部保暖。

2 如长期不合理地使用局部封闭疗法，可导致跟腱断裂。

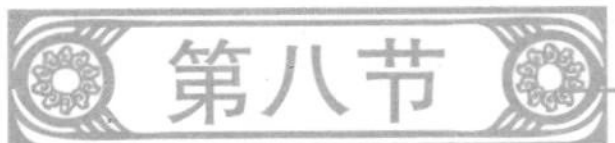

第八节 膝关节半月板损伤

半月板是位于股骨、胫骨关节面之间两个呈楔形状的纤维软骨板。内侧半月板较大，呈“C”形。外侧半月板较小，呈近“O”形。两端借十字韧带附着于胫骨髁间隆突。半月板的作用是①使两关节面之间更为适合，加强了膝关节的稳定性；②在跳跃和剧烈运动时起缓冲作用。半月板损伤表现为膝内有撕裂感、关节疼痛，膝眼有压痛，肌肉萎缩无力等。半月板撕裂有许多不同的分类方法，较常见的是将其分为边缘型、中心型、纵形破裂（即“捕柄型”破裂），前角或后角瓣状破裂及少见的半月板中部的横形破裂等。

推拿手法

1. 用㨰法在膝关节周围和大腿前部应用，时间8分钟。

2. 用掌根按揉法在膝关节周围和大腿前部应用，时间6分钟。

3. 用拇指按揉法在梁丘、血海、膝眼、阴陵泉、阳陵泉等穴处治疗，每穴2分钟。

4. 用拨法在腘窝处应用，时间2分钟。

5. 用擦法在膝关节处应用，以透热为度。

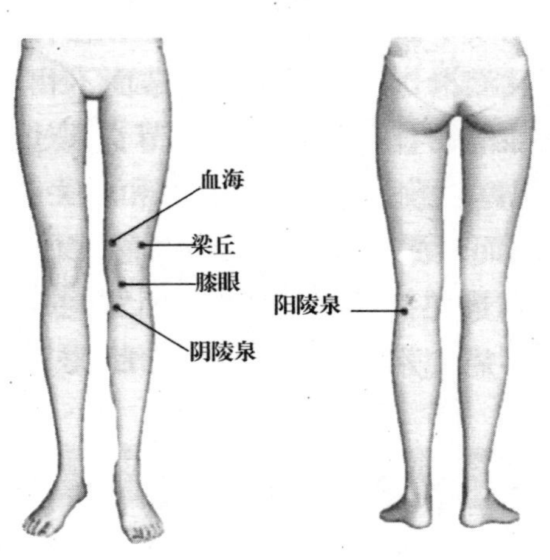

第九节 落枕

落枕是指颈部某些肌肉的痉挛、肌张力骤然增高造成的以颈部疼痛、活动牵制为主要临床症状的一种急性疾患。本病极为常见，多以晨起或颈部的猛然转动后出现，任何年龄都可发生。常见症状为颈项部一侧或两侧胸锁乳突肌痉挛、僵硬、疼痛，颈部活动受限，患处有明显压痛。成年人若经常反复发作者，常为颈椎病的前驱症状。

推拿手法

1 用轻柔的㨰法在患侧颈项及肩背部治疗，同时配合轻缓的头部前屈、后伸及左右旋转活动，时间约8分钟。

2 用拨法拨颈项部及肩背部紧张的肌肉3分钟。

风府
风池
肩井
天宗

3 用点法或按法点按风池、风府、肩井、天宗穴，每穴1分钟。

4 双手拇指按在双侧风池穴上，向两边下外侧分推2分钟。

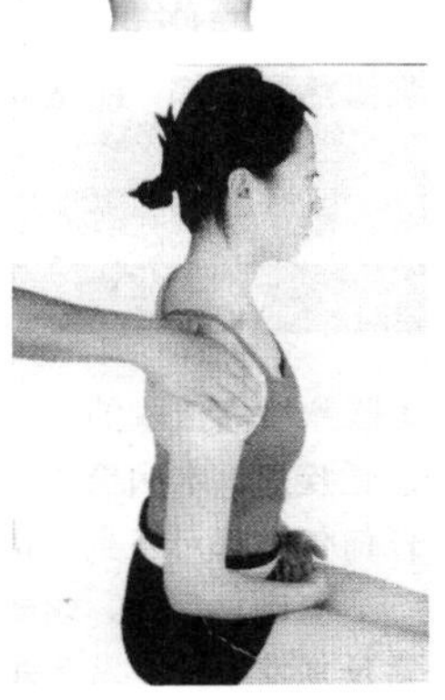

5 术者双手十指交叉，扣置于患者颈后部，用力合掌以双手掌面夹捏挤其颈部肌肉，操作1分钟。

6 术者双手拇指放在双侧风池穴、中指放在太阳穴上，与其余手指同时用力，向内挤压向上提2分钟。

7 两手拇指推挤背部膀胱经2分钟。

8 双手分别叩击患者肩背部1分钟。

9 术者用双拳叩击患者肩背部，从上到下依次进行1分钟。

10 双手合掌，用尺侧击打肩背部1分钟。

落枕的针灸疗法

取穴方法:位于手背侧，当第2、第3掌骨间，指掌关节后约0.5寸处。

主治疾病：落枕、手臂痛、胃痛。

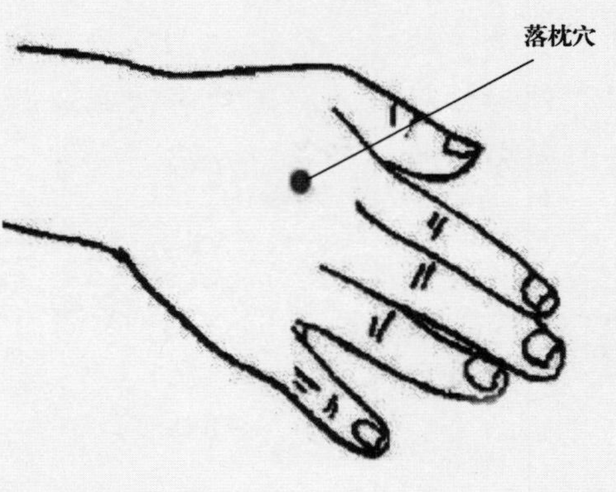

操作：直刺1～1.5寸；可灸。

解剖：(1)针刺层次：皮肤—皮下组织—三角肌—肱二头肌长头腱。

(2)穴区神经、血管；浅层有锁骨上神经外侧支分布；深层有腋神经、肌皮神经和胸肩峰动脉分布。

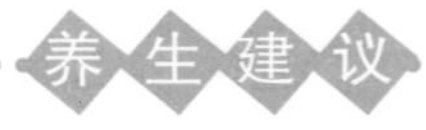

养生建议

1 颈项部保暖，枕头要高低适宜。

2 颈椎旋转复位法或颈部斜扳法，不可强求有弹响声。

3 疼痛较甚，以致颈项不敢转动者，术者要先按揉患侧天宗穴2～3分钟，同时嘱咐患者轻微转动颈项，当疼痛稍微减轻后再用上法治疗。

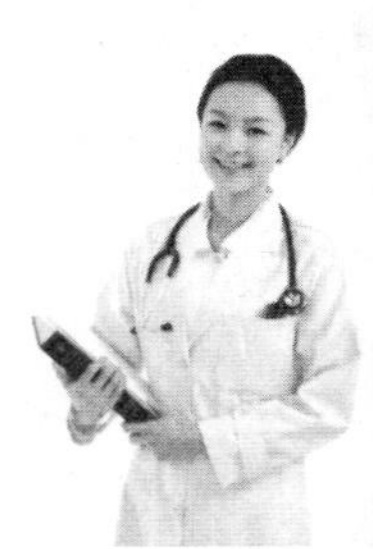

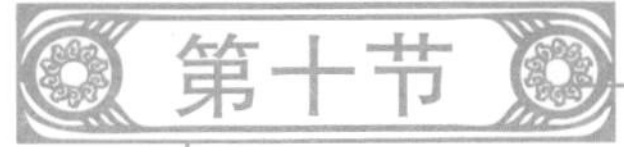

第十节 膝关节创伤性滑膜炎

膝关节是全身关节中滑膜最丰富的关节，并在关节前方形成一个很大的滑膜囊，称为髌上滑囊。滑膜富有血管，血运丰富，滑膜细胞分泌滑液，可使关节面滑润，减少摩擦。滑膜炎是滑膜受到刺激后的反应，而滑膜炎滑膜分泌液的失调则导致滑膜腔积液。急性创伤性滑膜炎是损伤后以出血为主症的疾患，表现为膝关节疼痛、肿胀、瘀血等。慢性创伤性滑膜炎一般由急性创伤性滑膜炎失治或误治转化而成，或由其他的慢性劳损导致滑膜的炎症渗出，形成关节积液而致。表现为膝关节酸痛、隆起，股四头肌萎缩等。对于本病应适当做膝关节的伸屈活动，多做下肢肌肉的静力性肌紧张练习，加强股四头肌的锻炼，一般不会发生膝关节活动功能障碍。

推拿手法

1. 用㨰法在膝关节周围治疗8分钟。
2. 用拿法在股四头肌治疗5分钟。
3. 用按揉法沿股四头肌到膝眼治疗5分钟，重点在髌骨上方及膝眼、血海、梁丘穴。
4. 用擦法在膝关节两侧应用，以透热为度。
5. 用轻柔而缓和的㨰法在腘窝部及两侧治疗5分钟。
6. 用拇指按揉法按揉委中、承山、阴陵泉、阳陵泉穴，每穴1分钟。
7. 用擦法在腘窝部应用，以透热为度。

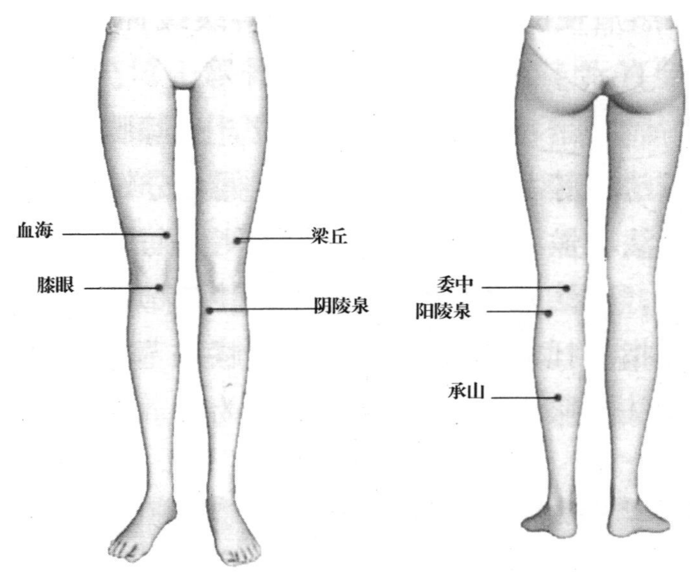

艾灸疗法

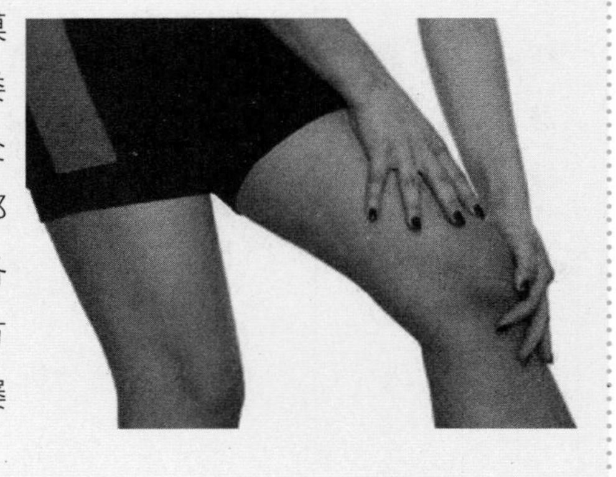

艾灸治疗膝关节创伤性滑膜炎，可以取内膝眼、外膝眼、委中、阳陵泉穴。温和灸，重点灸双膝眼各10分钟左右，灸至局部皮肤灼热潮红为度，其他穴位各灸5~10分钟，每日灸1次。此方法主治膝关节创伤性滑膜炎，屡用有效，久治效佳。

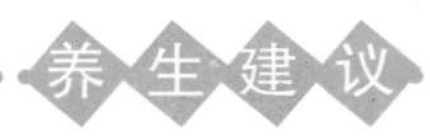

养生建议

1. 患肢不宜过度活动，并避免寒冷刺激。
2. 治疗时，在髌上滑囊部不可用力按压。

第十一节 桡神经损伤

桡神经由颈5～颈8与胸1神经根的纤维构成，是臂丛后束的延续，主要支配上臂和前臂的伸肌群，第1～2掌骨间手背皮肤为其绝对支配区。桡神经损伤最为常见，多由于肱骨干骨折、全身麻醉、深睡或酒醉时上肢姿势不当而压伤、枪弹伤或切割伤、铅中毒或酒精中毒所致。

推拿手法

基本治法：

1. 在前臂的伸肌面用㨰法治疗约5分钟。
2. 用拇指按揉法按揉臂臑、曲池、手三里、列缺、合谷等穴各2分钟。
3. 用㨰法在手背（以皮肤感觉障碍区为重点治疗部位）治疗3分钟。
4. 用拇指按揉法按揉大鱼际2分钟。
5. 用捻法捻手指3分钟，以拇指为主。
6. 在前臂的伸肌面和桡侧面用擦法治疗，以温热为度。

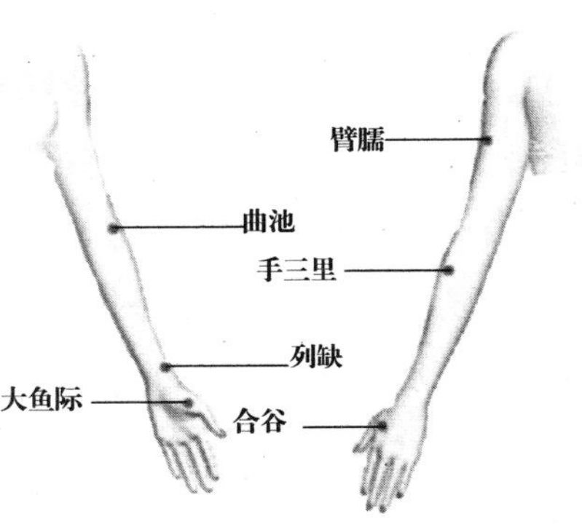

辨证加减：

1. 肘下和肘上损伤：按照基本操作方法治疗。
2. 高位损伤：在基本操作前，先在上臂外侧用㨰法治疗2分钟，拿肱三头肌2分钟。基本操作完成后，让患者侧卧位，在上臂外侧用擦法；然后，让患者坐位，术者站其身后，用拇指按揉法在颈5～胸2棘间旁的软组织按揉3分钟；最后用擦法擦颈5～胸2棘间旁的软组织，以温热为度。

桡神经损伤的日常锻炼

术后恢复治疗

1．桡神经损伤以后需要用营养周围神经的药物治疗，比如维生素B1、维生素B12，同时可以用消肿药物，比如甘露醇、七叶皂苷钠等，局部可以做按摩，热敷，加强锻炼或活动，有助于神经功能的恢复。

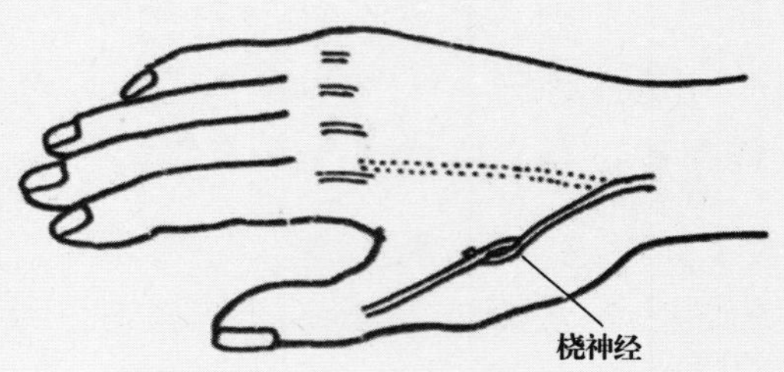

2．从近端到远端直至手背及手指背侧，上下多次往返擦动，治疗重点是前臂伸肌群约10分钟。

3．拿前臂伸肌与指揉曲池、手三里、阳溪、外关诸穴，与拿合谷相结合，并交替使用，约5分钟。

4．分别捻、抹拇、食、中、环、小指诸掌指，及指间关节，摇动腕关节及诸掌指关节，以防止诸指呈半屈曲位僵直性挛缩。最后以擦法施以前臂桡侧背部，以透热为度结束治疗。

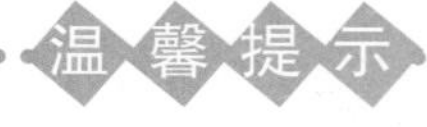

推拿治疗主要适合于闭合性神经损伤和神经修复术后。

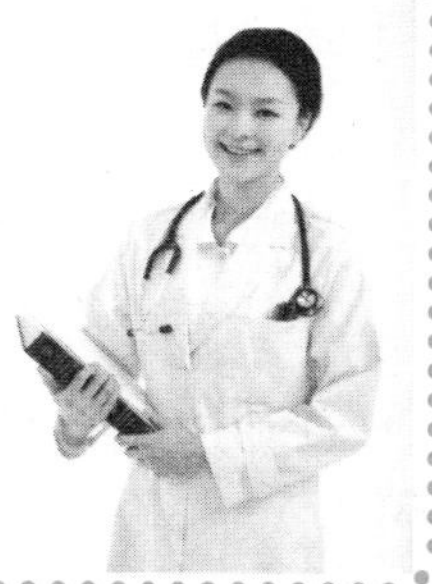

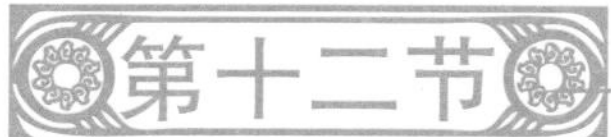

肱骨内上髁炎

肱骨内上髁炎又叫“高尔夫球肘”，与网球肘部位相对应，位于尺侧。肱骨内上髁为前臂屈肌及旋前圆肌的总腱附着。前臂前群肌浅层有6块肌肉，除肱桡肌外均起于内上髁。旋前圆肌属于前臂前群肌浅层6块中的一块。本病多因经常用力屈肘屈腕及前臂旋前位时，尺侧屈腕肌处于强力收缩状态，因此容易使其肌腱的附着点肱骨内上髁处发生急性损伤或慢性劳损而导致本病。损伤后，肌腱附着点处形成小血肿和局部损伤性炎症。

推拿手法

1. 用轻柔的拇指按揉法、掌根按揉法从肱骨内上髁沿尺侧屈腕肌到腕部治疗，同时配合腕部伸屈的被动活动，时间8分钟。

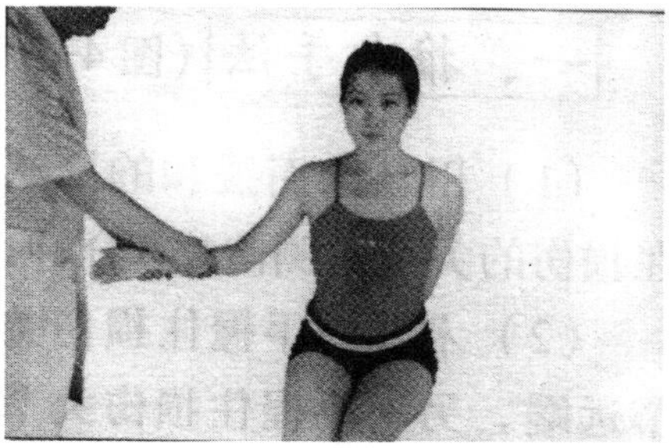

2. 用拨法在肱骨内上髁压痛点及其周围治疗5分钟。

3. 用轻快的拿法沿屈腕肌往返治疗5分钟。

4. 用搓法在肘部和前臂治疗半分钟。

5. 用擦法沿前臂屈腕肌到肘部治疗，以透热为度。

肱骨内上髁炎预防与治疗

预防

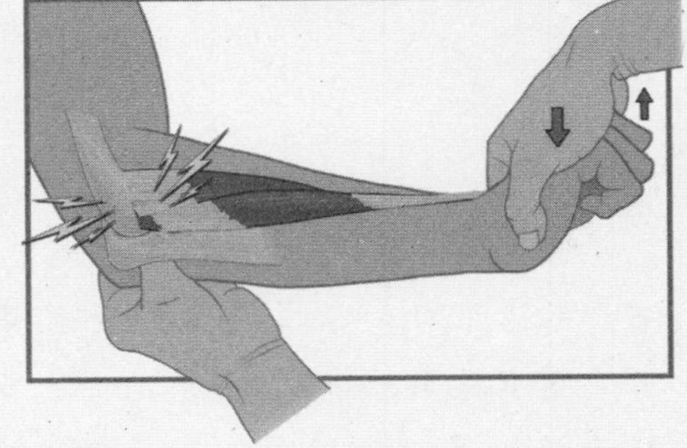

1．打网球或羽毛球时，选择质地轻、弹性佳、品质优良的球拍，以减少手臂的负担。

2．买菜时，尽量使用推车，少用提篮；提壶、倒水、拧衣物以及手提重物时要注意手腕姿势，不可背屈。

3．使用拖把拖地时，腿部略弯，以腰腿力量带动肩膀、手臂，而不是光用手臂的力量来拖动。

4．如有症状，应尽可能减少工作量，以免病情恶化。

治疗

1．冲击波治疗。

2．采用超短波、磁疗、蜡疗、光疗、离子透入疗法等，以减轻疼痛、促进炎症吸收。

3．小针刀疗法局部麻醉后，患侧伸肘位，术者左手拇指在桡骨粗隆处将肱桡肌拨至一侧，将小针刀沿肱桡肌内侧缘刺入，直达肱桡关节滑囊和骨面，做切开剥离2～3针刀出针，无菌纱布覆盖针孔后患肘屈伸数次。

4．用2%盐酸普鲁卡因2毫升加醋酸泼尼松龙12.5毫克做痛点封闭，每周1次连续3次。或用当归注射液2毫升做痛点注射，隔日1次，10次为1个疗程。避免将药物注入肌腱内或皮下，以免出现肌腱或皮肤局灶性坏死。

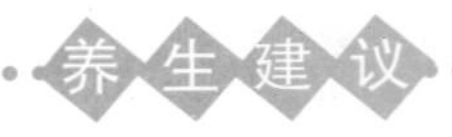

1. 治疗期间不宜用力屈腕。
2. 局部注意保暖，避免寒冷刺激。

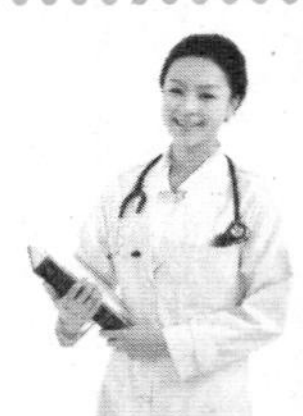

第十三节 颈椎病

颈椎病是中老年人的常见病、多发病，多见于伏案工作者，好发年龄30～60岁，男性多于女性。本病是由于颈椎增生刺激或压迫颈神经根、颈部脊髓、椎动脉或交感神经而引起的综合症候群，分为神经根型、椎动脉型、交感神经脊髓型。目前对本病的治疗多采用非手术疗法，在众多非手术疗法中推拿疗法仍是首选的、常用的、最好的方法，但颈部推拿须由专业术者操作，避免损伤。

推拿手法

基本治法：

1 术者用㨰法在患者颈、肩、背部治疗，另一手扶住患者头部做俯仰、侧屈、旋转等被动活动，力量由轻到重，活动幅度由小到大，治疗时间5分钟。

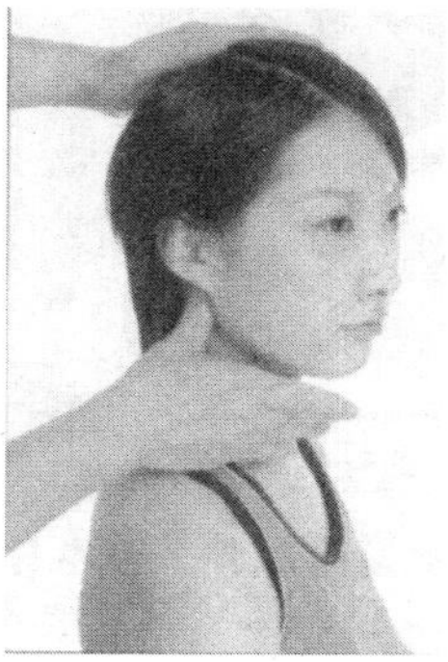

2 双手拇指放在风池穴处，向两侧分推到侧颈部，治疗3分钟。

3 拇指按揉颈椎棘突两旁的肌肉，由上到下依次进行，重点在筋结、筋块处，治疗时间2分钟。

4 拇指按揉风池、风府、大椎、肩中俞、肩外俞、肩井、肩髎、曲池、手三里、合谷等穴，每穴半分钟。

5 一手扶下颌，一手扶头顶，使颈项部按顺时针、逆时针方向转动1分钟。

辩证加减：

1. 拇指按锁骨窝1分钟。
2. 揉拿上肢内、外侧各2分钟。

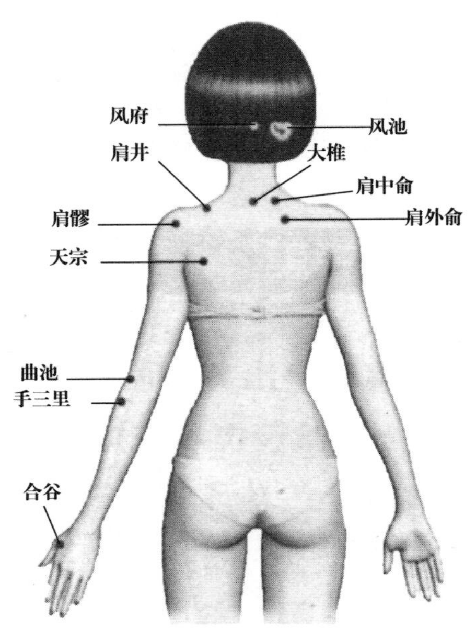

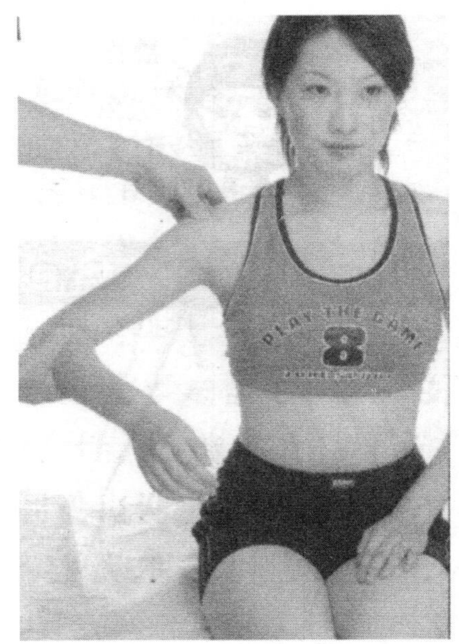

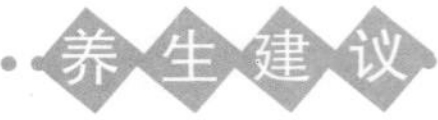

1. 颈部不要长时间固定在某一位置上，避免颈部过度疲劳。
2. 睡觉时枕头不要过高，注意颈部保暖。
3. 可以配合颈部牵引治疗，必要时行手术治疗。

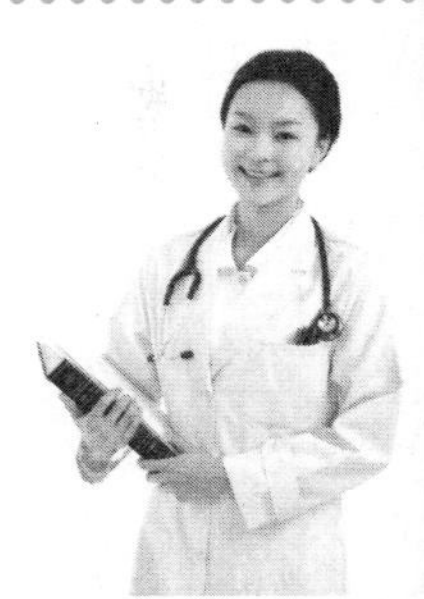

第十四节 急性腰肌损伤

急性腰肌损伤又称“闪腰”，是常见的一种腰痛疾病，以青壮年男性多见。腰部过度后伸、前屈、扭转，超过了正常活动范围；或搬运重物、负重过大或用力过度；或劳动时腰部姿势不正确；或跌仆或暴力直接损伤腰部，均可使腰部的肌肉组织受到剧烈的扭转、牵拉而致本病，表现为腰部疼痛、腰部运动功能障碍。

推拿手法

1 用㨰法在腰部压痛点周围治疗，逐渐移至疼痛处，然后在伤侧顺骶棘肌纤维方向用㨰法操作，往返3～4遍，配合腰部后伸活动，幅度由小到大，手法力量由轻到重，时间8分钟。

2 用拇指按揉法按揉腰阳关、肾俞、委中穴，每穴2分钟。

3 用拇指拨法在压痛点上、下方治疗，手法宜柔和深沉，时间3分钟。

4 用拇指按揉法、掌根按揉法在压痛点上治疗，时间5分钟。

5 做腰部斜扳法，以调节腰椎后关节紊乱，使错位的关节复位，嵌顿的滑膜回纳。

6 以掌根或小鱼际着力，在患者腰骶部施按揉手法从上至下，先健侧后患侧，边揉按l边移动，反复操作3~5分钟。

7 用擦法在患侧，沿骶棘肌纤维方向应用，以透热为度。

8 用拍法在腰部治疗半分钟左右。

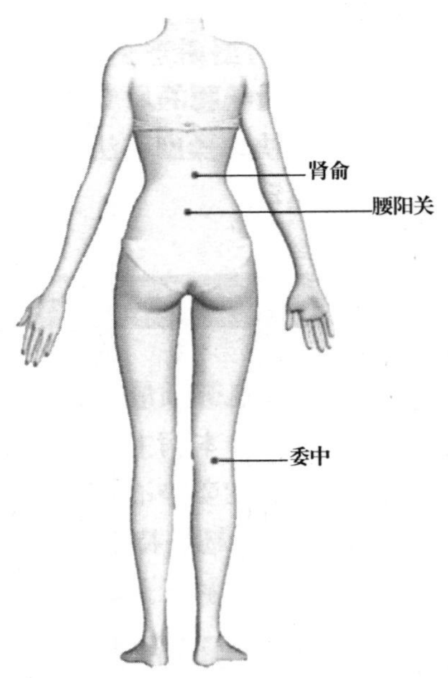

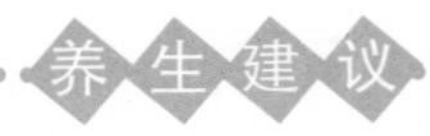

日常锻炼与其他疗法

1.腰肌锻炼　对慢性劳损者，增强以骶棘肌为主的腰背肌锻炼，不仅可通过增加肌力来代偿病变组织的功能，且可促使患者早日康复。腰背肌锻炼的方式较多，以飞燕点水(或称蜻蜓点水)式为佳，3次/天，每次50下（开始时可较少）。

2.封闭疗法　封闭疗法如前所述，除注射普鲁卡因外，每次可加入氢化可的松0.5毫升；4次为1个疗程，每次间隔5～7天为宜。大多有效，约50%～70%的患者为显效，甚至痊愈。

养生建议

1. 手法要轻而柔和，避免在腰痛部位强行采用手法。
2. 推拿治疗后，患者需要卧硬板床休息，即使腰痛即刻缓解的患者也需要有一个休息过程，这样有利于损伤组织的修复。

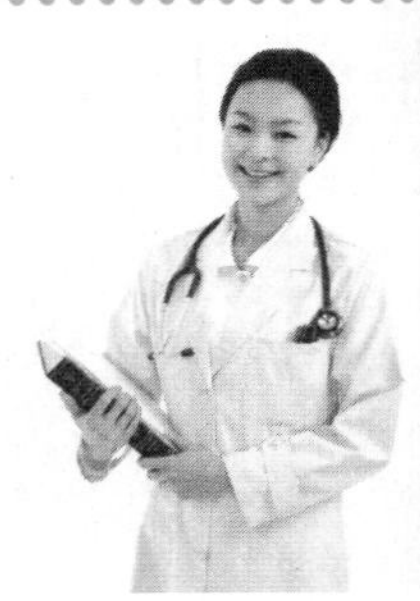

第十五节 腰部纤维织炎

腰部纤维织炎又叫“腰部肌筋膜炎”、“肌肉风湿症”。原发性腰部纤维织炎多由于出汗后腰部着凉或洗凉水澡，在潮湿的地上睡觉，高温作业后着凉等原因引起。继发性腰部纤维织炎多由于木急慢性腰部损伤后未经过适当的治疗，又感受寒凉而致。

推拿手法

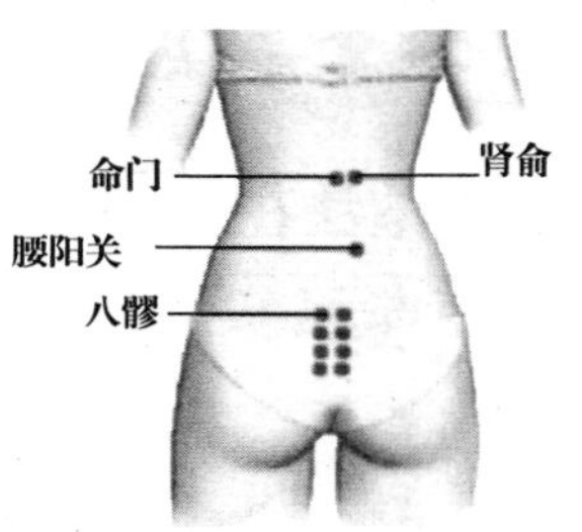

1 用拳揿法在腰部病变处治疗，时间8分钟。

2 用掌根按揉法在腰部应用，时间6分钟。

3 拇指按揉肾俞、命门、腰阳关、八髎穴各2分钟。

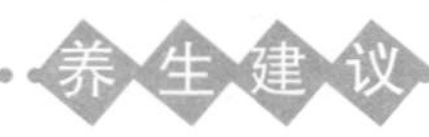

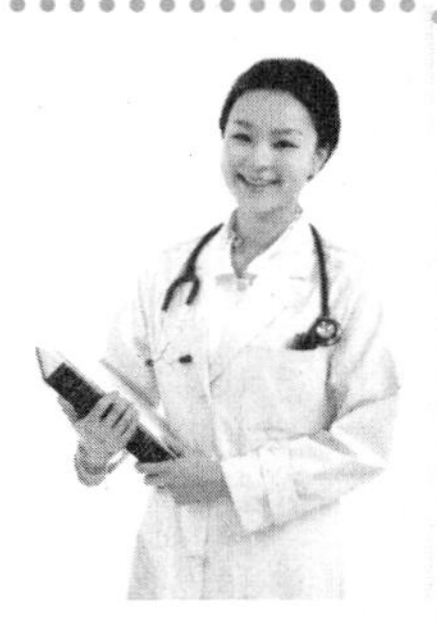

1 局部注意保暖，防止着凉受寒。

2 劳逸结合，避免过度劳累。

3 加强腰肌锻炼，提高身体素质。

4 推拿治疗可以明显改善症状，若配合体育锻炼、热敷可以明显提高疗效。

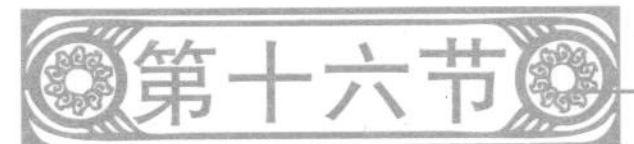

第十六节 足跟痛

足跟痛是指患者足跟底部在站立或行走时疼痛。多因体质虚弱、肾气亏损或体虚肥胖或久病后足跟的皮肤变软，使足跟底部皮下脂肪垫部分萎缩而致；或经常站立及在硬地上行走，足跟下滑囊受到外力刺激所致。发病多与慢性受损有关。

推拿手法

1. 用拇指按揉法从足跟部沿跖筋膜治疗，时间10分钟。
2. 用拇指拨法在跖筋膜处应用，重点在其跟骨附着点周围，时间6分钟。
3. 用拇指按揉上述部位3分钟。
4. 用拇指平推法治疗，治疗部位同上，时间5分钟。
5. 用擦法治疗，治疗部位同上，以透热为度。

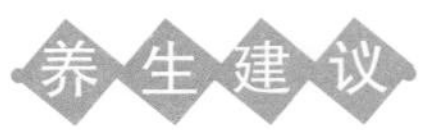

养生建议

1. 嘱咐患者鞋内置一厚垫，以减少跖筋膜张力。
2. 每天用热水浸足15～20分钟。

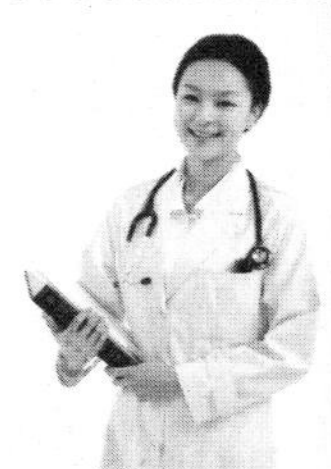

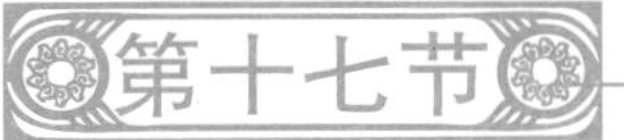

第十七节 腕关节扭伤

腕关节周围韧带、肌肉、关节囊等软组织因间接暴力造成过度牵拉而发生的损伤称为腕关节扭伤，包括撕裂、出血、肌腱脱位，严重者可合并小片撕脱性骨折，可发生于任何年龄。本病多由于不慎跌仆，手掌猛力撑地或持物时突然旋转或伸屈腕关节，造成关节周围肌腱、韧带的撕裂所致，当暴力过大时可合并撕脱骨折和脱位，或腕关节超负荷的过度劳累及腕关节长期反复劳累，使某一肌肉、韧带、肌腱处于持续紧张、收缩状态所致。表现为腕部疼痛、肿胀、腕关节功能受限。

推拿手法

1 在伤处附近选用相应经络上的适当穴位，如尺侧掌面，可选手少阴心经的少海、通里、神门等穴；桡侧背面，可选手阳明大肠经的合谷、阳溪、曲池等穴；桡侧掌面，可选手太阴肺经的尺泽、列缺、太渊等穴。其他部位同上选法，选好穴位后用拇指按揉法治疗3分钟。

2 在伤处周围用㨰法向上、下、左、右治疗8分钟。

3 在伤处周围用拿法向上、下、左、右治疗5分钟。

4 沿肌肉组织做垂直方向的拇指轻柔拨动2分钟。

5 在伤处周围用揉法治疗5分钟。

6 在拔伸的情况下，被动地使腕做环绕、背伸、掌屈、侧偏等活动2分钟。

7 用搓法在腕部治疗半分钟。

8 用擦法在腕部治疗，以温热为度。

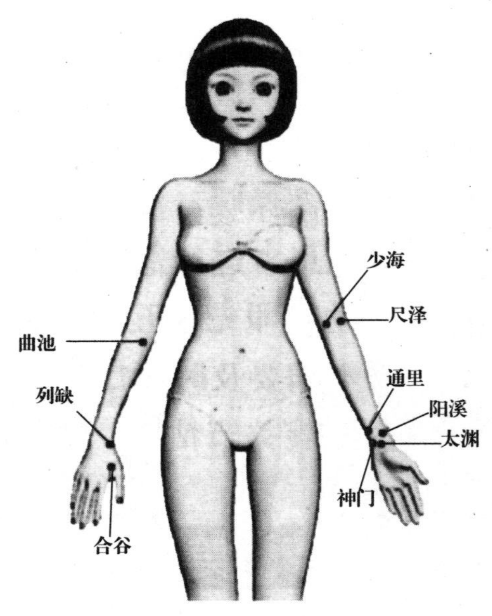

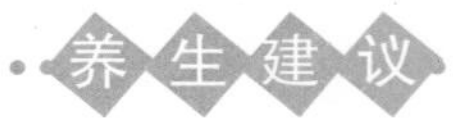

养生建议

1. 腕关节扭伤常合并骨折，所以腕部急性损伤必须排除腕骨骨折或桡骨尺骨下端骨折等。
2. 急性损伤后，经检查而不伴有骨折、脱位、肌腱断裂，但局部肿胀明显、皮下出血严重者，在损伤后的24～36小时内不作推拿治疗，应及时给予冷敷或加压包扎为宜。
3. 急性损伤由于疼痛和肿胀较为明显，手法操作时宜轻，可在术后用中药外敷。
4. 急性损伤后期和慢性劳损由于疼痛和肿胀较轻，手法用力可相应加重，腕关节活动幅度可逐渐加大。
5. 局部保暖。治疗期间可用护腕保护。
6. 嘱患者进行适当的功能锻炼，在疼痛减轻后练习。可练五指屈伸运动，即先将五指伸展张开，然后用力屈曲握拳。
7. 本病要及时治疗，若损伤严重，治疗失误，可引起创伤性关节炎及腕关节粘连，影响日后腕关节功能的恢复。

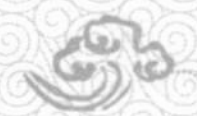

第十八节 颈背痛

颈背痛是临床常见病、多发病，是以颈背部肌肉痉挛、强直、酸胀、疼痛为主要症状的病症，多由于风寒湿邪侵袭或颈背部肌肉疲劳过度所致。常见症状为颈背部酸胀疼痛不适，时轻时重，迁延难愈。休息、适当活动或经常改变体位姿势可使症状减轻；阴雨天气、劳累、着凉受风则症状加重。患者常喜欢仰首、揉捏颈背部，以减轻疼痛症状。本病经过推拿治疗能够迅速改善症状，效果明显。

推拿手法

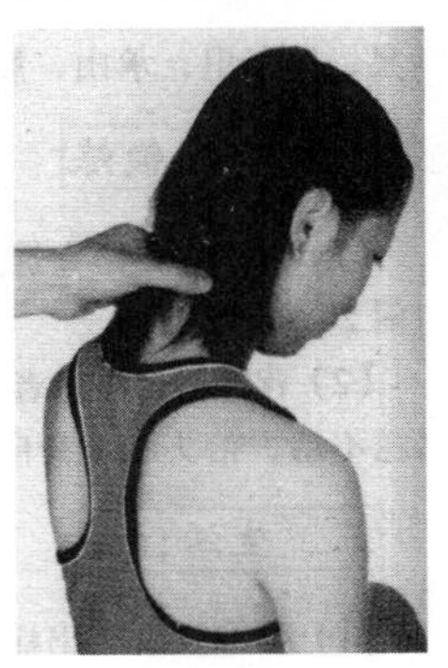

1 用㨰法在患者颈背部治疗，可以配合颈部各方位的活动，反复操作8分钟。

2 拇指按揉颈椎棘突两侧的肌肉，按揉颈后正中线，反复操作5分钟。

3 拇指按风池、风府、肩井穴，每穴1分钟。

4 双手拇指按在双侧风池穴上，向两侧分推，至大椎穴高度为止，治疗2分钟。

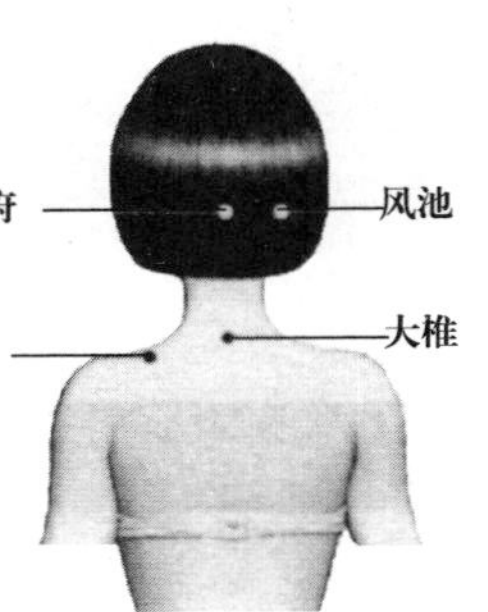

5 术者双手十指交叉，扣置于患者颈后部，用力合掌以双手掌面夹挤其颈部肌肉，操作1分钟。

6 术者双手拇指放在双侧风池穴，中指放在太阳穴上，与其余手指同时用力，向内挤压向上提2分钟。

7 两手拇指分别按揉背部膀胱经2分钟。

8 术者双手握拳，叩击受术者肩背2分钟。

自我推拿

风池穴

中医认为，在头部便有一个缓解肩颈背痛的穴位——风池穴，此穴位在颈后方发际线两侧的凹陷地方，位置在两块肌肉之间。经常对风池穴进行按摩，能很好地起到缓解颈背肩部不适等症状。

在对风池穴进行按摩的时候，应当将双手贴住耳朵，然后十个指头呈现正常的抱头状态，然后利用拇指的指腹按压在风池穴上，用力对其进行按揉，每次100次左右，每天早晚各按1次，以此穴位有酸痛的感觉为止。这样按摩能加快头部穴位的血液循环速度，从而带动全身的血液，起到缓解颈背肩部酸痛的作用。

条口穴

在小腿的前方外侧还有一个重要的穴位——条口穴，此穴位是治疗肩膀酸痛、颈椎疼、背部不适的重要穴位。

在对条口穴进行按摩的时候，可以利用手指的指腹或者关节点对其进行按压，每次按摩的时候全身处于一个自然放松的状态，然后轻柔有度的对其按压便可以，时间3分钟。

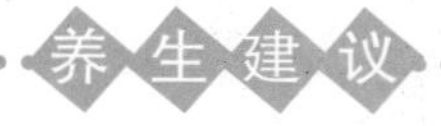

1 宜睡硬板床、低枕。

2 工作中不可持久劳累，注意工作姿势，适当变换体位。

3 加强颈背部肌肉锻炼，常用热水袋温热颈背部，注意局部保暖。

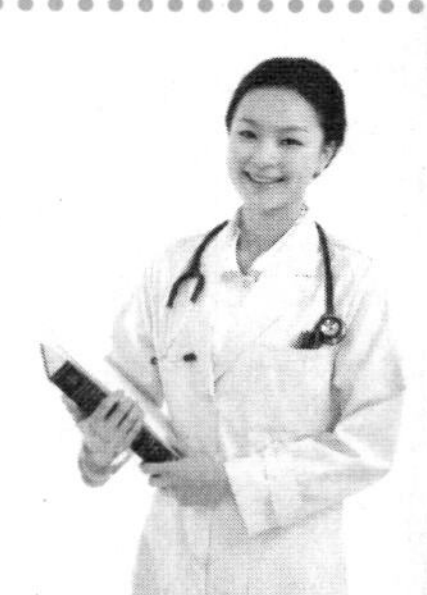

第十九节 颞颌关节脱位

颞颌关节脱位又称“下颌关节脱位”，好发于老年人及身体虚弱者，临床较常见。按脱位时间和复发次数，可分为新鲜、陈旧和习惯脱位三种；按一侧或两侧脱位，可分为单侧脱位和双侧脱位；按脱位后髁状突位于颞颌关节窝的后方或前方，可分为前脱位和后脱位两种。临床上多见前脱位，后脱位少见。本病多因间接外力引起，主要是开口过大，如张口大笑、打呵欠、拔牙、治喉病、咬大块食物等。新鲜脱位复位后过早活动，容易复发，导致习惯性脱位。表现为口半开合状态，语言不清、咬食不便、流涎，耳屏前可触到一凹陷。

推拿手法

1 口内复位法：患者坐位。术者站在患者身前，助手站在患者身后并用双手固定患者头部。术者用消毒纱布包裹双手拇指，将双手拇指伸入患者口中按在第1～2磨牙上（下颌臼齿上），其他手指在口外紧握下颌骨体。两拇指往下按，力量由轻渐渐加重，其余手指将颏部缓慢向上推送，听到入臼声，即已复位。

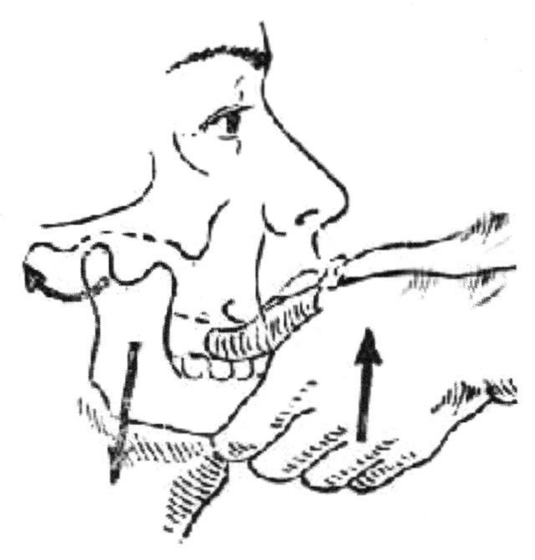

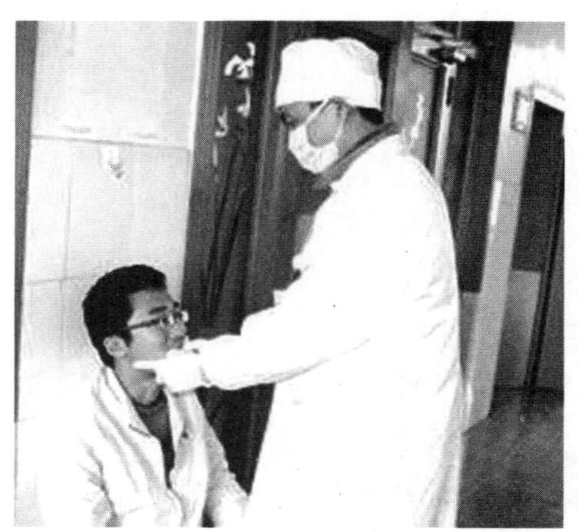

② 口外复位法：患者与助手的体位及姿势同前。术者站在患者身前，两手拇指分别放在患者口外的两侧下颌骨髁状突前下关穴位置，其余四指托住两侧下颌角。然后，两手拇指先用力按压下关穴，再向后推脱位的髁状突，同时让患者开合其口，听到入臼声，即已复位。

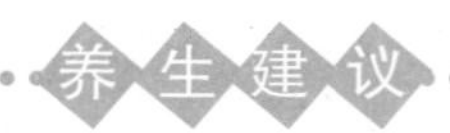

① 本病的整复一般在无麻醉情况下进行，肌肉紧张者，可针刺颊车、下关、合谷等穴位。

② 复位后应检查是否成功，如下列情况者为复位成功：①口闭合，下颌倾斜矫正，上下齿列对齐；②颏部前突消失，耳屏前触诊无凹陷。否则为尚未复位。

③ 复位后应该用四头带或普通绷带固定3～5天，固定不宜过紧，以张口不超过1厘米为度。习惯性脱位固定时间适当延长。

④ 固定期间嘱咐患者做咬合动作，但不能用力张口或过早去除固定、嚼食。固定期间嘱咐患者食流质或半流质食物，禁食硬物。

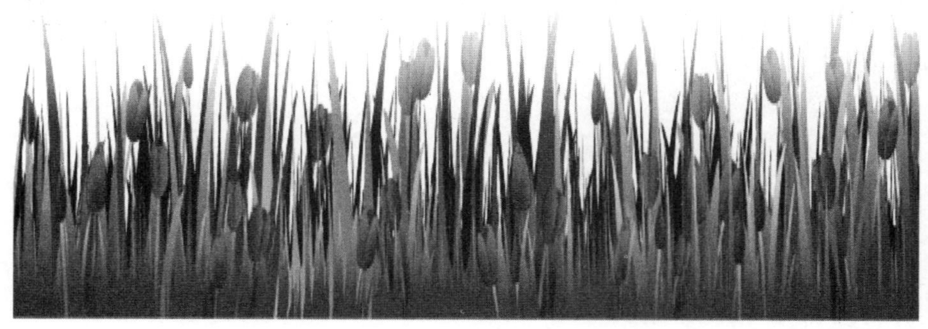

第二十节 指间关节扭挫伤

指间关节扭挫伤是各指间关节两侧的副韧带损伤。指间关节受到沿手指纵轴方向暴力冲击引起的损伤称为挫伤，侧向的冲击引起的损伤称为扭伤。各手指指间关节的两侧都有副韧带，当手指伸开时，其副韧带处于紧张状态，使手指呈伸直位而不能向两侧运动；手指关节屈曲时，韧带松弛，手指呈屈曲位而有较小范围的侧屈运动。本病多因手指遭受暴力而致一侧或两侧副韧带的撕裂。同时也可使关节囊发生撕裂或伴有指间关节半脱位，或伴有一侧撕脱性骨折。由于杠杆作用，其损伤部位大多在近端指间关节。

推拿手法

1 用轻柔而缓和的捻法在损伤的关节两侧治疗8分钟。

2 术者一手握住损伤关节远端，另一手握住损伤关节近端做相对拔伸，治疗时间1分钟。

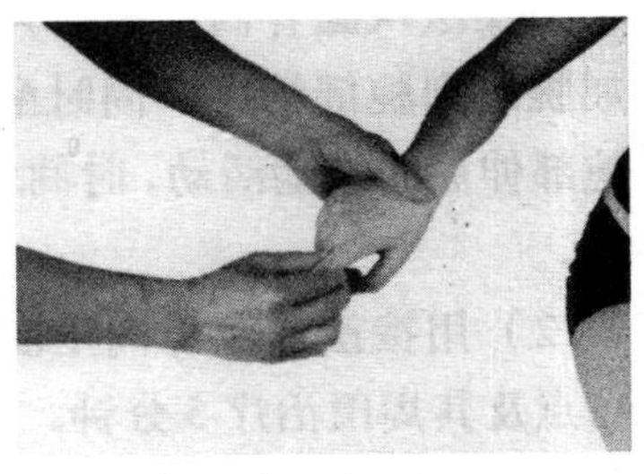

3 术者以拇指指面和食指指面相对，用抹法抹损伤关节两侧的副韧带处，治疗时间5分钟。

4 用抹法和捻法交替在损伤的关节两侧治疗，时间8分钟。

第二十一节 胸胁迸伤

胸胁迸伤是指胸胁部岔气迸伤，为临床常见多发病之一，俗称“岔气”。本病多因外伤或迸气用力提拉托举、搬运重物、扛抬负重时，姿势不良，用力不当，旋转扭挫，筋肉过度牵拉而产生损伤，导致胸壁固有肌肉的撕裂伤、痉挛或肋椎关节半脱位，滑膜嵌顿。利用推拿治疗本病卓有成效。

推拿手法

1. 拇指按中府、云门、膻中、日月等穴各1分钟。
2. 掌揉胸胁部及肩背患处5分钟；掌摩胸胁部及肩背患处3分钟。
3. 拇指按胸痛相应的背部3分钟；在患侧背部的膀胱经做一指禅推法3分钟；拇指按揉背部两侧膀胱经腧穴5分钟。
4. 患者站立位，嘱患者全身放松，身体后仰。术者稍屈膝下蹲，背对背地以双臂交挽患者两臂，然后腰贴腰背起患者身体，让患者双脚离地腾空，再令患者用力咳嗽的同时晃动患者腰背部（或作颤动），最后慢慢地放下患者即可。

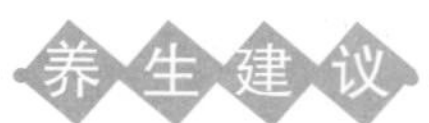

1. 避免重体力劳动，宜睡硬板床。
2. 局部保暖，避免风寒湿邪侵袭，在室外或野外工作者更应注意。
3. 在推拿治疗前需排除骨折、肿瘤等其他疾患引起的胸胁疼痛。骨折患者则有肿痛显著，肋骨有挤压痛，或有肋骨移位畸形，或兼痰中带血，或见呼吸困难等症。

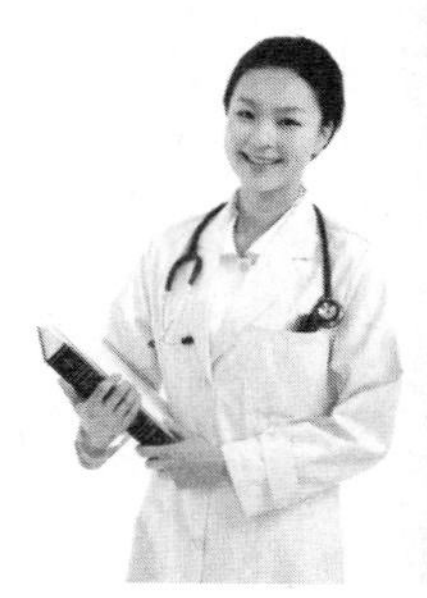

第二十二节 颈部扭挫伤

颈部扭挫伤是常见的颈部伤筋，多见于青壮年，男多于女。本病多因跌仆闪挫或突然扭转、用力过猛或直接遭受外力打击而致。诊查要点有明显的外伤史。扭伤者可呈现颈部一侧疼痛，头多偏向患侧，颈项部活动受限，肌肉痉挛，在痛处可触及肿块或条索状硬结，挫伤者局部有轻度肿胀，压痛明显。

推拿手法

1 术者一手扶住患者头部，另一手在颈项部作轻柔的按揉治疗，由上而下反复操作5分钟。

2 用滚法施于肩背部3分钟。

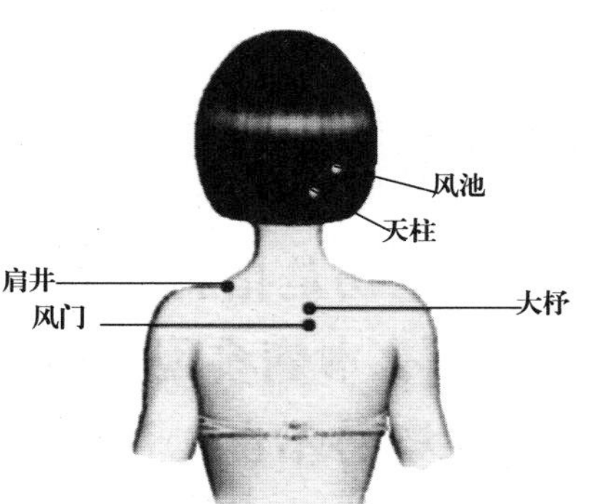

3 用拿法提拿肩井及斜方肌3分钟。

4 拇指点压痛点及风池、天柱、风门、大杼等穴各1分钟，以酸胀为度。

5 用拇指拨痉挛的筋腱2分钟。

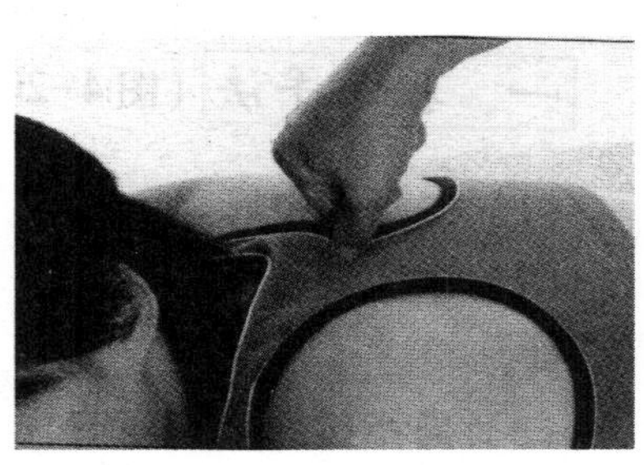

6 双手拇指按在风池穴，向下分推至肩部，治疗2分钟。

7 双手十指交叉扣置于颈后部，用力合掌以掌面夹挤颈部肌肉，治疗2分钟。

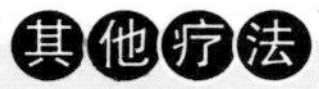

其他疗法

药物治疗

以活血理气、通络止痛为主，常用活血止痛汤加减，症状好转时可服小活络丸。外治药以祛瘀止痛为主，局部肿胀者外敷消瘀止痛药膏，肿胀不明显者可外敷三色敷药。

针灸治疗

常用穴有风池、肩内、肩外、肩井、天宗、悬钟及阿是穴等，用泻法。

牵引

伤筋后肌肉痉挛，颈部偏歪者，可作颌枕带牵引。

练功活动

症状缓解后练习头颈的俯仰、旋转动作。

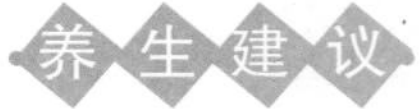

养生建议

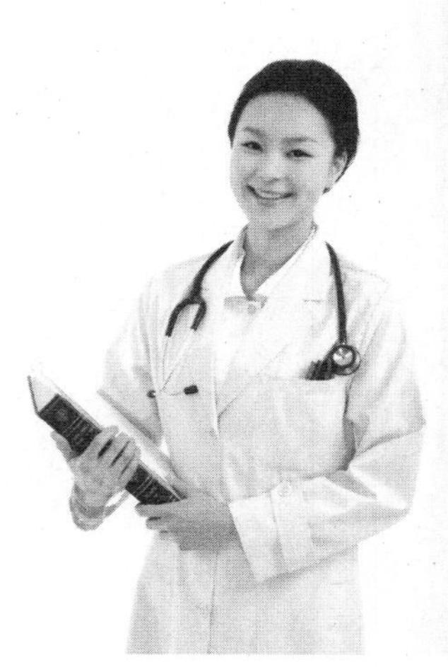

1. 注意患者有无上肢麻痹等神经根刺激症状，必要时拍摄X线片，排除颈椎骨折、脱位、颈椎间盘突出症及颈椎病等。
2. 颈部挫伤，早期不宜在患处施手法治疗，以免加重损伤，宜休息2～3天后方可施手法治疗。
3. 局部保暖，勿过度疲劳，平时保持头颈部的正确姿势。
4. 手法应轻柔舒适，采用扳法时，力求轻巧灵活，切忌粗暴蛮力。

第二十三节 退行性膝关节炎

退行性膝关节炎又称“增生性膝关节炎”、“肥大性关节炎”、“老年性关节炎”。本病是由于膝关节的退行性改变和慢性积累性磨损而造成。以中老年人多见，好发于50～60岁，女性多于男性。本病是当形成骨刺后对滑膜产生刺激，关节面变形或关节间隙狭窄时，关节活动明显受限且疼痛加剧。部分患者可出现关节肿胀，股四头肌萎缩，膝关节周围有压痛，活动髌骨时关节有疼痛感，个别患者可出现膝内翻或膝外翻，关节内有游离体时可在行走时突然出现交锁现象，稍活动后又可消失。

推拿手法

1 用㨰法、拿法在大腿股四头肌及膝髌周围治疗8分钟。

2 用点法点按内外膝眼、梁丘、血海、阴陵泉、阳陵泉、犊鼻、足三里、委中、承山、太溪等穴位各半分钟。

3 用拇指将髌骨向内推挤，同时垂直按压髌骨边缘压痛点，力量由轻逐渐加重，治疗时间3分钟。

4 用单手掌根部按揉髌骨下缘3分钟。

5 在膝关节周围行擦法，以透热为度。

6 用㨰法在大腿后侧、腘窝及小腿后侧治疗3分钟，重点在腘窝部委中穴。

7 在腘窝部用擦法，以透热为度。

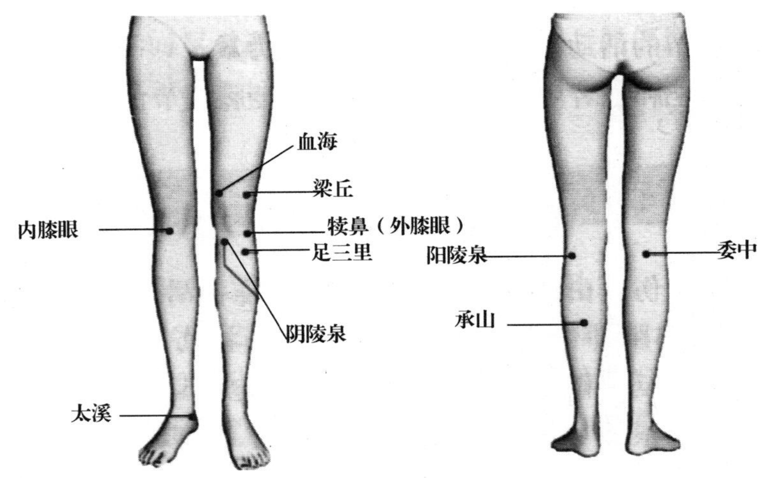

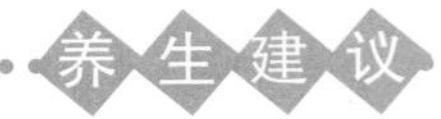
养生建议

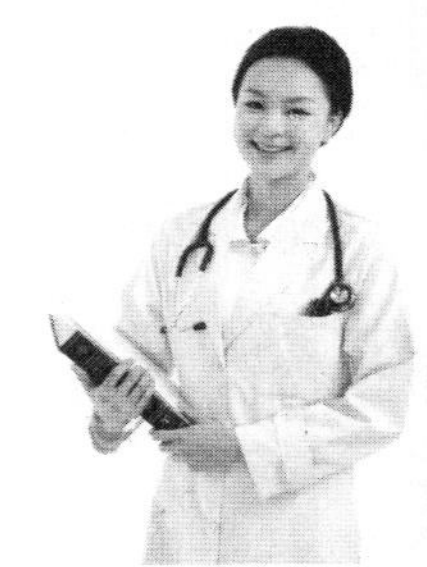

1. 减轻体重，尽量不穿高跟鞋，保护关节不要受到损伤，如避免关节受到反复的冲击力或扭力。
2. 避免超负荷的活动和劳动，尽量减少膝关节的负担，减少做频繁登高运动。如果有髌骨、半月板、膝关节韧带的损伤一定要及时治疗。关节内骨折或脱位要及时复位，对症处理。当发现膝关节周围有畸形时要及时矫形。
3. 适当服用维生素A、维生素C、维生素E及补充维生素B等对膝关节骨性关节炎有一定的预防作用。
4. 膝关节肿痛严重者应卧床休息，避免超负荷的活动与劳动，以减轻膝关节的负担。
5. 患者应主动进行膝关节功能锻炼，如膝关节伸屈活动，以改善膝关节的活动范围及加强股四头肌力量。
6. 肥胖患者应注意节食，以便减轻膝关节负担。

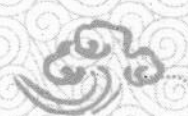

第二十四节 尺神经损伤

尺神经由颈8与胸1神经根的纤维构成，从臂丛神经内侧束分出，主要支配尺侧腕屈肌、手内全部骨间肌及手掌尺侧的肌肉和皮肤感觉。本病多由于腕或肘部外伤（切割伤或枪弹伤）、肱骨内上髁骨折、肘关节或肩关节脱位、肿瘤、炎症、肘管狭窄压迫及麻风等所致。

推拿手法

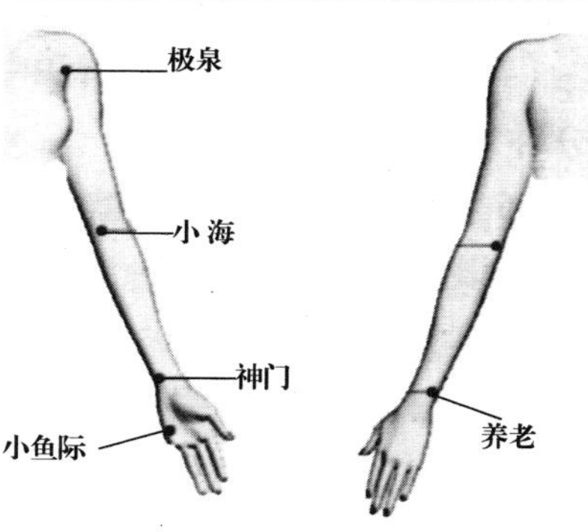

1 用㨰法、拿法在上肢的屈肌群治疗5分钟。

2 用三指拨法拨动极泉穴半分钟。

3 用拇指按揉法按揉少海、小海、养老、神门穴各1分钟，按揉小鱼际2分钟，按揉诸掌骨间隙3分钟。

4 用捻法捻手指3分钟。

5 在上臂的屈肌面、前臂的尺侧面用擦法治疗，以温热为度。

6 用拇指按揉法按揉患侧颈7～胸2棘间旁软组织3分钟。

7 用擦法擦患侧颈7～胸2棘间旁的软组织，以温热为度。

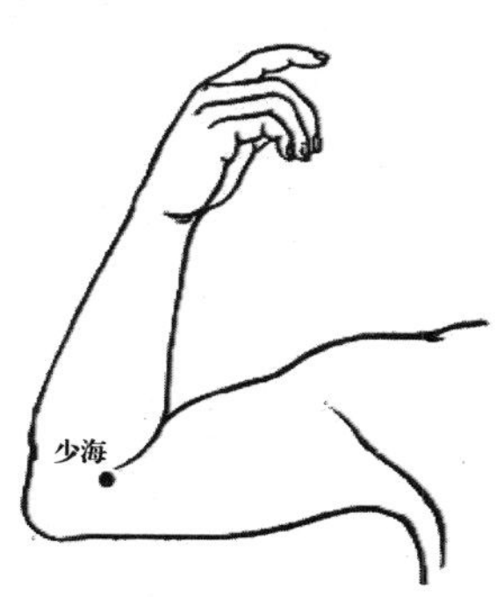

第二十五节 冈上肌肌腱炎

冈上肌起于肩胛骨冈上窝，止于肱骨大结节顶部，其作用主要是上臂外展时的起动。经常大量外展肩部或肩部起动时用力过度，均可使冈上肌发生损伤，导致创伤性炎症，使冈上肌发生退行性改变，冈上肌的血液循环减慢，更容易继发冈上肌肌腱钙化。

推拿手法

1 用柔和的㨰法在患肩的肩外侧治疗，同时配合肩关节外展的被动活动，治疗时间8分钟。

2 拇指按揉肩井、肩髃、肩髎、肩贞等穴位各2分钟。

3 拿肩井及肩关节周围5分钟。

4 患肢被动外展30°，肌肉放松，术者一手托住患肢，另一手拇指在肩峰下肱骨大结节顶部（即痛点）用拨法与按揉法交替治疗5分钟。

5 用肩关节摇法摇动患侧肩关节，约5~10次，幅度由小逐渐增大。

6 用抖法抖上肢，约1分钟。

7 用大鱼际擦法擦肩外侧，以透热为度。

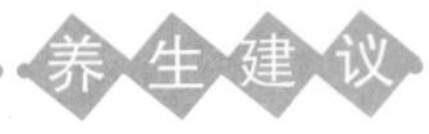

1 急性期手法要轻柔缓和，肩关节适当制动。慢性期手法宜深沉，要配合适当的功能锻炼。

2 在肩峰下拨动时手法要柔和，不宜过分剧烈。

3 注意局部保暖。

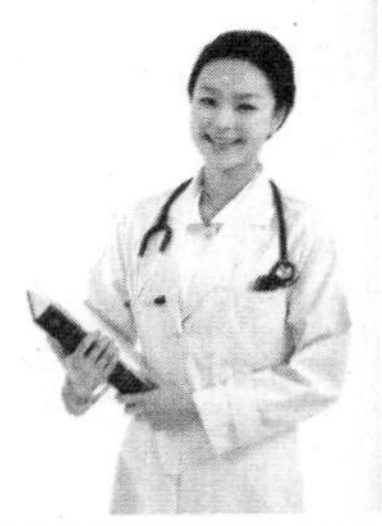

第二十六节 肱骨外上髁炎

肱骨外上髁炎又叫“肘关节劳损”、“肱骨髁上骨膜炎”、“前臂伸肌总腱炎”。本病多因长期劳累，伸腕肌起点反复受到牵拉刺激，引起部分撕裂和慢性炎症而致。常发生于网球运动员等。

推拿手法

1. 用轻柔的㨰法沿前臂背侧治疗，重点在肘部，治疗时间6分钟。

2. 用缓和的拇指按揉法在曲池、手三里穴治疗，每穴2分钟。

3. 用轻快的拿法沿桡侧伸腕肌往返操作3分钟。

4. 用搓法在上肢治疗1分钟左右，重点在前臂。

5. 术者一手握住其肱骨下端，另一手握住其腕部，做对抗牵引，同时握腕部的一手做轻度的前臂旋转和屈伸活动，治疗时间2分钟。

6. 用轻柔的拨法从肱骨外上髁沿前臂桡侧伸腕肌治疗，时间约2分钟。

7. 在压痛点处用拨法治疗1分钟，同时配合肘关节伸屈和前臂旋转的被动活动。

8. 用拇指按揉法按揉前臂桡侧伸腕肌群2分钟。

9. 用擦法沿前臂背侧到肘部治疗，以透热为度。

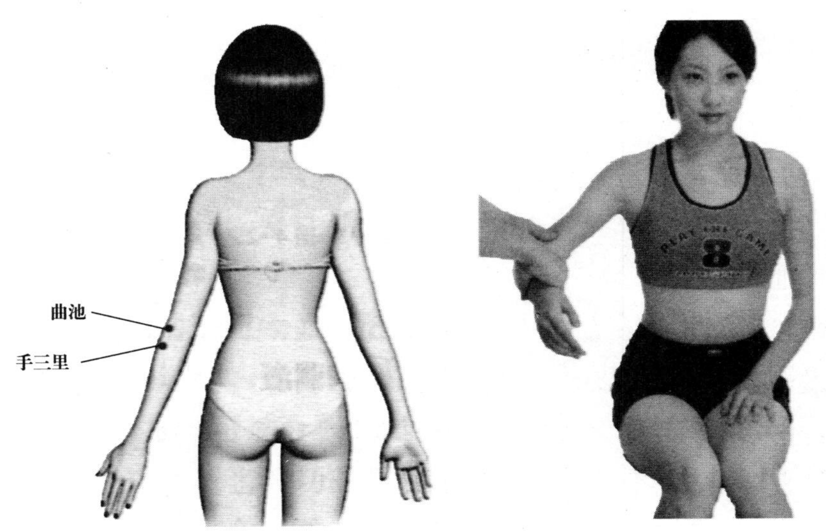

其他疗法

浮针治疗

从上向下，在肘关节上选择进针点，也可从下向上，在肘关节下进针。或者横向进针，第一次治疗时很难一下找出疗效最佳的治疗点。浮针疗法是用一次性的浮针等针具在局限性病痛的周围皮下浅筋膜进行扫散等针刺活动的针刺疗法，是传统针灸学和现代医学相结合的产物，是在继承和发扬古代针灸学术思想、宝贵实践经验的基。础上，结合现代医学，尤其是现代针刺研究的成果，具有适应症广、疗效快捷确切、操作方便、经济安全、无副作用等优点，对临床各科，特别是疼痛的治疗有着较为广泛的作用。

对于肱骨外上髁炎患者的治疗，可以从上向下，在肘关节上选择进针点，也可从下向上，在肘关节下进针。或者横向进针。

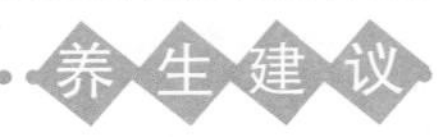

1. 治疗期间腕部不宜做用力背伸活动。
2. 局部注意保暖，不可受寒冷刺激。

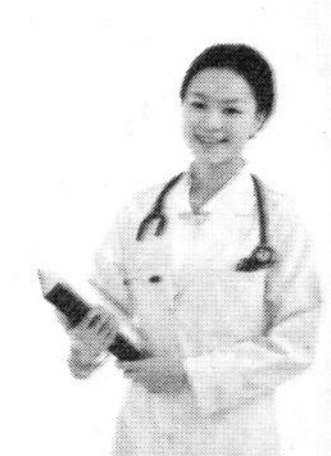

第二十七节 髌下脂肪垫劳损

髌下脂肪垫充填于髌骨、股骨髁下部、胫骨前上缘及髌韧带之间，具有衬垫及润滑作用，充填于关节面不相适合的多余的空间内。本病多因膝部的直接外伤或膝关节长期过度屈伸活动，引起脂肪垫充血、肥厚而致。多见于运动员和膝关节运动较多的人。因无菌性炎症，从而刺激皮神经，出现疼痛；因脂肪垫的肥厚，在膝关节活动时脂肪垫在关节间隙嵌顿，而发生疼痛和关节活动障碍。表现为膝部疼痛，劳累后疼痛加重，膝关节前髌韧带两侧有轻度肿胀。

推拿手法

基本治法：

1. 用轻柔的㨰法在膝关节周围治疗，重点在髌骨下部，时间10分钟。
2. 用拇指按揉法、掌根按揉法在髌骨下治疗，时间8分钟。
3. 拇、食两指点、揉、拔两膝眼处，以酸胀为度，着力不宜过重，治疗时间3~5分钟。
4. 用擦法在膝关节周围治疗，以透热为度，重点在髌骨下部。

脂肪垫嵌顿：

1. 患者仰卧位，屈膝屈髋90°。一助手固定股骨下端，术者双手握持患侧踝部，两者相对牵引，牵引的同时将小腿内外旋转，然后使膝关节尽量屈曲，再缓缓伸直，重复2～3次，然后将患肢伸直。

脂肪垫与髌韧带粘连：

1 患者仰卧位，患膝腘窝下垫一薄枕。

2 用滚法在膝关节周围治疗，时间8分钟。

3 用拨法在髌骨下方、髌韧带两侧做与髌韧带成垂直方向的拨动5分钟，手法可稍重，同时配合膝关节屈伸活动。

4 用拇指按揉法、掌根按揉法在膝关节周围治疗6分钟。

5 用擦法在膝前部应用，以透热为度。

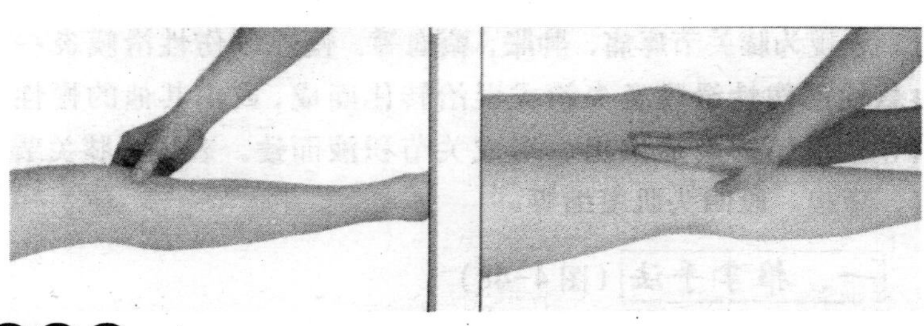

自我推拿

掌揉髌骨四周

双手十指交叉合抱髌骨，用掌根揉动髌骨四周0.5～1分钟。双膝交替进行。

功效：调理气血，滑利关节。

搓擦膝两侧

将双手掌心放在膝关节两侧，来回搓擦0.5～1分钟，以膝部发热为佳。双膝交替进行。

功效：温经通络，利水消肿。

揉按血海穴

将双手拇指指腹放在同侧血海穴上，适当用力按揉0.5～1分钟。

功效：活血化瘀，通络止痛。

对按陵泉

将中指指腹按在同侧阳陵泉穴，拇指指腹按在阴陵泉穴，两指对合用力按揉0.5～1分钟。双下肢交替进行。

功效：温中运脾，利水消肿。

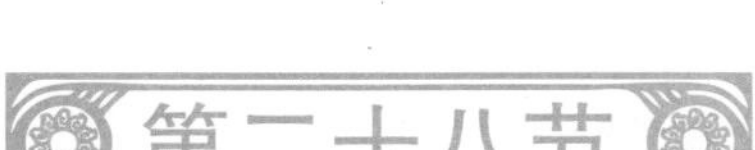

第二十八节 膝关节内侧副韧带损伤

膝关节内侧副韧带又称胫侧副韧带，呈三角形，起于股骨内上髁，止于胫骨内上髁。本病多因膝关节轻度屈曲体位时，小腿骤然外展受伤而引起，也可由于膝关节外侧直接受外力打击而造成。如受外力较轻者，仅发生韧带的部分纤维断裂；若受外力较重或甚重者，则可发生韧带的完全断裂和半月板或十字韧带的合并损伤。

推拿手法

1 用滚法在损伤的局部及其周围治疗，时间8分钟。

2 用拇指按揉法在血海、阴陵泉、三阴交处治疗，每穴2分钟。

3 用掌根按揉法在损伤局部及其周围治疗，时间6分钟。

4 用滚法在损伤局部及其周围治疗，时间5分钟。

5 用擦法在损伤局部及其周围治疗，以透热为度。

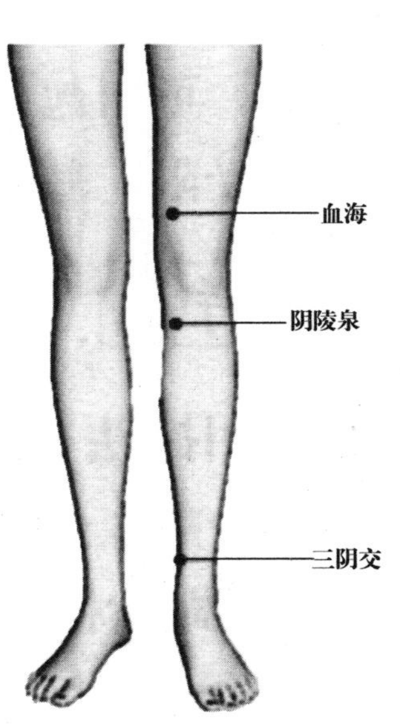

康复指导

1．适度锻炼，可以散步、游泳，但不主张跑步、跳跃等剧烈运动。

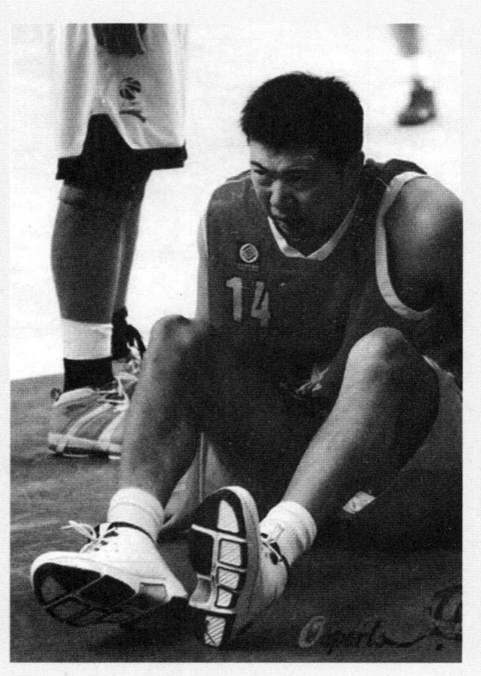

2．可以在坐位练习伸膝踢腿，仰卧位练习直腿抬高两个动作。

3．局部避免受凉，可以适当做温热敷或理疗。

4．理疗康复的要点是：慢慢运动，循序渐进，逐渐增加运动幅度。在理疗（超短波，磁疗，电脑中频）后运动效果更好。

养生建议

1. 新鲜损伤肿痛明显者手法宜轻，日后随着肿胀的消退，手法可逐渐加重。
2. 推拿治疗时应禁忌膝关节的被动运动。
3. 对于内侧副韧带完全断裂者或合并有半月板、十字韧带损伤者，不能用推拿治疗。
4. 患肢制动，不负重4～6周，尽可能地不要屈伸膝关节。

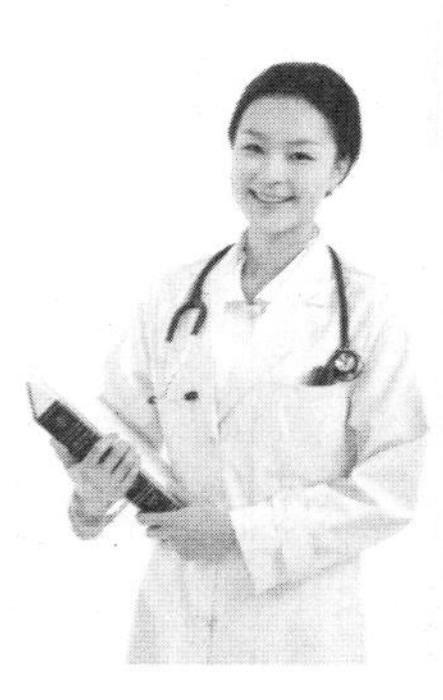

第二十九节 腰椎退行性脊柱炎

腰椎退行性脊柱炎又叫“退行性脊椎炎”、“老年性脊椎炎”、“增生性脊椎炎”、“肥大性脊椎炎”，是中年以后发生的一种慢性退行性病变。本病主要由于椎间盘变性和骨松变引起。椎间盘变性后，椎间隙变窄，并失去其“水垫”的性能，椎体两端不断受到震荡、冲击和磨损。表现为腰部酸痛乏力或胀痛、钝痛、束带感，运动不便。

推拿手法

1 用㨰法施于腰部病变处及腰椎两侧，时间8分钟。

2 用拇指按揉法按揉命门穴2分钟。

3 用拍法拍打腰背及下肢约1分钟。

4 用掌根按揉法沿腰脊柱两侧肌肉自上而下反复施术6~8分钟。

5 用㨰法从腰部到臀部治疗，有下肢牵痛时，用㨰法沿臀部向下至小腿，时间6分钟。

6 如下肢牵痛者，用㨰法施于大腿前侧和外侧，至小腿外侧，上下往返治疗。

7 用拿法拿委中、承山穴，每穴2分钟。

8 用指按法按阳陵泉穴1分钟。

9 用擦法在腰椎及两侧施用，以透热为度。

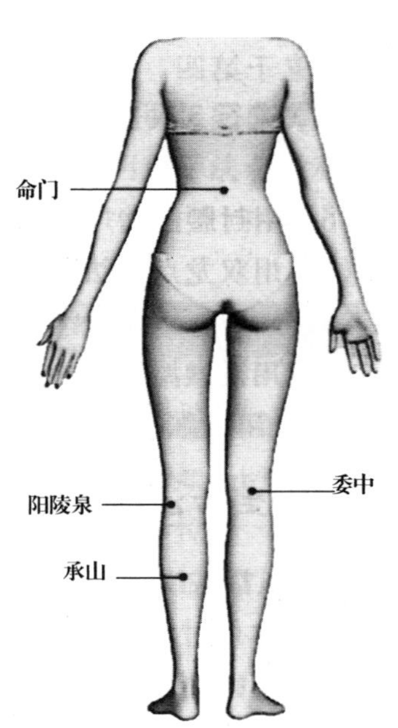

第三十节

指部腱鞘炎

指部腱鞘炎又称“弹响指”、“弹拨指”、“屈指腱鞘炎”，多发生于拇指，其次是中指、无名指的掌指关节。手指频繁活动或长期从事用力握硬物的工作或手掌用力过度，使肌腱与腱鞘长期刺激和摩擦而导致本病。常见症状为掌指关节掌侧酸楚不适，屈伸不到，局部有压痛，可触摸到痛性硬结。

推拿手法

1. 用轻柔的捻法在患指的掌指关节周围往返治疗8分钟，同时配合掌指关节的伸屈活动和环转摇动。
2. 用拨法沿患指的肌腱做垂直方向的拨动5分钟，重点在患部。
3. 术者一手的大拇指和食指捏住患指的远端指骨，另一手捏住患指的掌指关节近端，拇指按住患部，进行拔伸。拔伸时按住患部的拇指稍用劲，并沿肌腱方向来回移动，然后作小幅度缓慢的掌指关节摇动，治疗时间3分钟。
4. 用拇指推法推掌指关节5分钟。
5. 用搓法搓腕部半分钟。

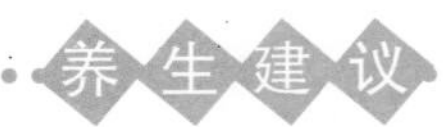

1. 避免掌指关节的过度伸屈和用力握提重物。
2. 局部注意保暖，避免寒凉刺激。

第三十一节 慢性腰肌劳损

慢性腰肌劳损最突出的症状就是腰痛，是慢性腰腿痛中常见的疾病之一。本病主要由于腰部肌肉疲劳过度，如长时间的弯腰工作、习惯性姿势不良、长时间处于某一固定体位等，致使腰部肌肉、筋膜及韧带持续牵拉，日久则导致组织变性、增厚及挛缩，并刺激相应的神经而引起。

主要症状

1. 腰部酸痛或胀痛，部分刺痛或灼痛。
2. 劳累时加重，休息时减轻；适当活动和经常改变体位时减轻，活动过度又加重。
3. 不能坚持弯腰工作。常被迫时时伸腰或以拳头击腰部以缓解疼痛。腰部有压痛点，多在骶棘肌处，髂骨脊后部、骶骨后骶棘肌止点处或腰椎横突处。
4. 腰部外形及活动多无异常，也无明显腰肌痉挛，少数患者腰部活动稍受限。

推拿手法

1. 用较重刺激的㨰法或拳㨰法沿腰部两侧膀胱经，上下往返治疗10分钟。
2. 用较重刺激的拇指按揉法在大肠俞、八髎、秩边穴处治疗，每穴治疗2分钟。
3. 术者双掌重叠按于患者腰部，逐渐深沉下压，并迎随患者呼吸，在其吸气时，突然施以寸劲两手向上提，治疗时间2分钟。
4. 术者在患者腰部进行㨰、揉、按、点等手法后，以一手掌根置于第

四、第五腰椎处，做连续的快速推揉，并突然中止，扬掌进行3次击拍，“叭叭”有声，然后再揉再击，治疗2分钟。

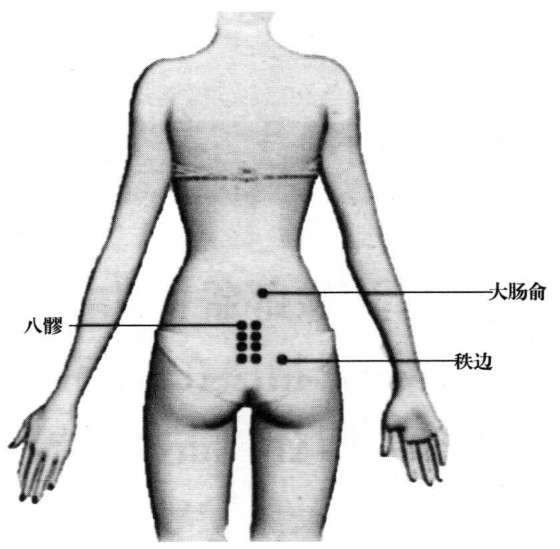

鉴别诊断

1．盘源性腰痛：即椎间盘退变所引起腰痛。表现为下腰正中疼痛，定位模糊，久坐加重，卧床减轻。

2．脊神经后支综合征：脊神经的后支被纤维、腱性组织卡压所致。

3．腰椎峡部裂：腰椎峡部骨质缺损不连续所致，患椎关节突压痛。

4．骨质疏松：下腰痛，活动时加重，腰椎广泛压痛，医生查体和骨密度仪检查可确诊。

养生建议

1. 在日常生活和工作中，注意姿势正确，尽可能变换体位，不要保持一个体位时间过长，不要劳作过久，以免过度疲劳。
2. 宜睡硬板床，每日坚持温热水洗脚。
3. 加强腰背肌肉锻炼，注意腰背部、足部保暖，避免外邪侵袭，节制房事。
4. 可常用热水袋垫腰部。

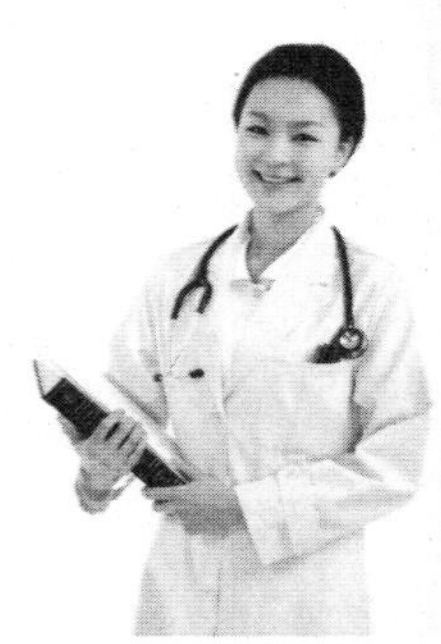

第三十二节 腰部劳损

没有明显外伤史的腰部慢性软组织损伤统称为腰部劳损。它是引起腰痛的最常见的原因，常引起长时间的、时轻时重的、反复发作的疼痛。

劳损性腰痛的共同点是疼痛在气候变化或劳累后加重，休息后减轻，常呈酸楚绵痛；压痛点准确；弯腰工作疼痛加重，改变体位疼痛减轻，多呈模糊的酸胀痛，且范围较广泛。

推拿手法

1 患者俯卧，术者双手置于患者身柱穴处，以掌指关节着力，沿督脉滚至骶尾部止。手法力度轻柔，反复操作2～3分钟。

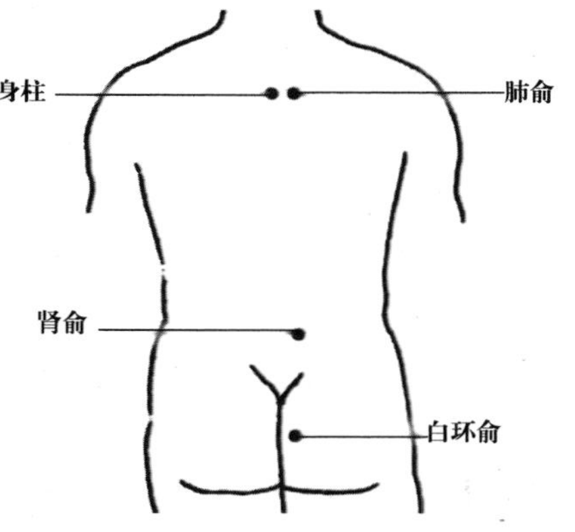

2 术者双手置患者的肺俞穴处，沿膀胱经向下滚至白环俞穴。手法力度深透，治疗3～4分钟。

3 术者双手置于患者双侧肾俞穴处做指揉法，持续操作2～3分钟。

4 术者双手置于患者双侧肾俞穴处，以掌根着力，分推腰背2～3遍，有松解粘连的作用。

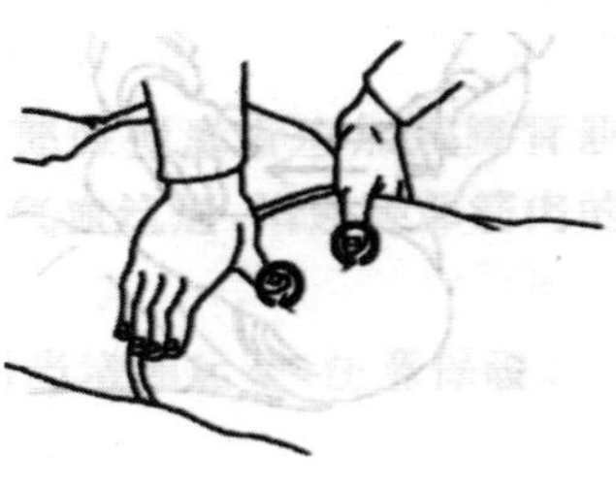

5 术者以拇指或食、中、无名指末节

指腹着力，在患者第2～3腰椎横突旁、髂腰韧带、腰骶关节、髂嵴后部等处做弹拨1～2分钟。

⑥ 术者一手及前臂按住患者双膝部，另一手扶持双小腿下端，尽量屈膝屈髋，使膝接近腹部，足跟接近臀部，并做双髋的屈伸旋转摇晃。

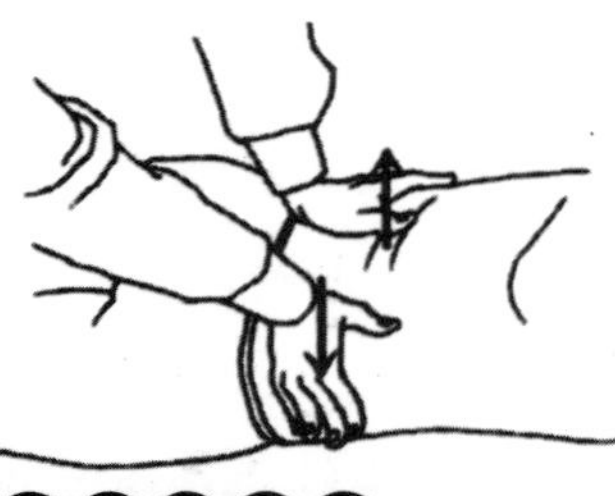

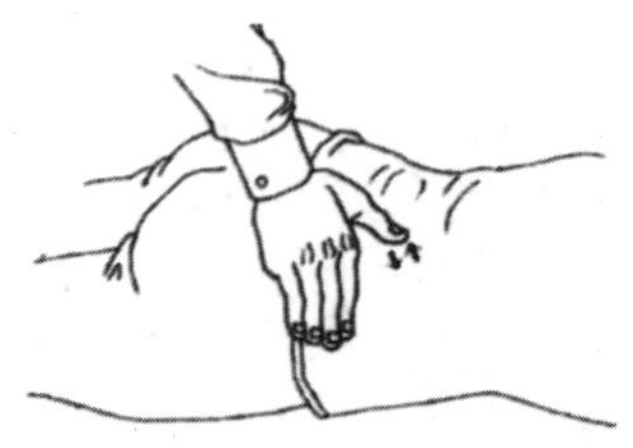

自我推拿与保健

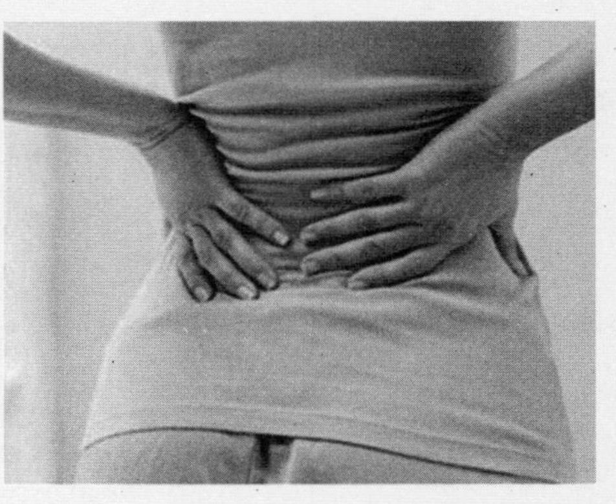

1．腰肌锻炼仰卧保健法：患者取仰卧位，首先双脚、双肘和头部五点支撑于床上，将腰、背、臀和下肢用力挺起稍离开床面，维持感到疲劳时，再恢复平静的仰卧位休息。按此法反复进行10分钟左右，每天早晚各锻炼一次。

2．俯卧保健法：患者采取俯卧位，将双上肢反放在背后，然后用力将头胸部和双腿用力挺起离开床面，使身体呈反弓型，坚持至稍感疲劳为止。依此法反复锻炼10分钟左右，每天早晚各一次。如果长期坚持锻炼，可预防和治疗腰肌劳损和低头综合症的发生和发展。

3．腰背部叩击按摩保健法：患者采用端坐位，先用左手握空拳，用左拳在左侧腰部自上而下轻轻叩击10分钟后，再用左手掌上下按摩或揉搓5分钟左右，一日两次。然后反过来用右手同左手运动法。自己感到按摩区有灼热感，则效果更好，运动后自觉舒服无比。此运动法能促使腰部血液循环，解除腰肌的痉挛和疲劳，对防治中老年性腰肌劳损效果良好。

第三十三节 髋关节骨关节炎

骨关节炎又称骨关节病、退行性关节炎。髋关节是最易发生骨关节病的部位之一，多由退变、外伤、感染、畸形、局部缺血等因素使关节软骨发生病理性损害，继之以机械等因素刺激而发病。

本病按致病因素分为原发型和继发型。原发型患者常无明确病史；继发型患者往往有髋部骨折、脱位史，或髋臼发育不良、股骨头缺血性坏死等病史。

本病多见于中老年人，起病缓慢，最初仅在过度活动或扭伤后出现髋关节酸痛，休息后好转。肌肉痉挛、跛行、局部疼痛、僵硬随病程发展而加重，且频繁发作。寒冷和潮湿都可使疼痛加重，活动受限则疼痛也将减轻，跛行和姿势改变可引起劳损性腰痛。

推拿手法

1. 患者俯卧，术者沿督脉和膀胱经㨰揉，由上至下，双手㨰至骶尾部止，手法力度轻柔，反复操作2～3分钟。在双侧肾俞穴吸定至有明显温热感，反复操作3～4分钟。

2. 体位同上，术者站于患侧，持续㨰揉髋后侧八髎、环跳、承扶穴2～3分钟。然后拿捏八髎、环跳、承扶穴，持续拿捏2～3分钟。

3. 体位同上，术者沿骶髂关节缝由上至下做弹拨，手法力度深透，反复弹拨1～2分钟。

4. 体位同上，术者双手置于患侧梨状肌部，保持深度的按压力，反复弹拨5～6遍。

5 点按秩边、环跳、风市、承扶、殷门、髀关、伏兔、冲门穴。

6 患者仰卧，术者站于患侧，一手扶患膝，另一手握住患者足跟部，使患髋做顺或逆时针方向的旋转活动，反复摇髋3～4遍。

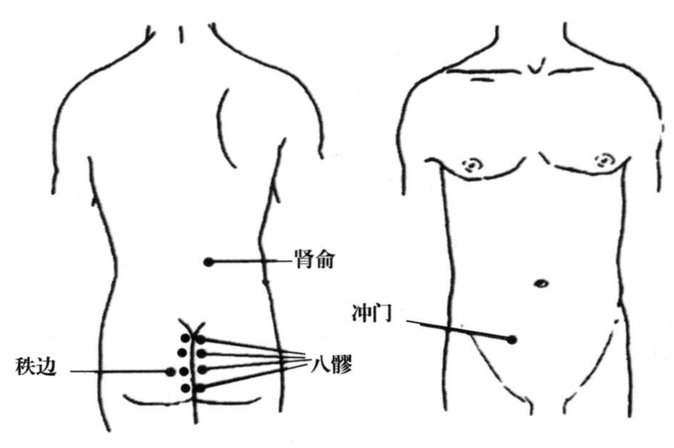

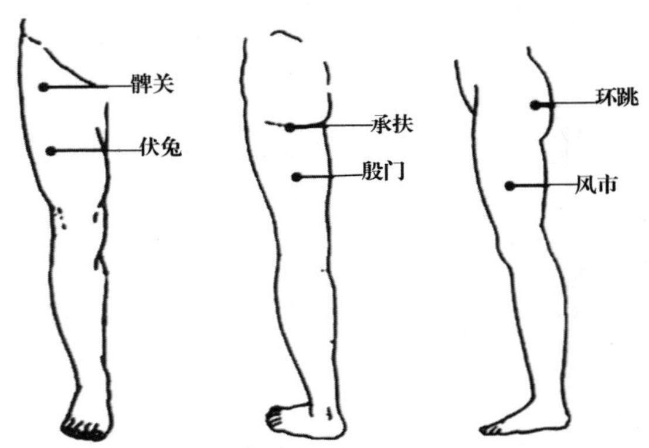

其他疗法

1．全身疗法：对患病关节妥加保护，勿再损伤或过度活动。严重时应休息，身体肥胖者应减轻体重。热敷和按摩可缓解疼痛。

2．药物疗法：活血化瘀的中草药可使症状缓解，病程减慢。若有局限性压痛，可行短期的封闭治疗。

3．手术疗法：如果患者有持续性疼痛或进行性畸形，可考虑手术疗法。

第三十四节 膝关节骨关节炎

膝关节是全身骨关节病较多的部位，本病的主要特点是关节活动时有摩擦音和疼痛。上下楼梯、斜坡，或在早晨起床或从坐位站立时疼痛特别明显，稍活动后症状可减轻，活动过多疼痛又可加重。

推拿手法

1 患者仰卧，术者沿胃经㨰揉膝关节上下，手法力度轻柔，反复操作2～3分钟。在双侧犊鼻穴处吸定至有明显温热感，反复操作3～4分钟。

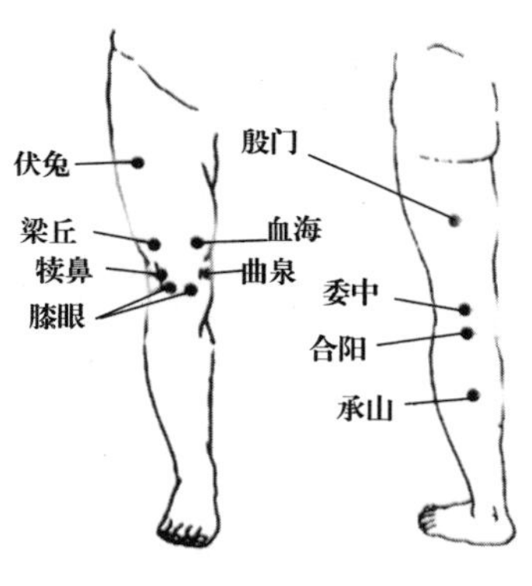

2 患者仰卧，术者手掌心置于患侧髌骨上，以轻柔和缓的力度，做顺或逆时针方向的揉法，持续操作2～3分钟。术者掌根按揉患侧伏兔、梁丘穴处，持续操作2～3分钟。

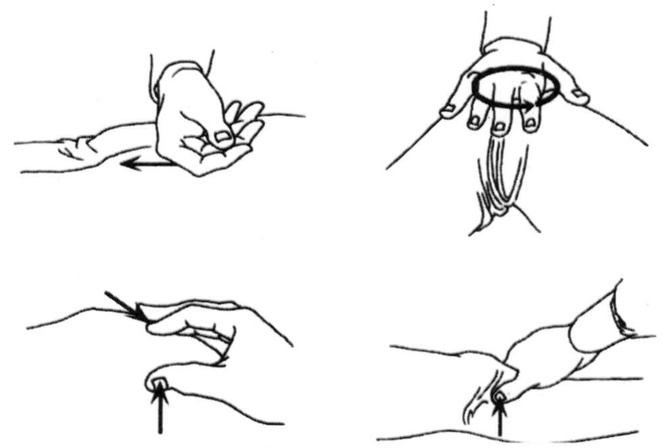

3 体位同上，术者双手拿揉患侧股四头肌肌腱、髌韧带处，持续操作2～3分钟。

4 体位同上，术者弹拨患膝内、外膝眼穴，胫、腓侧副韧带处，手法力度深透，持续分筋1～2分钟。

5 患者俯卧，术者双手指揉患侧殷门、委中、承山穴，弹拨曲泉、血海、犊鼻、委中、合阳穴。

6 患者俯卧，术者左手扶住患侧腘窝上部，右手握患者小腿前侧，做顺或逆时针方向的摇膝2～3分钟。以双手分别置于患侧髌底、髌尖或髌骨两侧，依次做搓法，以局部出现明显温热感为度。

膝关节骨关节炎的日常锻炼

功能锻炼

可促进局部血液循环，保护、增强软组织的弹性及韧性，减少发病机率，延长疾病发作间歇期。膝关节功能锻炼的原则是以主动不负重的活动为主，练习关节活动，增强肌肉力量，以保持和改善关节活动范围，稳定关节的平衡力。

伸膝活动

患者坐于床边或椅子上，将双足平放于地板上，尽量伸直一侧膝关节，并保持伸直位到有酸胀感，再慢慢屈曲膝关节，两腿交替进行，反复5～10次。

屈膝活动

患者俯卧位，双下肢平放于床上，将一侧膝关节屈曲尽力靠向臀部，并保持屈曲位到有酸胀感，再慢慢伸直膝关节，两腿交替进行，反复5～10次。

腘绳肌锻炼

患者仰卧，双下肢平放，将一侧膝关节屈曲尽量贴向胸部，并用手固定大腿，然后逐渐伸直膝关节，当有酸胀感时屈曲膝关节，再慢慢放平。两腿交替进行，反复5～10次。

股四头肌锻炼

患者俯卧，双下肢平放，屈曲一侧膝关节并用毛巾环绕同侧踝部，逐渐向臀部尽力牵拉小腿，持续1～2分钟，两腿交替进行，反复5～10次。

第三十五节 梨状肌综合征

梨状肌综合征是指由于间接外力使梨状肌受到牵拉而损伤，引起局部充血、水肿、肌束痉挛，刺激或压迫坐骨神经所致。梨状肌在臀部中层，作用是使大腿外展、外旋。当大腿用力外旋或梨状肌局部受寒时，梨状肌收缩、增粗，这时，正常生理结构的梨状肌对坐骨神经无明显影响；而梨状肌变异者，由于神经穿过腹肌，当肌肉两束间的间隙减小，压迫了穿过当中的坐骨神经时，就产生了临床症状；也可能由于在负重时，下肢外展、外旋或蹲位变直立位时，使梨状肌过度牵拉，梨状肌损伤，肌腱破裂，肌肉发生保护性痉挛，刺激或压迫坐骨神经而产生临床症状。表现为患侧臀部疼痛、下肢不能伸直。

推拿手法

1 先用轻柔的㨰法、按揉法在臀部沿臀大肌肌纤维的方向治疗，并配合小幅度的下肢后伸的被动活动，以缓解臀大肌的痉挛。然后用拳㨰法、按揉法在臀部沿梨状肌体表投影区治疗，并配合较大幅度的下肢后伸、外展的被动活动，以松弛深层的梨状肌，治疗时间10分钟。

梨状肌

2 在臀部压痛点处用深沉而缓和的拨法，与梨状肌成垂直方向治疗，时间约3分钟。

3 用拇指按法或拇指端点法点按环跳、承扶、阳陵泉、委中、承山等穴，每穴2分钟，以酸胀为度。

4 掌根推运两股外侧上部2分钟。

❺ 在臀部梨状肌体表投影区用擦法治疗，以透热为度。

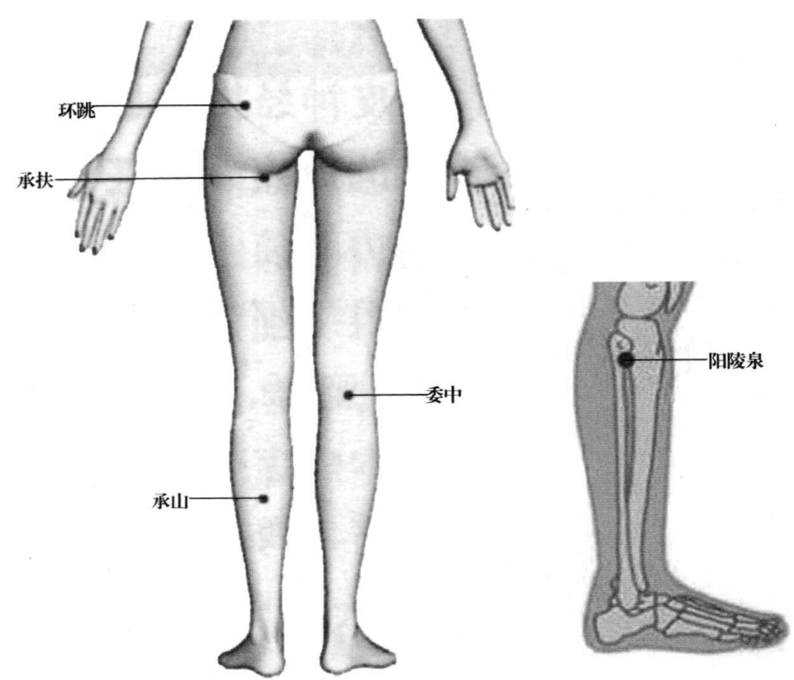

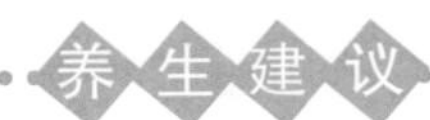

❶ 梨状肌位置较深，治疗时不能因为位置深而用暴力。

❷ 急性期手法宜轻柔，恢复期手法可以稍重。

❸ 在急性损伤时宜卧硬板床休息1~2周。

❹ 注意局部保暖，避免寒冷刺激。

❺ 急性损伤时局部不宜作深度的针刺。

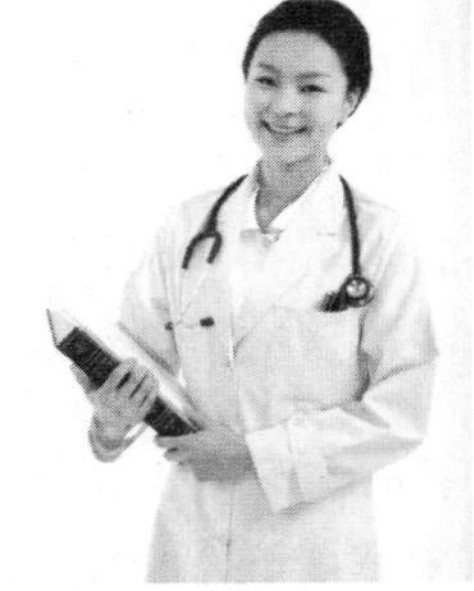

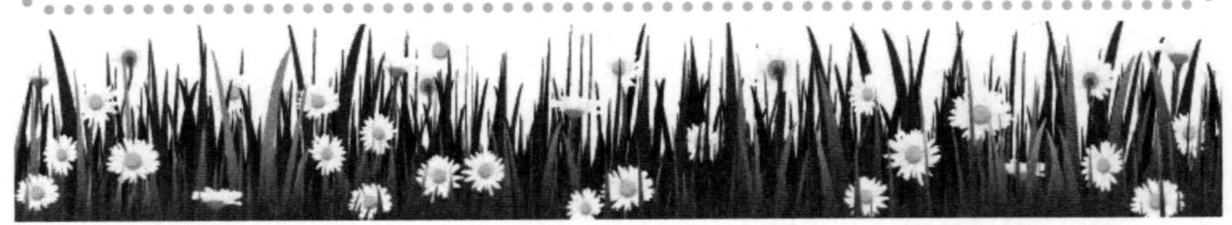

第三十六节 旋后肌综合征

旋后肌起于肱骨外上髁及尺骨，止于桡骨上部外面。旋后肌综合征又称桡管综合征、桡弓综合征、骨间背侧神经卡压痛。多由于肘关节急性外伤后局部软组织纤维化、粘连；或肘关节长期重复性劳动，局部组织受到摩擦和慢性损伤，神经受压而致。大多数患者在肘窝偏桡侧处有压痛。推拿治疗旋后肌腱弓肥厚者效果较好。

推拿手法

旋后肌

1 用㨰法在肘窝处治疗3分钟。

2 用拇指按揉法、掌根按揉法在肘窝处治疗3分钟，重点按揉尺泽与曲泽穴。

3 在前臂内侧、桡侧用㨰法治疗，从肘窝缓慢向腕部方向移动，应用手法的同时配合患侧前臂的被动旋前、旋后动作，治疗时间8分钟。

4 用拇指按揉法按揉手三里、列缺各1分钟，按揉患侧大鱼际、小鱼际及骨间肌3分钟。

5 各手指用捻法治疗共5分钟。

6 嘱患侧上肢自然下垂，术者站在患侧，用搓法上下搓动患侧前臂1分钟。

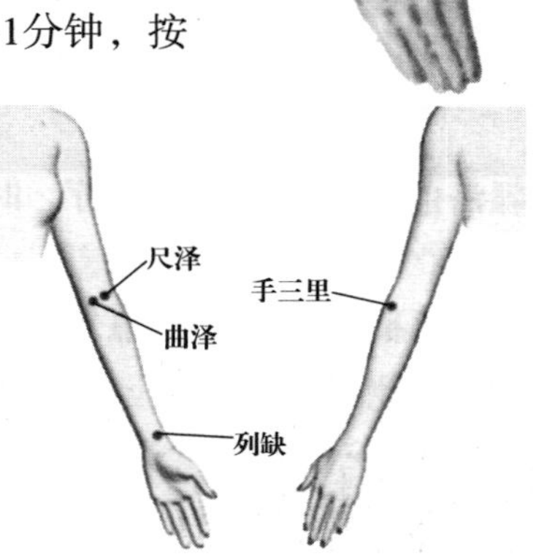

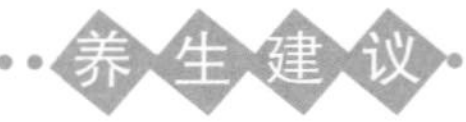

1. 忌食辛辣刺激食物、煎炸烧烤食物、粗糙食物、生冷食物、坚硬食物等。因为辛热刺激性食物，如辣椒、辣酱、洋葱、胡椒粉、咖啡、浓茶等，进入人体后易助热生湿，加重病情，故应忌食。

2. 烟酒也是禁忌品。中医认为酒乃纯阳毒物，与火同性，易助湿生热。

3. 食用含优质蛋白食物和高维生素食物，同时要注意在烹饪中要精工细作，进食时细嚼慢咽。

4. 宜食高维生素食物。新鲜水果的主要成分时葡萄糖和果糖，可以直接为人体吸收。而且它们还含有多种无机盐和微量元素，如铁、铜、钾、钠、镁、锰、磷、硅、铬、镍等，与人体血液中成分相近似，利用率高，有极强的滋补作用。

5. 推拿治疗无效者，建议手术治疗。

6. 注意肢体保暖，适合体育锻炼。

第三十七节 骶髂关节紊乱症

骶髂关节紊乱症是临床常见的导致腰腿痛的原因之一，多发生于青壮年女性。若耽误治疗，可引起持久性下腰痛，也可继发致密性髂骨炎。本病多因突然滑倒，单侧臀部着地或弯腰负重时突然扭闪，使骶髂骨间韧带受到损伤，由于韧带被牵拉，使髂骨滑离与其相对应的骶骨关节面，使关节扭错移位；或发生于胎儿过大的产妇，分娩时扩张骨盆而引起扭伤，甚至出现关节半脱位；或长期弯腰工作或抬举重物，使骶髂关节发生退行性改变，久之发生损伤；或女性妊娠期韧带松弛和伸长，因弯腰和旋转活动而引起扭伤。

推拿手法

1 骶髂关节前错位复位手法：以右侧为例。患者仰卧位，双下肢伸直。助手按压左下肢膝关节。术者站在患者右侧，右手握患者右踝，左手扶按右膝。先屈曲右侧，此时常可听到关节复位响声或手下有关节复位感。

2 骶髂关节后错位复位手法：以左侧为例。俯卧单髋过伸复位法：患者俯卧床沿，术者站在患者左侧，右手托患肢膝上部，左掌根压左骶髂关节。先缓缓旋转患肢5～6次，然后尽可能上提患者左侧大腿过伸患肢，左手同时用力下压骶髂关节，两手成相反方向扳按，此时可听到关节复位响声或手下有关节复位感。

3 侧卧单髋过伸复位法：患者右侧卧位，患肢在上，健肢在下自然伸直。术者站在其后，右手掌根顶推患侧髂后上嵴，左手握左踝。先小幅度过伸患肢，然后左手拉左踝使患肢过伸，右手同时顶推髂后上棘，两手向相反方向推拉，此时可听到关节复位响声或手下有关节复位感，最后嘱患者做患肢蹬空动作。

其他疗法

治则：舒筋通络，活血散瘀，松解粘连，理筋整复。

部位及取穴：骶髂关节部、臀部；八髎、秩边、环跳、委中。

手法：按揉法、按法、压法、扳法、擦法、髋关节被动运动。

操作：

骶髂关节扭伤治法

施㨰法于骶棘肌和骶髂关节及臀部2～3分钟；在患侧骶髂关节处重点施拇指按揉2～3分钟；指按或指压八髎、环跳、秩边等穴各1～2分钟，以酸胀为度，从而达到解痉止痛之目的。待肌肉痉挛解除后，配合髋关节后伸和外展的被动运动1～2分钟。下肢疼痛者，加㨰法施于下肢2～3分钟；擦患处，以透热为度。

骶髂关节错位或半脱位治法

整复向前扭转错位的方法：①患者健侧卧位，身体靠近床边，健侧下肢伸直，患侧屈膝屈髋。术者面对面站立，一手按住患肩向后固定其躯体，另一手按住患膝向前向下做最大限度揿压，借助杠杆作用，可使骶髂关节错动而复位。②患者仰卧位。术者站于患侧，在做髋膝关节屈曲至最大限度的同时，于屈髋位做快速伸膝和下肢拔伸动作，反复3～5次。

整复向后半脱位的方法：①患者健侧卧位，健侧下肢伸直，患侧屈髋屈膝。术者站在身后，一手向前抵住患侧骶髂关节，一手握住患侧踝部，向后拉至最大限度的同时，两手做相反方向的推拉。②患者俯卧位。术者站于患侧，一手向下压住患侧骶髂部，一手托起患侧下肢，两手对称用力，使患侧下肢后伸至最大限度，然后两手同时用力做相反方向的骤然扳动，此时，可听到复位关节的响声。

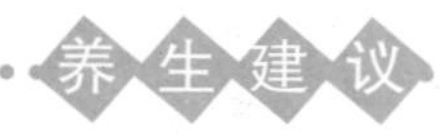

1. 卧硬板床，避免久坐。
2. 腰部注意保暖。

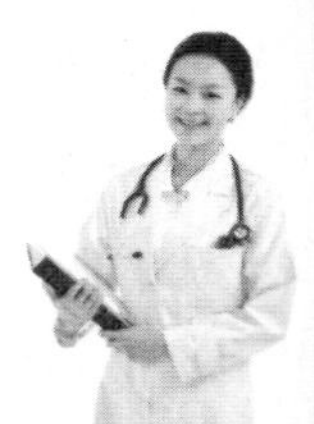

第三十八节 肱二头肌长头腱鞘炎

肱二头肌长腱腱鞘炎是经常用力做肩部外展外旋活动，加剧了肌腱与腱鞘的摩擦，造成腱鞘滑膜层的慢性损伤、腱鞘滑膜层发生水肿，使腱鞘变窄而发生本病，也可因中年以后发生退行性改变，结节间沟粗糙或变窄，肩部外展外旋活动时加剧了肌腱与腱鞘的摩擦而发生本病。

症状是肩前部或整个肩部疼痛、活动时疼痛加剧，在外展外旋肩部或屈肘伸肩位时（如提物姿势）疼痛更甚，喜欢内收内旋位。肩关节活动受限。在肱骨结节间沟部位有压痛。

推拿手法

1 用深沉缓和的㨰法、按揉法沿三角肌纤维方向治疗，同时配合肩部外展的被动活动，幅度由小到大，治疗时间10分钟。

2 用柔和的拿法在肩部沿三角肌向下经上臂到肘部治疗，重点在三角肌前部、肱二头肌、肘部桡骨粗隆部（桡粗相隆是肱二头肌止点。桡骨小头下方较细的部分为桡骨颈，其下内侧有一较明显的隆起为桡骨粗隆），治疗时间8分钟。

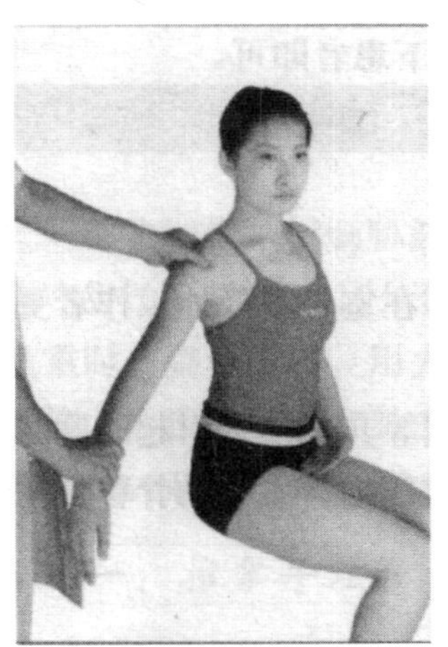

3 术者一手托住患肢，并做轻度的患肢外展内收活动，另一手沿肱二头肌长头做轻巧而柔和的拨动3分钟。

4 用抖法抖患肢半分钟。

第三十九节 正中神经损伤

正中神经由颈5～颈8与胸1神经根的纤维构成，从臂丛神经外侧束分出的外侧根和从内侧束分出的内侧根，二者共同组成正中神经。主要支配旋前圆肌、桡侧腕屈肌、掌长肌以及手内桡侧半的大部分肌肉和手掌桡侧皮肤感觉。本病多由于切割伤、碾轧伤及肩关节脱位、肘关节外伤、桡骨骨折、肱骨骨折、腕横韧带或肿瘤压迫等所致。

推拿手法

1. 用㨰法、拿法在上肢屈肌群治疗5分钟。

2. 用三指拨法拨动极泉穴半分钟。

3. 用拇指按揉法按揉曲泽、郄门、内关穴各1分钟，按揉大鱼际、小鱼际穴各2分钟。

4. 用捻法捻拇指、食指和中指3分钟。

5. 在上肢屈肌群用擦法治疗，以温热为度。

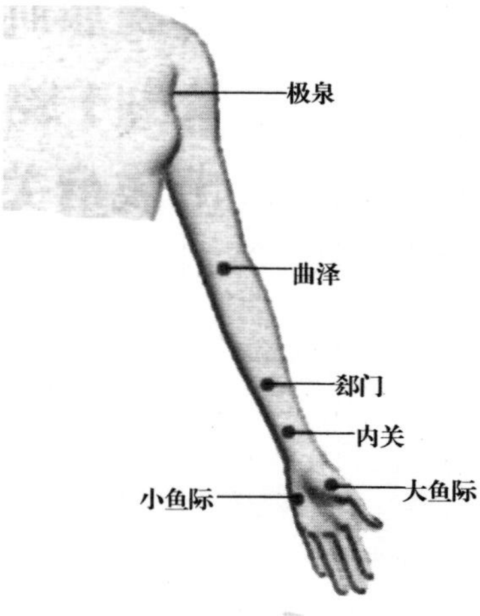

6. 用拇指按揉法按揉颈4～胸1棘间旁的软组织3分钟。

7. 用擦法擦颈4～胸1棘间旁的软组织，以温热为度。

极泉
曲泽
郄门
内关
小鱼际
大鱼际

第四十节 肩峰下滑囊炎

肩峰下滑囊分为肩峰下囊和三角肌下囊，肩峰下囊位于肩峰下面，三角肌下囊位于三角肌的深面，作用是减少肱骨大结节与肩峰及三角肌之间的摩擦。急性滑囊炎多因外力直接作用于三角肌，使其深层的滑囊损伤而导致；慢性滑囊炎多因滑囊变性而导致。40岁以后滑囊容易发生变性，冈上肌肌腱在肩峰下滑囊的底部，同时冈上肌腱发生慢性劳损或退行性病变时，更促使肩峰下滑囊退行性改变而发生损伤。表现为肩外侧深部疼痛、肩关节活动受限，也可只限局部肿胀和肌肉萎缩。

推拿手法

基本治法：

1. 用拇指点法或按法点按肩井、肩髃、臑俞、臂臑、曲池等穴，各1分钟，由轻而重进行。
2. 用拇指或掌根按揉三角肌部位3～5分钟。
3. 用摇法摇动肩关节：术者一手拇指按压患者臑俞，其余四指按压在肱骨大结节处，另一手托握住肘关节，做肩关节向前和向后摇动，各8～10圈。
4. 用抖法抖患侧上肢，约1分钟。
5. 用㨰法施于患侧肩部周围，约2分钟，同时配合肩关节的被动活动。
6. 用拿法拿肩井及三角肌，约2分钟。
7. 用大鱼际擦法擦肩前方，以透热为度。

急性滑囊炎

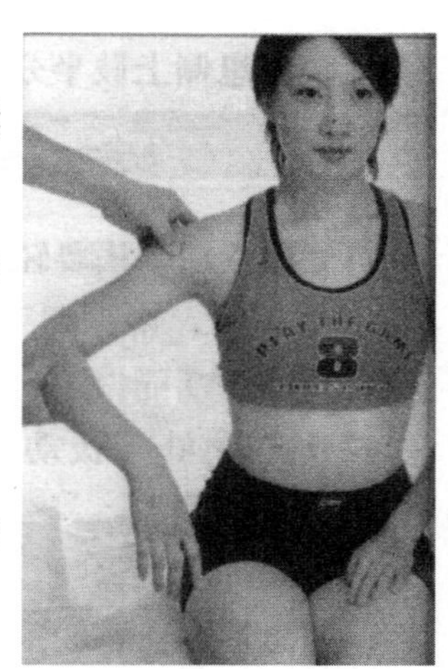

① 用柔和、缓慢的拇指按揉法、掌根按揉法在患肩的肩峰下及三角肌部位治疗6分钟。

② 提拿肩周5分钟；用轻柔的擦法沿三角肌方向应用，以透热为度。

慢性滑囊炎

① 用深沉的㨰法在肩峰下及三角肌部位治疗，同时配合上臂的内收、外展及旋转运动，治疗时间5分钟。

② 用深沉缓和的按揉法在肩峰下及三角肌部位治疗2分钟。

③ 用深沉缓和的拿法在肩关节周围治疗2分钟。

④ 用轻柔的拨法在肩峰下及三角肌部位治疗1分钟，这时上臂保持略外展位。

⑤ 用摇臂抻抖法治疗2分钟。

⑥ 用搓法、抖法在患肩及患侧整个上肢各治疗半分钟。

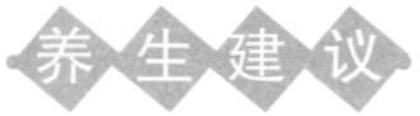

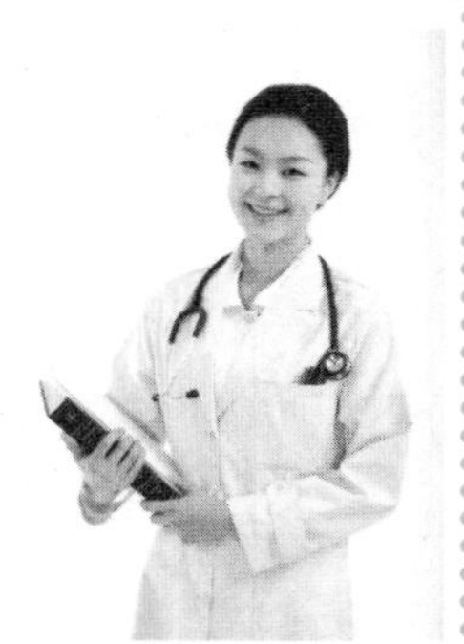

① 急性期治疗手法宜轻柔，切不可用力下压患部体表，以免加重滑囊损伤；慢性期手法可以稍重，但在用拨法时，用力也不宜过猛。

② 有粘连而致关节活动受限者，在治疗时要加强肩关节各方向的被动运动，逐渐改善关节的活动范围。

③ 患肩不可过分强调制动，急性期可作适当的轻度活动，慢性期则应进行适当的功能锻炼。

④ 局部注意保暖，以提高疗效。

第七章

儿科疾病

第一节 脱肛

由于小儿先天不足，病后体弱或因泻痢日久，耗伤正气，气虚下陷，托举无力，导致直肠脱垂。

推拿手法

基本治法：

1 用拇指按揉法按揉百会穴100次。

2 用掌揉法揉丹田100次。

3 用掌环摩法摩腹100次。

4 用拇指按揉法按揉足三里穴100次。

5 用中指指端按揉龟尾300次。

6 将患儿置于仰卧位。医生将双掌搓热敷于患儿的小腹部，从脐部至耻骨边缘，沿任脉进行提捻法。

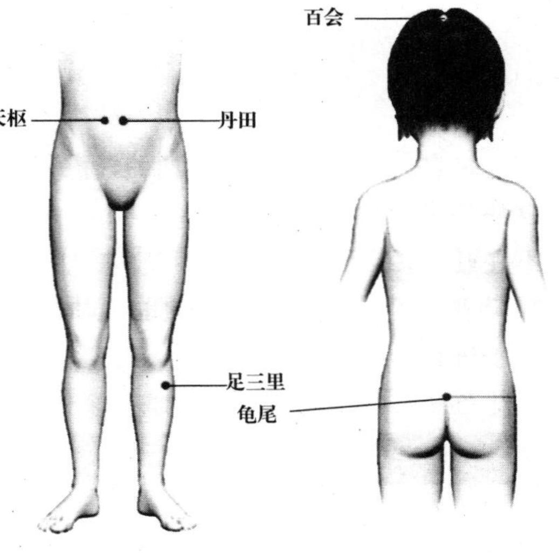

7 掌揉大腿内侧，从阴廉至箕门穴进行连续压迫法，反复按摩。压时至局部有酸胀感为宜。再用双手拇指分别点揉双侧带脉穴。

8 将患儿置于俯卧位。医生用双掌从背部到腰骶部沿足太阳膀胱经

1、2侧线进行掌揉法。

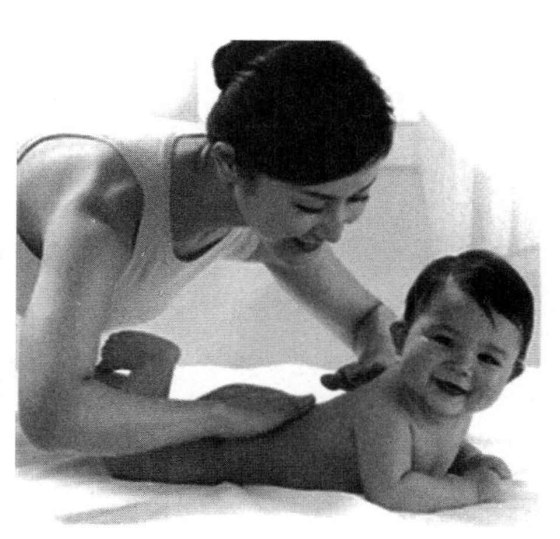

⑨ 点揉脾俞、肾俞、至阳、命门等穴。

⑩ 搓腰骶部，至局部有温热感为宜。

⑪ 用指背在八髎穴部行轻拍法。

⑫ 将患儿置于正坐位。揉点百会穴，拿肩井。

辨证加减：

① 虚证脱肛者，加补脾经300次，补大肠100次，补肾经300次，推上七节骨100次，捏脊3～5遍。

② 实证脱肛者，加推六腑100次，清胃经100次，清大肠100次，清小肠100次，揉天枢50次，推下七节骨100次。

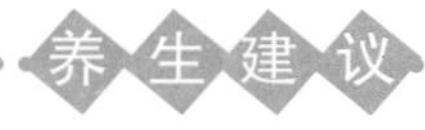

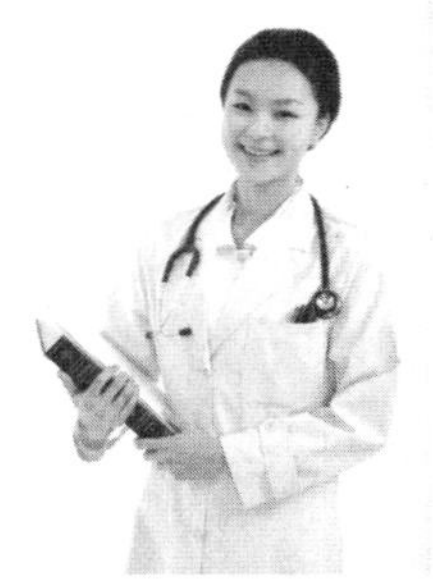

① 每次大便后应用温开水将肛门洗净，在将脱出的直肠托回时，更应注意清洁，并防止擦伤而引起感染。

② 在推拿治疗期间，小儿应避免蹲位排便，可采用侧卧或仰卧位排便，这样直肠不易脱出。

③ 患儿平时大便时间不能太长，便后即令起立。

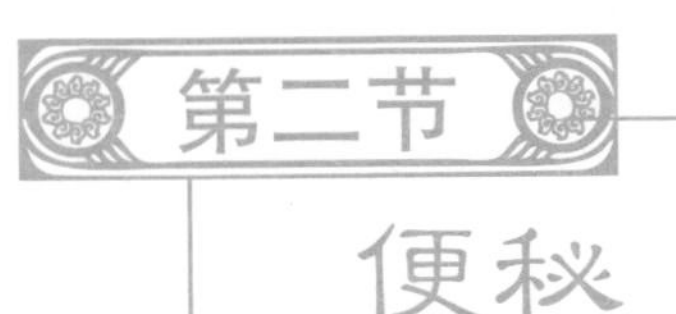

便秘是指大便秘结不通，排便时间延长或欲大便而艰涩不畅的一种病症，是小儿常见病之。

推拿手法

1 实证：清大肠100次，推六腑200次，运内八卦100次，按揉阳池穴100次，摩腹100次，按揉足三里穴100次，推下七节骨100次，搓摩胁肋50次。

2 虚证：补脾经300次，清大肠100次，推三关300次，揉上马100次，按揉阳池穴100次，揉肾俞穴30次，捏脊3～5遍，按揉足三里穴100次。

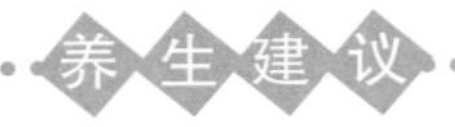

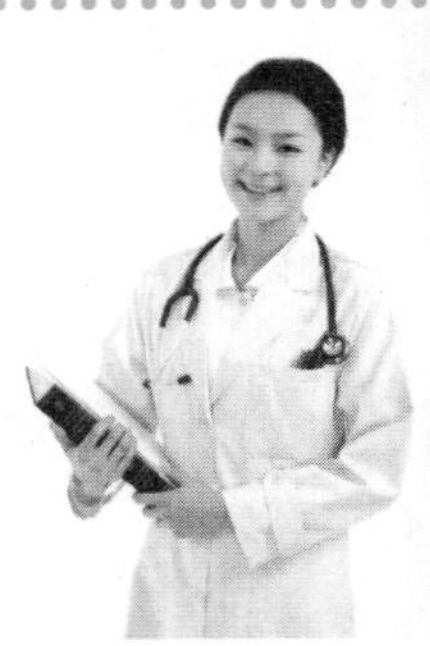

1. 对于先天性巨结肠等器质性病变引起者，不属推拿治疗范围。
2. 小儿多吃一些粗糙的食物，如杂粮、蔬菜、含纤维多的食品。
3. 让小儿养成定时排便的习惯。
4. 脾胃虚弱、少食而便少者应注意补养胃气。
5. 推拿治疗对于实证便秘疗效颇佳。虚证便秘病程长，则需较长时间治疗，必要时可配合药物治疗。

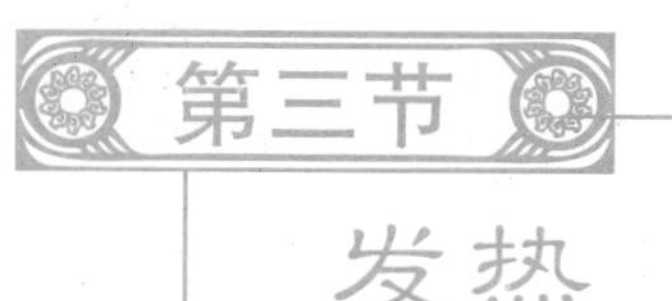

第三节 发热

一般小儿正常肛温为36.9～37.5℃，肛温比口温约高0.5℃，腋温比口温约低0.5℃。小儿体温一般以肛温为宜。如果小儿在卧床休息时，所测得的肛温超过了37.5℃则认为是发热。

推拿手法

基本治法：

1. 推或清天河水300次。
2. 推六腑300次。
3. 分推腕阴阳100次。
4. 指揉内劳宫200次。
5. 清肺经300次。
6. 掐总筋30次。
7. 推小横纹50次。
8. 推天柱穴150次。
9. 中指按揉肺俞穴100次。
10. 推脊部50次，从患儿的大椎穴推到龟尾穴。

辨证加减：

1. 外感发热属风寒者，加推攒竹50次，推坎宫50次，揉太阳30次，推三关300次，揉二扇门50次，补肾经100次，补脾经100次，拿风池5次，拿肩井5次。外感发热属风热者，加开天门50次，推迎香30次，推坎宫30

次，运太阳50次，运耳后高骨30次，退六腑300次。

2 肺胃实热者，加清胃经300次，清大肠100次，水底捞明月200次，揉中脘100次，揉天枢100次，逆时针方向摩脐周200次，掐揉足三里100次，推下七节骨50次。

3 阴虚发热者，加补脾经300次，补肺经300次，补肾经300次，揉内劳宫100次，揉二人上马100次，按揉足三里100次，推涌泉100次。

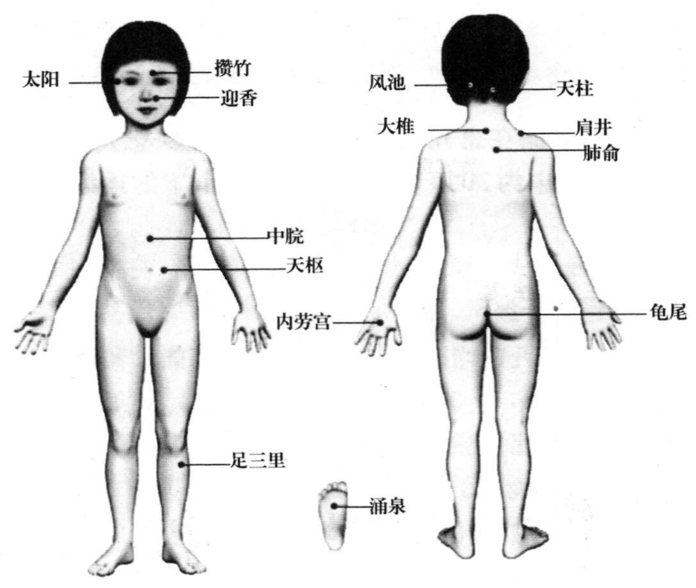

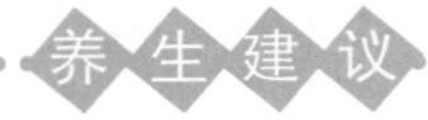

1 对严重的高热小儿，要给予药物降温，静脉补液等治疗。

2 小儿在发热期间，其饮食要富于营养，易于消化。

3 加强护理，避免风寒侵袭。

4 发热且高烧不退，可一日推拿2～3次。

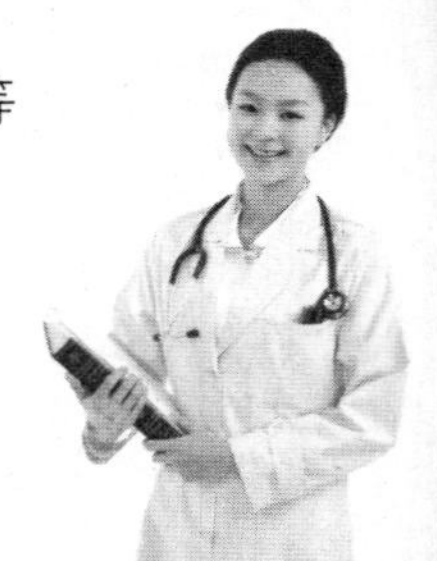

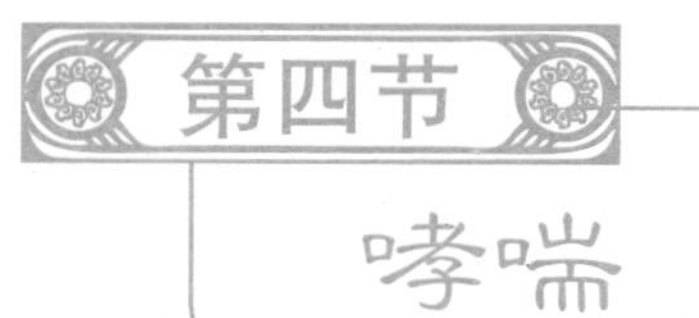

第四节 哮喘

哮喘是小儿常见的一种呼吸道疾病。临床上常以阵发性呼吸困难，呼气延长，喉间有哮鸣音，严重时以张口抬肩、难以平卧为特征，好发于春秋季节。气候突变、寒温失宜、饮食不当等为本病诱发因素。

推拿手法

基本治法：

清肺经200次，揉膻中穴100次，揉天突穴30次，搓摩胁肋50次，揉肺俞100次，运内八卦100次。

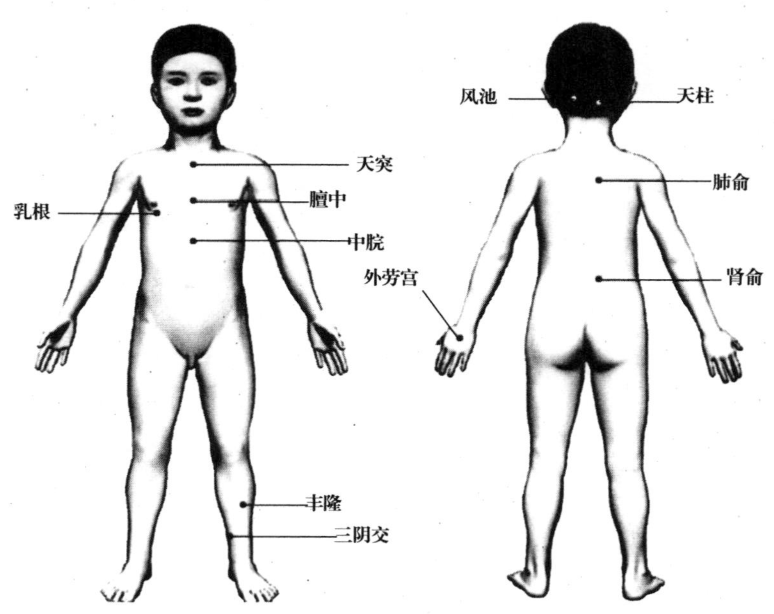

辨证加减：

1 发热者，加清天河水300次。

2 寒喘者，加按揉风池1分钟，推三关300次，揉外劳宫100次，揉乳旁30次，揉乳根30次，擦背部，以温热为度，按揉三阴交穴1分钟。

3 热喘者，加掐总筋5次，清大肠100次，退六腑200次，分推膻中100次，推天柱100次，捏脊50次，揉丰隆1分钟。

4 久病阳虚者，加补脾土200次，补肾经200次，清肺经改为补肺经200次，推小肠100次，推三关300次，摩胁50次，摩中脘100次，揉丹田50次，揉肾俞30次。

自我推拿

按揉丰隆：此穴在小腿前外侧，外膝眼(膝盖外下方凹陷处)与外踝尖连线的中点处。按摩此穴能和胃气、化痰湿、清神志，治疗咳嗽、眩晕、腹痛、下肢痛、咽喉肿痛等症。

点按少商：此穴在拇指末节桡侧(即手背朝上远离食指的一侧)，距指甲根角0.1寸处(约0.1厘米)。用拇指指腹先后点按两侧少商穴各1～2分钟。按摩此穴能通经气、苏厥逆、清肺逆、利咽喉，治疗咳嗽、气喘、咽喉肿痛、呼吸衰竭、卒中昏迷等症。

按揉鱼际：此穴在第1掌骨中点之桡侧，赤白肉际处(即手背与手掌皮肤相交接处)。用拇指指腹先后按揉两侧鱼际穴各1～2分钟。按摩此穴能散风化痰、清肺利咽，治疗咳嗽、气喘、头痛、咽喉肿痛等症。

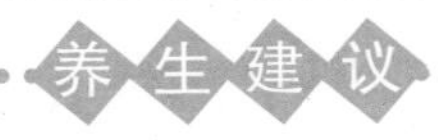

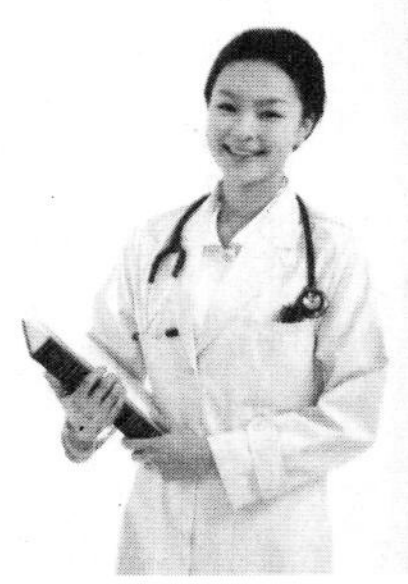

1 体弱或有佝偻病者应适当补充营养。

2 饮食一般不忌口，但避免食用有明显诱发哮喘发作的饮食。

3 哮喘发作时应注意休息。

4 及时增减衣服，避免感冒。

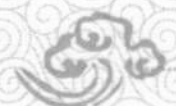

第五节 腹痛

腹痛是一种小儿常见的病症。本节所述腹痛主要为腹部受寒或由于乳食停滞，或由于虫积腹中，扰乱气血引起的腹痛，而不包括外科急腹症之腹痛，治疗时需特别注意，以防贻误病情。

推拿手法

1 寒痛：补脾经300次，揉外劳宫穴100次，推三关300次，摩腹100次，揉一窝风100次，拿肚角5次，揉脐100次。

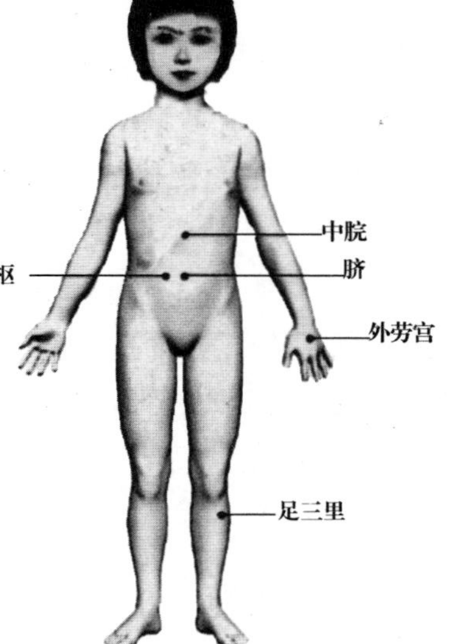

2 伤食痛：补脾经300次，清大肠100次，揉板门100次，运内八卦100次，揉中脘穴100次，揉天枢穴50次，分腹阴阳50次，拿肚角5次。

3 虫痛：揉一窝风100次，揉外劳宫100次，推三关300次，摩腹100次，揉脐100次。

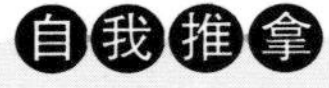

预备式

平卧床上，双目微闭，呼吸调匀，右手掌重叠于左手背上，将左手掌心轻轻放在下腹部，静卧1～3分钟。

团摩脐周

右手掌心叠放在左手背上，将左手掌心放在肚脐下，适当用力作顺时针绕脐团摩腹部0.5～1分钟。以腹部发热为佳。

功效：温经散寒，调理气血。

团摩下腹

右手掌心叠放在左手手背上，将左手掌心轻轻放在下腹部，适当用力作顺时针、逆时针环形摩动0.5～1分钟，以皮肤发热为佳。

功效：益气壮阳，交通心肾。

推腹中线

右手掌心叠放在左手背上，将左手掌根按在剑突下，适当用力从剑突下沿腹中线向下推至脐部，反复操作0.5～1分钟。

功效：健脾和胃，调理气血。

掌揉关元穴

右手掌心叠放在左手背上，将左手掌心紧贴在关元穴，适当用力按揉0.5～1分钟。

功效：益气壮阳，调理气机。

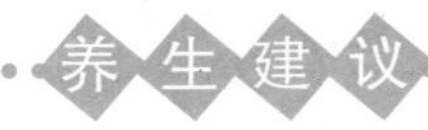

1. 必须及早明确诊断。
2. 让患儿卧床休息，并加强护理，注意保暖。
3. 饮食宜清淡，给予富有营养且易消化的食物，勿暴饮暴食或过食生冷。
4. 推拿对一般功能性腹痛疗效较好；对虫积腹痛，推拿只能止痛，根治必须服驱虫药；对器质性病变引起的腹痛可用推拿止痛，但常需做其他处理，如外科手术治疗等，以免贻误治疗。

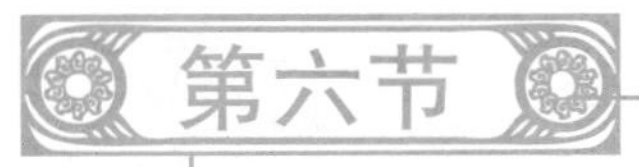

第六节 肠绞痛

肠绞痛以突然发作的阵发性腹痛及发作间歇期缺乏异常体征为特点，好发于3～4个月以内的婴儿。本病诱因较多，如吞咽空气过多，或喂乳过量，或奶中含糖太多，或食用冷食，或局部受凉，或情绪变化（恐惧、兴奋、愤怒），或上呼吸道感染，或消化不良以及肠寄生虫毒素的刺激等，以至于副交感神经兴奋引起肠壁平滑肌强烈收缩，发生一过性肠痉挛，暂时阻断肠内容物通过，使近端肠管强力蠕动而形成绞痛。腹痛随着肠管蠕动的加强而有阵发性加剧。经过一定时间的痉挛后，肠壁肌肉自然松弛，症状缓解，但以后可复发。有些小儿经过几天的短时间肠绞痛发作后，可突然发展为肠套叠。

推拿手法

1. 用掌环摩法在患儿脐部及其周围的腹部进行治疗，持续时间6分钟。
2. 用掌揉法在上述部位治疗3分钟。
3. 分推腹阴阳100次。
4. 分推腕阴阳200次。
5. 掐揉一窝风30次。
6. 推四横纹，每处依次各推20次。
7. 补脾经300次。
8. 用拇指按揉法按揉合谷、足三里穴各1分钟。
9. 用中指指端按揉背部膀胱经第一侧线上的各个腧穴，自上而下依次进行，治疗时间5分钟，重点按揉脾俞、胃俞、大肠俞穴。

⑩ 用捏脊法，自龟尾穴起，由下向上，至大推穴止，治疗3～5遍。

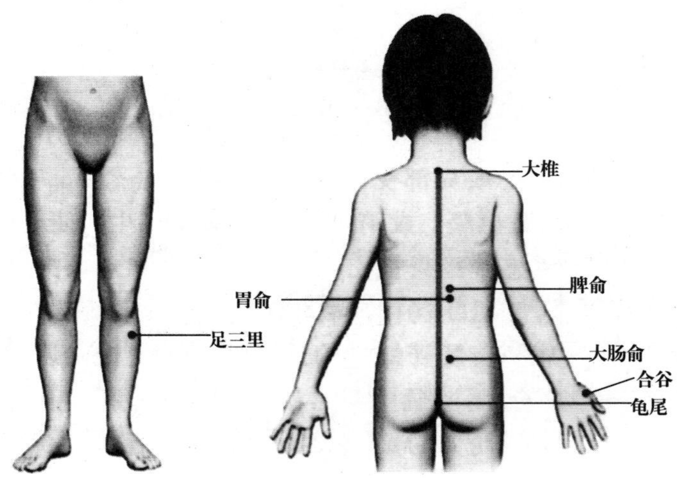

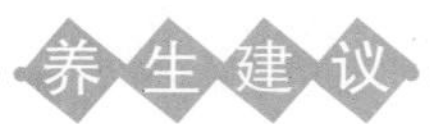

简单治疗方法

当婴儿肠绞痛发作时，应将婴儿竖抱头伏于肩上，轻拍背部排出胃内过多的空气，并用手轻轻按摩婴儿腹部，亦可用布包着热水袋放置婴儿腹部使肠痉挛缓解，如婴儿腹胀厉害，则用小儿开塞露进行通便排气，并密切观察婴儿，如有发热、脸色苍白、反复呕吐、便血等则应立即到医院检查，不可耽误诊治时间。

养生建议

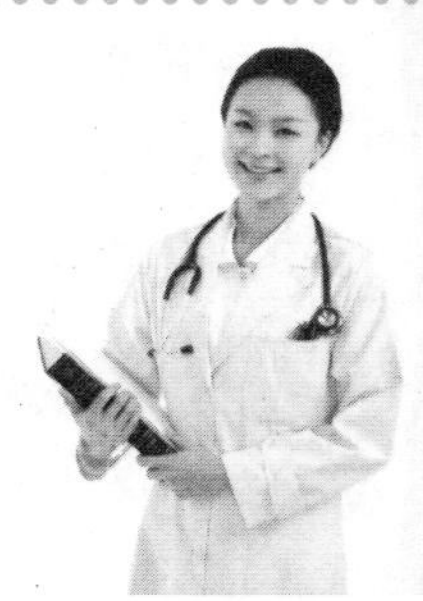

1. 推拿治疗本病时，需对患儿进行细致的体检，并询问家长小儿腹痛发作时的情况以及给予实验室检查，以排除外科的急性感染性疾病。
2. 进食要定时定量，勿暴饮暴食及过食生冷、寒凉食物。
3. 注意腹部保暖。

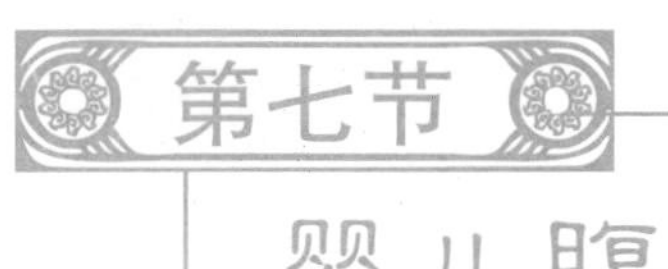

第七节 婴儿腹泻

婴儿腹泻是以大便次数增多，粪质稀薄或如水样为其主症。四季皆可发生，尤以夏、秋两季为多见。

推拿手法

基本治法：

1. 用掌揉法在患儿的脐部及脐以下的部位治疗5分钟。
2. 补脾经100次。
3. 按揉足三里穴2分钟。
4. 揉龟尾100次。
5. 推上七节骨50次。
6. 捏脊5~6遍。

辨证加减：

1. 寒湿泻者，加揉外劳宫穴100次，补大肠100次，推三关300次。
2. 湿热泻者，加清脾经200次，清大肠50次。
3. 伤食泻者，加揉板门50次，清胃经100次，清大肠100次，按揉天枢50次。
4. 脾虚泻者，加补脾经200次，补大肠100次，推三关300次，揉脾俞、胃俞穴各50次。
5. 脾肾阳虚者，加补脾经300次，补肾经300次，揉肾顶100次，擦肾俞、命门、八髎穴，以温热为度。

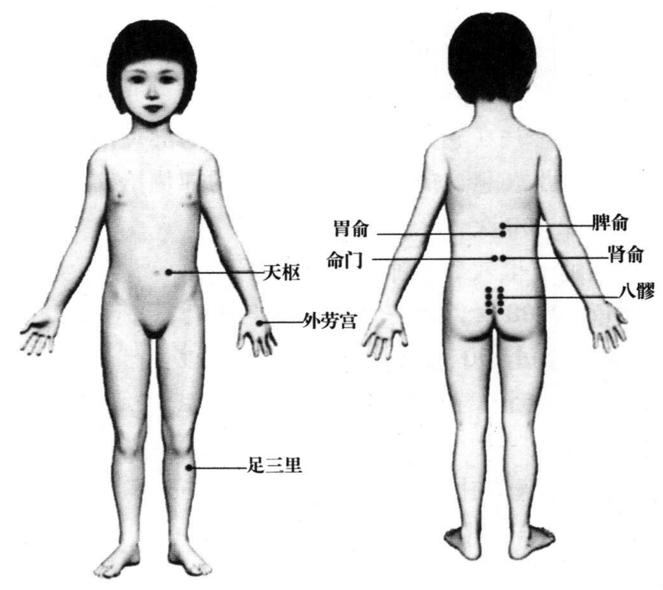

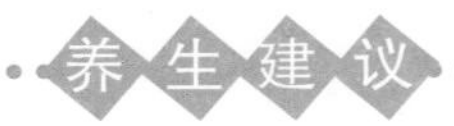

1. 对无明显脱水、酸中毒的腹泻患儿，可用推拿进行治疗。对由肠内感染而引起的重症腹泻，应首先给予抗菌治疗和静脉补液。
2. 如不及时治疗或治疗不当，轻者迁延日久，可影响小儿营养和生长发育，重者可引起严重脱水、代谢性酸中毒、低钾血症而危及生命。
3. 喂食哺乳要做到定时定量，添加辅食不宜太快，品种不宜太多。不食生冷不洁或油腻之品，少吃粗纤维的蔬菜和难以消化的食品，夏季应多喂水。
4. 必要时可禁食6～12小时，可饮用淡盐水和糖水。
5. 在腹泻期间要勤换尿布，多翻身，防止逆行性尿路感染或继发性肺炎等并发症。
6. 注意气候变化，及时增减衣服。

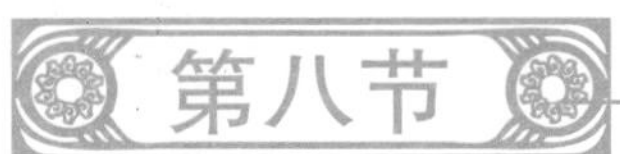

第八节 脊柱侧弯

脊柱侧弯是由于先天性椎体和弓根或肋骨发育缺陷、染色体异常、神经麻痹，胸部病变、脊柱感染、佝偻病、肿瘤，以及小儿长期因读书写字时姿势不正，或一侧背负较重的物品（如书包）等所致。另外，分娩时颈部损伤，从而改变了正常的脊柱生物力学特性也可继发代偿性的脊柱侧弯。

推拿手法

1 术者用两手手掌面托住患儿的枕部和下颌部做轻缓的向上牵引半分钟。然后双手缓缓地使头向右侧旋转，随后向左侧旋转，旋转的角度要在生理活动的范围内，一般旋转不要超过30°。

2 用掌根揉脊柱两侧，由上向下，往返治疗5分钟。

3 用拇指按揉风池、天柱、肩外俞、天宗、腰背部的阿是穴（疼痛处）各1分钟。

4 在背部脊柱两侧由上向下用小鱼际擦法治疗，以温热为度。

5 用掌推法推背部1分钟。

6 用一手的虚掌轻拍患儿腰背部，由上而下，反复操作2～3遍。

第九节 臀肌挛缩

臀肌的各种急慢性损伤，致使其局部组织肿胀、粘连、变性、坏死，最终纤维化而致挛缩。臀肌挛缩还可见于青壮年，但以学龄前儿童较为多见。绝大多数患儿有臀部反复注射抗生素或其他药物的病史，如果再感染化脓，则更易引起本病。

推拿手法

1 用㨰法在患儿病侧臀部沿臀大肌方向治疗5分钟，同时配合髋关节后伸及外展动作。再用㨰法从腘窝部经大腿后侧至臀部进行往返治疗3分钟。

2 用拇指按揉环跳、胞肓、居髎、承扶、殷门、委中穴各1分钟。

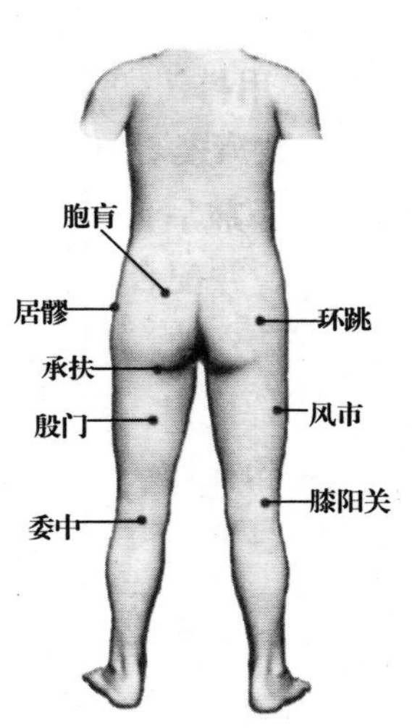

3 用掌推法从臀部到膝部治疗2分钟。

4 用㨰法于阔筋膜张肌沿髂胫束经膝关节外侧至胫骨部治疗3分钟。

5 用拇指指腹按揉风市、膝阳关穴各2分钟。

6 用掌擦法擦臀大肌及大腿外侧部，以温热为度。

7 用拇指指腹拨患肢髂前上棘上方的髂嵴部和大转子处的条状物。

8 用一手扶住其膝部，另一手握住其足跟，两手协同使髋关节屈曲，做向内的回转动作和向外的回转动作5～6次。

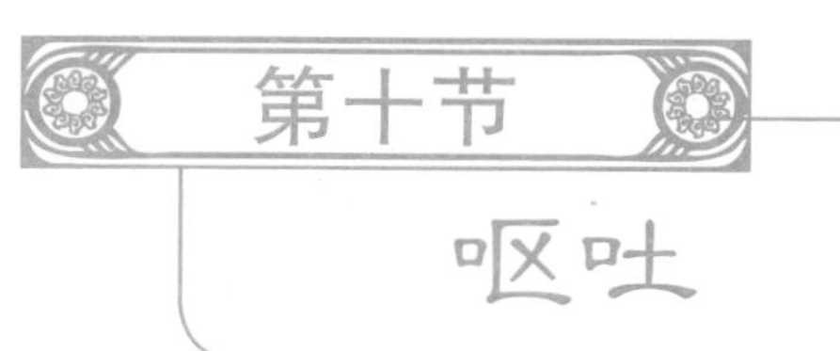

第十节 呕吐

呕吐多由于小儿哺养不当，乳食过多，或较大儿童恣食生冷肥腻等不易消化的食物，损伤脾胃，以致脾胃升降失调，其气上逆而发生。

推拿手法

基本治法：

1. 用中指指端按揉承浆穴50次。
2. 用拇指推膻中穴100次。
3. 用掌揉法揉中脘穴100次。
4. 分推腹阴阳50次。
5. 用掌环摩法摩腹5分钟。
6. 揉板门100次。
7. 用拇指按揉足三里穴100次。
8. 用中指指端按揉脾俞、胃俞穴各1分钟。

辨证加减：

1. 寒吐者，加补脾经300次，揉外劳宫100次，推三关300次。
2. 热吐者，加清脾经300次，清大肠100次，退六腑200次，掐十王穴每处3～5次。
3. 伤食吐者，加清大肠100次，运外八卦100次，推下七节100次，搓胁1分钟。

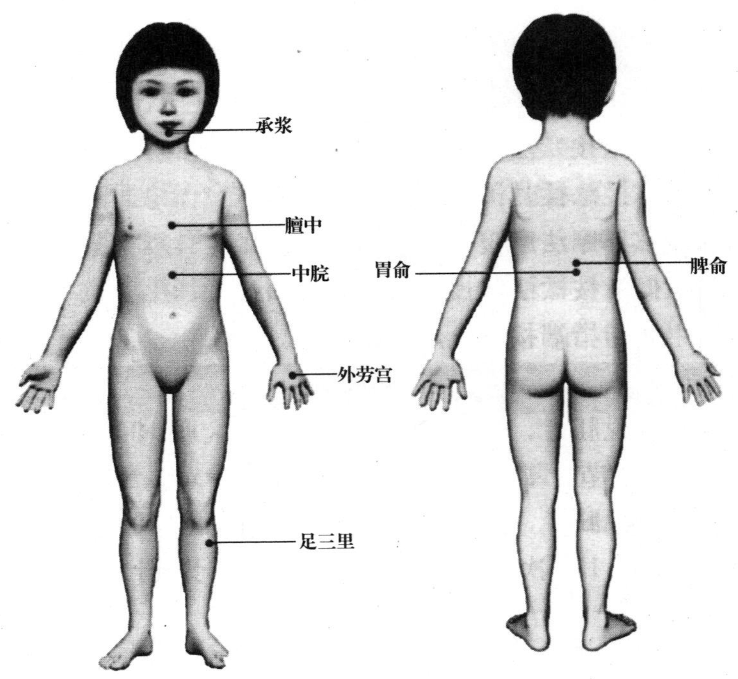

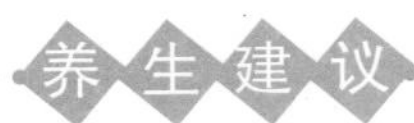

1. 使患儿侧卧，以防呕吐物呛入气管。
2. 饮食宜定时定量，不宜太饱。食物宜新鲜、清洁，容易消化，不要过食煎炒炙焯和肥腻食物。
3. 哺乳不宜过急，以防吞进空气。
4. 呕吐较轻者，可少量进食易消化的流质或半流质食物；呕吐较重者应暂予进食。

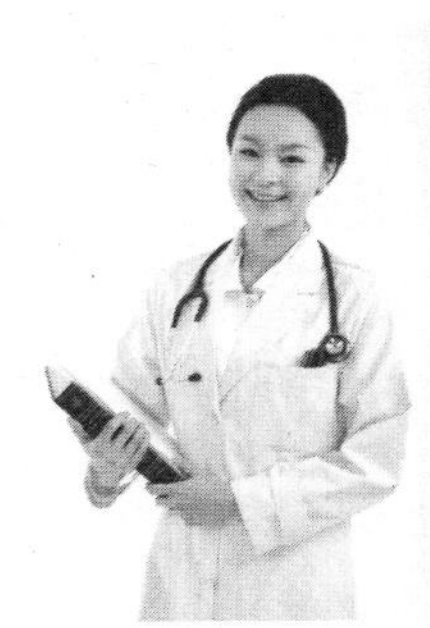

第十一节 遗尿症

遗尿又称“遗溺”、“尿床”，是小儿睡中小便自遗，醒后方觉的一种疾病。超过3岁，特别是5岁以上的幼童，不能自主控制排尿，熟睡时经常遗尿，轻者数夜一次，重者可一夜数次，则为病态。婴幼儿时期，对排尿的自控能力较差；学龄儿童也可因体力、精神的疲劳，睡前多饮等原因偶然发生遗尿，这些都不属于病态。小儿由于疾病后身体虚弱，或居住环境的改变，或白天过度疲劳和兴奋，或情绪上的影响等，均可以使膀胱功能失调，闭藏失职，不能约束水道，而为遗尿。

推拿手法

1. 揉丹田100次。
2. 团摩脐部法摩100次。
3. 掌环摩小腹部100次。
4. 拇指按揉三阴交穴100次。
5. 按揉肝俞穴50次、肾俞穴100次、命门穴50次。
6. 揉龟尾100次。
7. 捏脊5~6遍。
8. 横擦腰骶部，以温热为度。

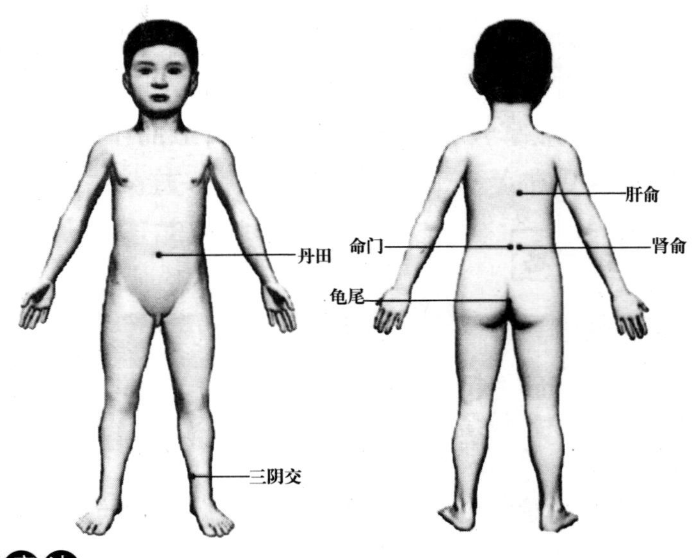

其他疗法

◆ 针刺

常用穴位是：气海 、关元、三阴交、肾俞、膀胱俞。每日一次，每次留针20～30分钟，10次为一疗程，疗程间休息1～2天。

◆ 艾灸

点燃艾条后熏灸气海、关元、三阴交、肾俞、膀胱俞，每次30分钟，10次一个疗程。

◆ 耳穴压豆法

常用耳穴是皮质下、脾、膀胱、肾、肺。用磁珠贴在上述穴位上，每天按压3～5次，3～5天换一次，5次为一疗程。

养生建议

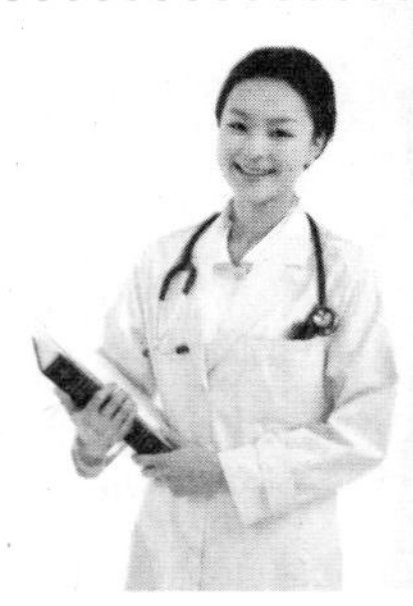

1. 每日晚饭后控制饮水量，临睡前2小时最好不要饮水，少吃或不吃流质一类食物。
2. 注意休息，白天不宜过度疲劳。
3. 夜间入睡后，家长应定时唤醒排尿。
4. 做好家长和稍长患儿的思想工作，消除患儿紧张情绪，家长更不能对其打骂和责怪。

第十二节 儿童多动综合征

儿童多动综合征是儿童时期慢性行为改变与学习困难的常见原因之一，以行为（如动作过多）、性别的改变，注意力不集中，情绪波动为突出症状。这种小儿智能正常或接近正常，学习上的困难常由于动作过多及注意力不集中所引起。以男孩为多见。发病原因不明，可能与遗传、脑内单胺类受体代谢障碍、脑部器质性病变、环境、教育、心理等因素有关。

推拿手法

1. 用一指禅偏峰推法自印堂穴推向神庭穴，往返治疗2分钟。
2. 用中指指端按揉太阳穴2分钟。
3. 用中指指端按揉气海、关元穴，每穴2分钟。
4. 用手掌环摩腹部5分钟。
5. 用拇指指端按揉曲池、手三里、内关、神门穴各1分钟。
6. 用拿法拿合谷穴1分钟。
7. 用拇指指端按揉足三里、阳陵泉、太冲穴各1分钟。
8. 用拇指指端按通天、风池穴各半分钟，按揉大椎穴1分钟。
9. 用拿法拿颈项1分钟，拿肩井半分钟。
10. 用一指禅推法在心俞、肺俞、膈俞穴上治疗各1分钟。
11. 用拇指指端按揉肝俞、肾俞、命门穴各1分钟。
12. 用擦法在患儿背部膀胱经第一侧线上进行治疗，以温热为度。

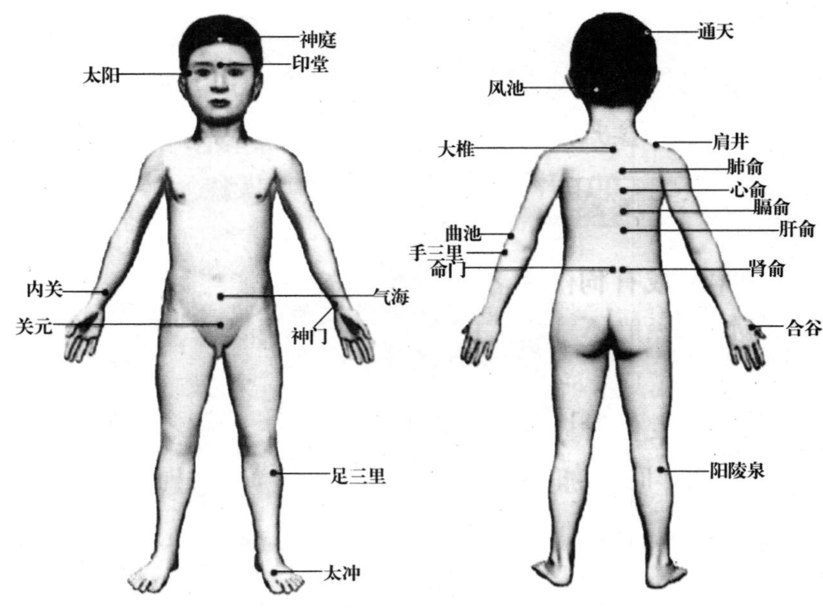

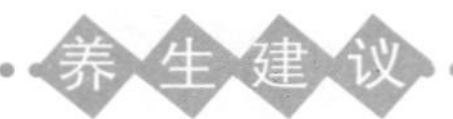

1. 对患儿要进行单独、耐心反复的心理指导，患儿稍有进步应予鼓励。并抓紧学业的辅导，提高孩子的自信心。切不可歧视患儿，尤其不能打他们，以免加重精神创伤。
2. 对一些症状严重的患儿可配合药物疗法。
3. 应少食含酪氨酸的食物，如挂面、糕点等。
4. 应多食含锌、铁丰富的食物。
5. 应少食含铅、铝的食物。

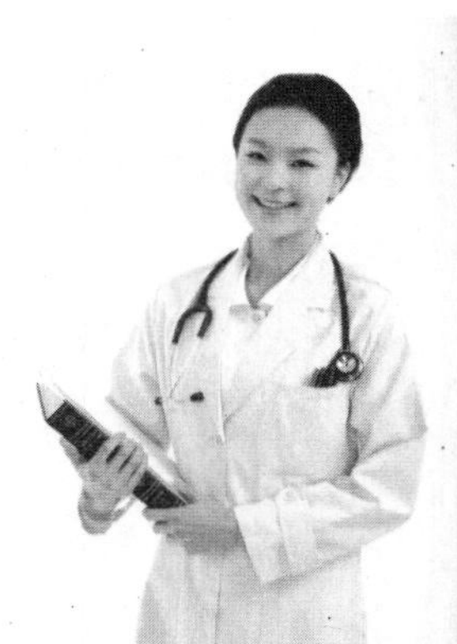

第十三节 小儿夜啼

小儿夜啼是指小儿白天如常，入夜则经常啼哭不眠的病症，俗称“哭夜郎”。有的患儿阵阵啼哭，哭后仍能入睡；有的啼哭不已，甚至通宵达旦。患此症后，持续时间少则数日，多则超过1个月。多见于半岁以内的婴幼儿。

推拿手法

1 脾寒夜啼：补脾经200次，推三关300次，摩腹100次，揉中脘100次。

2 心热夜啼：清心经200次，清小肠100次，清天河水300次，揉总筋100次，揉内劳宫100次。

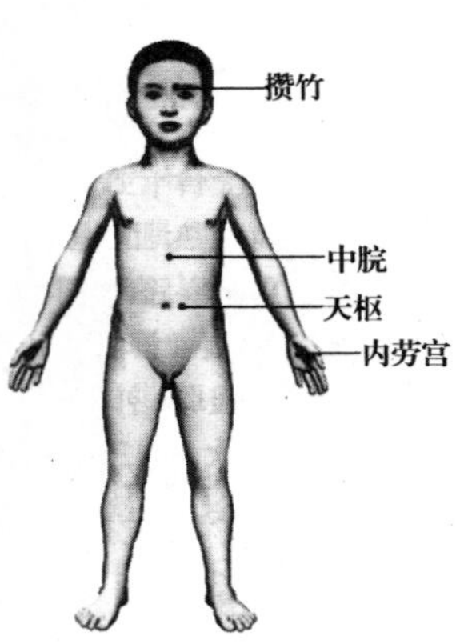

3 惊骇夜啼：推攒竹50次，清肝经200次，揉小天心200次，揉五指节50次。

4 食积夜啼：清补脾经（先清后补）各100次，清大肠100次，摩腹100次，揉中脘100次，揉天枢100次，揉脐100次，推下七节骨50次。

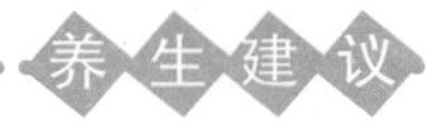

1 推拿治疗前应排除因肠套叠、腹泻和感染性疾病引起的啼哭。

2 平时注意居室安静，避免患儿受惊吓。

3 脾寒者注意保暖；心热者不要过于保暖。

4 患病期间食用易消化食物。

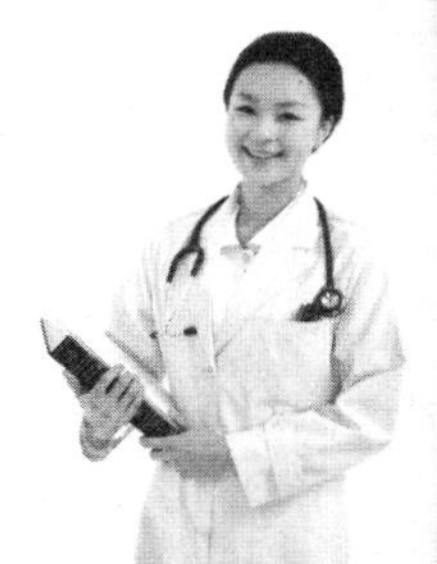

第十四节 积滞

积滞是指小儿伤于乳食，停积滞留体内不消化形成的一种脾胃病症，也是消化不良的一种表现。一年四季均可发病，夏秋季节发病率略高。任何年龄小儿都可罹患此病，但以婴幼儿为多见。积滞在临床上主要表现为不思乳食，食而不化，嗳吐腐酸乳食，大便不调，腹部胀满，形体瘦弱等。本病预后良好，经过适当处理，大多会痊愈；但如果积滞日久，或迁延失治，脾胃功能严重受损，饮食失调，最终会影响生长发育。

推拿手法

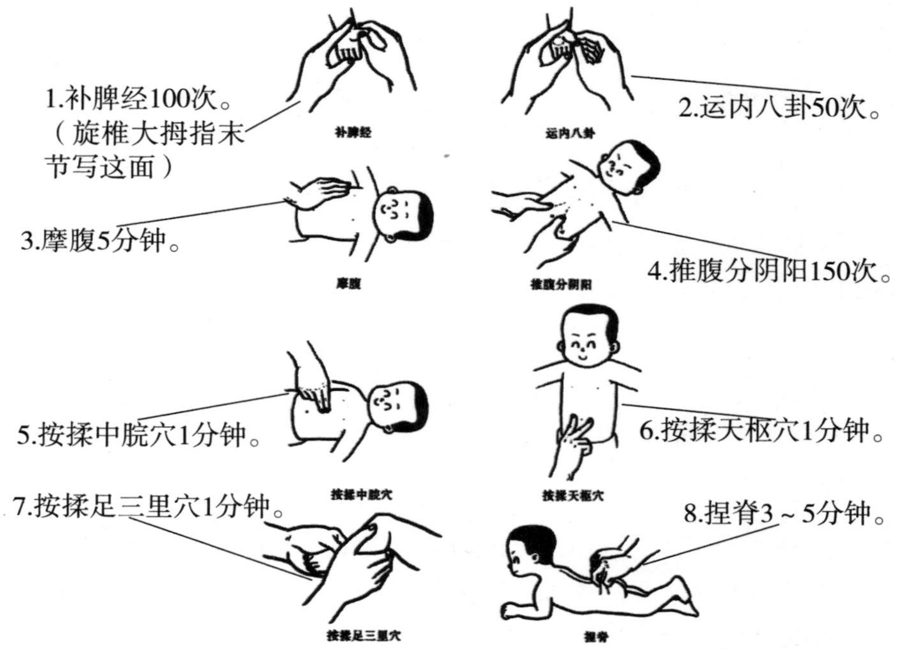

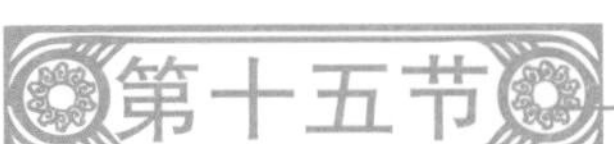

第十五节 脑性瘫痪

脑性瘫痪是颅内非进展性病变所致的运动功能障碍。其致病原因以围产期各种原因引起的脑缺氧最为常见，其次为难产、产伤、脑出血、中枢神经系统感染、先天性脑畸形、新生儿核黄疸等。

推拿手法

基本治法：

1 用拇指揉法在脑空、天柱和大椎穴上进行治疗各1分钟。

2 用三指拿法拿风池、肩井、颈部肌肉2分钟。

3 用掌根揉法在患儿腰背部治疗3分钟。

4 用拇指按揉法或一指禅推法在腰背部膀胱经第一侧线上治疗，自上向下，往返治疗3遍，重点在心俞、肺俞、膈俞、肾俞。

5 直擦督脉及背部两侧膀胱经第一侧线，以温热为度。

6 用中指指端按揉膻中、中脘、气海、关元穴，每穴1分钟。

7 用掌环摩法摩腹5分钟。

8 用拇指按揉法按揉足三里穴，每次1分钟。

辨证加减：

1 上肢瘫痪者，可加①捏脊5～6遍；②用㨰法在肩关节及上肢两侧治疗，并同时配合患肢外展和肘关节伸屈的被动活动，约3分钟；③用拇指按揉法按揉肩外俞、天宗、臑俞、肩髃、臂臑、曲池、手三里、内关、外关、合谷穴，每穴半分钟；④用拿法拿上肢2分钟，自肩部至腕部；⑤用摇法摇肩、肘、腕关节，各3～5次；⑥用抖法抖上肢3次。

2 下肢瘫痪者，可加①臀部及下肢后侧的㨰法治疗2分钟，并同时配合下肢后伸的被动活动；②腹股沟处及下肢前侧的㨰法治疗2分钟，并配合髋关节前屈的被动活动；③臀及下肢外侧部的㨰法治疗2分钟；④拇指按揉环跳、居髎、承扶、殷门、风市、伏兔、健膝、委中、承山、阳陵泉、解溪、膝阳关、昆仑穴，每穴半分钟；⑤摇髋关节3～5次；⑥屈伸膝关节3～5次；⑦摇踝关节3～5次，屈伸踝关节3～5次；⑧抖下肢5～6次。

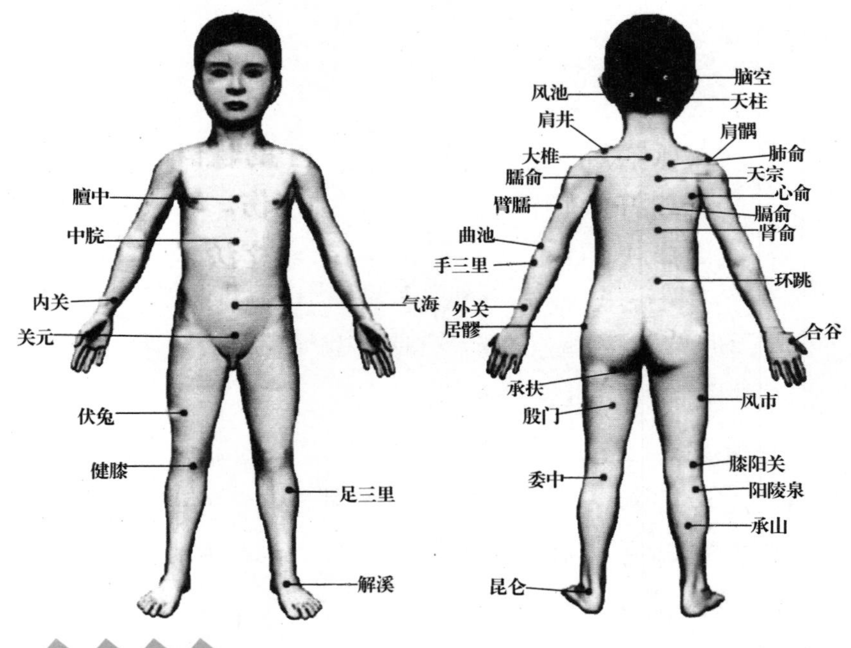

养生建议

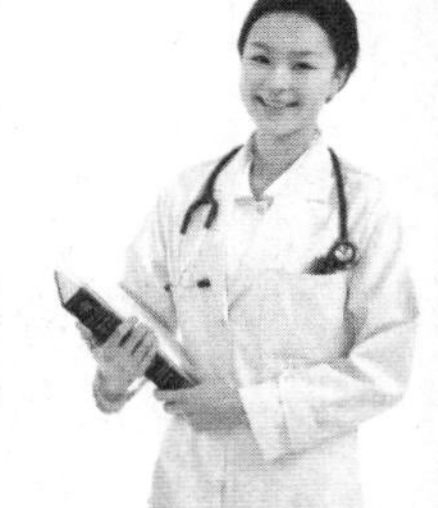

1 患儿应尽早接受推拿治疗，促使瘫痪的肌肉功能恢复，或减轻肌肉痉挛。

2 对体弱、运动功能严重障碍以致不能起床的患儿，更要加强护理，注意营养，预防肺炎等并发症。

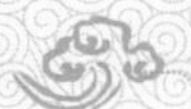

第十六节 小儿感冒

感冒即上呼吸道感染，是小儿时期最常见的疾病。炎症侵犯鼻、咽、扁桃体、喉等部位，亦可累及邻近器官导致中耳炎、结膜炎、副鼻窦炎、颈淋巴结炎及咽后壁脓肿。急性上呼吸道感染一年四季均可发生，多见于冬春及气候变化的季节。本病多由病毒感染引起，少数由细菌致病，也有细菌、病毒的混合感染。

推拿方法

基本治法：

1. 以手掌蘸少许生姜汁沿患儿脊柱两侧膀胱经，用大鱼际着力推搓背腰部，以红热为度。

2. 按揉背部风门、肺俞穴各1分钟。

3. 以双手拇指推迎香穴20～30次，然后推印堂、攒竹穴，再向左右分抹额部，抹到太阳穴后用拇指按揉法。如此反复数遍，以皮肤微微发红为度。

4. 点揉曲池、合谷穴各1～3分钟。

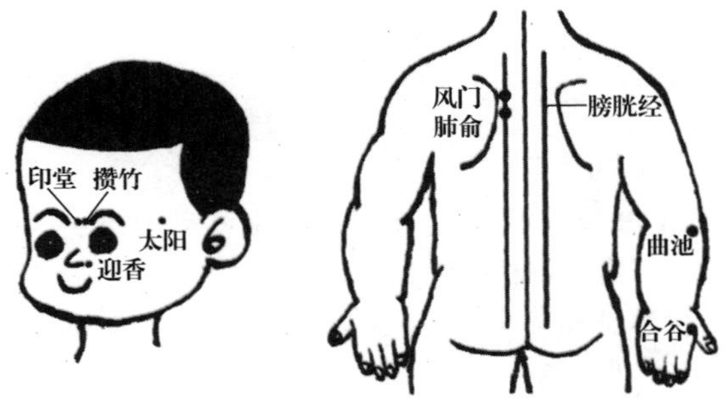

辨证加减：

① 风寒感冒者，重推三关500次，揉外劳宫100次，双手提拿肩井穴部位肌肉5～7次，揉二扇门50次，揉时要稍用力，速度宜快。

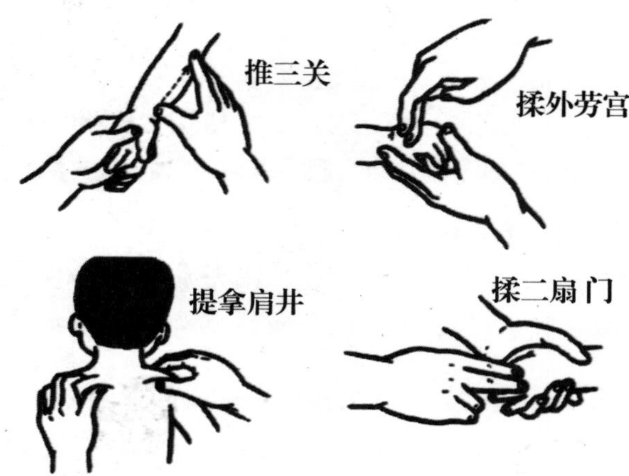

② 风热感冒者，清肺经300次，清天河水100次，按揉大椎穴1～3分钟，以掌横擦骶尾部，以透热为度，拿肩井穴3～5次。

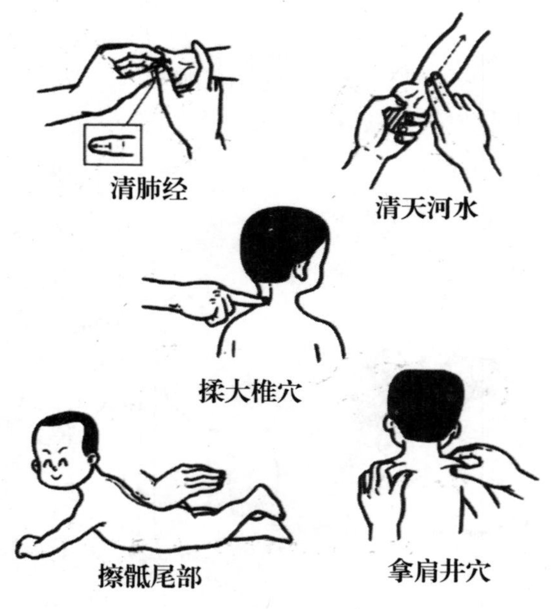

3 咳嗽痰多者，按揉天突穴1分钟，分推膻中穴100次，推小横纹100次。

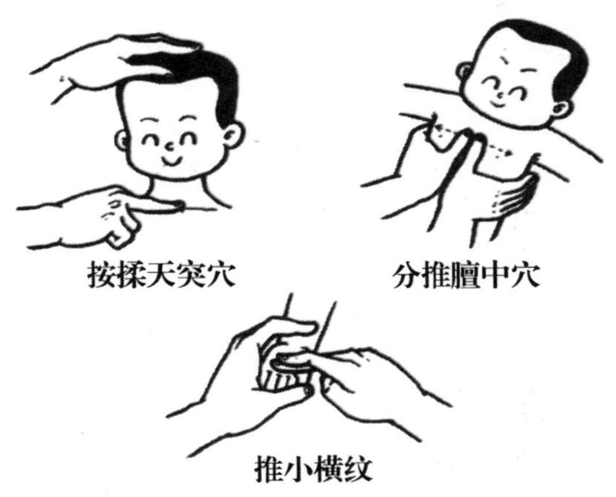

按揉天突穴　分推膻中穴

推小横纹

3 高热惊厥者，清肺经300次，推心经300次，清天河水500次。

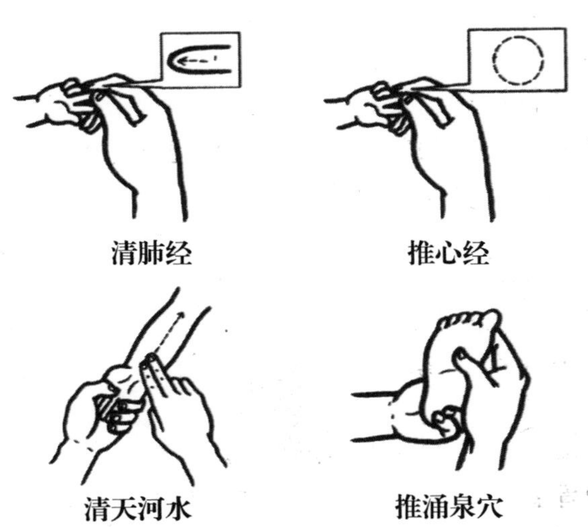

清肺经　推心经

清天河水　推涌泉穴

第十七节 营养不良

营养不良多因小儿乳食无度，饮食不节制，壅聚中焦，酿成积滞，损伤脾胃。脾胃为后天之本、气血生化之源，如日久脾胃运化失职，水谷精微不能吸收，脏腑百骸失于滋养，则渐成本病。

推拿手法

基本治法：

1. 分推腕阴阳50次（以两手拇指指腹从掌后横纹中点向两旁分推）。
2. 揉板门50次。
3. 运内八卦50次。
4. 分腹阴阳50次。
5. 按揉足三里穴1分钟。
6. 用拇指指端按揉脾俞、胃俞穴，每穴2分钟。
7. 用捏脊法捏脊3～5遍。

辨证加减：

1. 乳食积滞者，加用清脾经100次，补脾经100次，清大肠100次，揉中脘穴5分钟。

2. 气血亏虚者，加用补脾经100次，推三关300次，揉中脘5分钟，揉血海50次，擦肾俞、命门穴，以温热为度。

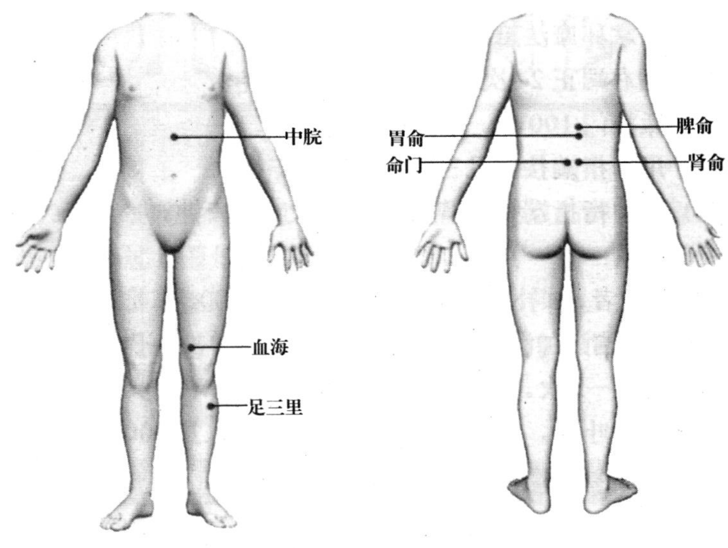

食疗方

1．石榴皮汤：取石榴皮30克，水煎，加糖适量调匀，代茶饮。

2．山楂山药汤：山楂9克，山药15克，白糖25克，煎汤代茶，每日一剂，连服1周。本方适用于脾虚疳积之症。

3．参芪鸽肉汤：乳鸽1只，去杂毛及内脏，将党参10克、黄芪15克、白术9克打为粗末，布包后塞入鸽腹，隔水炖至烂熟，饮汤吃肉。3天炖服一剂，连服4～6剂。本方适用于气血两虚者。

养生建议

1. 适当安排小儿户外活动，呼吸新鲜空气，多晒太阳，参加体育锻炼。
2. 保证小儿的充足睡眠，积极治疗并发症及原发慢性疾病。
3. 合理喂养小儿，尽量给予母乳喂养，适当营养补充，进食定时定量，纠正挑食、偏食、吃零食等不良习惯。
4. 当病情好转，食欲明显增加时，注意不要过食。
5. 病情严重者可配合药物治疗。

第十八节 进行性肌营养不良

进行性肌营养不良是一种遗传性、进行性的随意肌疾病。其特点为受累肌肉萎缩，或伴有假性肥大，肌力逐渐减退，最后完全丧失运动能力。患儿起病多在4岁左右，一般不晚于7岁，多有坐、立及行走较晚的病史。由于患儿的腰、骨盆部伸直肌群和肩胛、上臂部肌群呈对称性进行性萎缩，故表现为无力状。

推拿手法

1 用掌根揉法沿背部膀胱经第一侧线从背部到腰骶部治疗3分钟，重点揉肝俞、肾俞穴。施揉法于患儿两侧肩部2分钟，重点在肩外俞、天宗、臑俞穴。

2 用拇指按揉法按揉风池、肩井、天宗、肩外俞、臑俞穴各1分钟。

3 用拿法拿颈项1分钟，拿肩井穴1分钟。

4 用一指禅推法推脾俞、胃俞、肝俞、肾俞、命门穴各1分钟。

5 用㨰法自一侧腰骶部开始，经臀部、大腿后侧、小腿后侧至足跟，反复治疗3分钟，重点㨰八髎、环跳、胞肓、承山穴。

6 用拇指指端按揉八髎、环跳、胞肓、承扶、殷门、委中、承山穴各1分钟。

7 一手放在患儿的腰骶部，另一手托住其大腿前面，做大腿抬起和放下的动作3～5次。

8 用拿法拿跟腱半分钟。

9 用㨰法自患儿上臂内侧至前臂进行治疗，并配合肩关节的外展和肘关节伸屈的被动活动，治疗时间2分钟。

⑩用拇指指端按揉肩髃、臂臑、曲池、手三里穴各1分钟。

⑪用拿法拿合谷穴1分钟，用拿法从肩部拿至腕部治疗1分钟，从髂前上棘沿大腿前侧至膝关节治疗2分钟。

⑫用拇指指端按揉髀关、伏兔、阳陵泉、足三里穴，每穴1分钟。

⑬用拿法拿委中、承山穴各1分钟。

⑭用擦足温肾法治疗。

⑮用一手托住患儿膝部，另一手托住足跟部，做该下肢抬起和放下动作3～5次，接着，仍用一手托住其膝部，另一手托住其足跟，两手协同使其髋关节屈曲到90°，然后做向内的回转动作和向外的回转动作5～6次。

⑯用双手掌挟持住患儿的大腿上部，并将下肢稍稍抬起，由大腿上部至踝部做轻快的来回搓动，由上向下，重复3～5遍。

⑰术者站在患儿足侧，双手分别握住患儿的两足踝部，将其抬起到离床约20厘米左右，然后做上下的连续抖动，约半分钟。

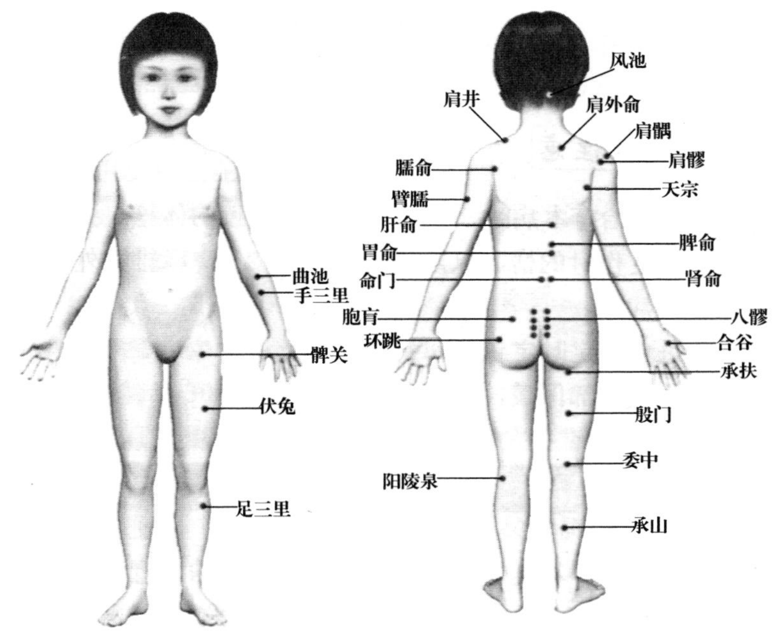

第十九节 咳嗽

呼吸道急慢性感染所致的小儿咳嗽在儿科临床中最为多见，这是因为小儿呼吸道血管丰富，气管、支气管黏膜较嫩，从而较易发生炎症。咳嗽一年四季都可发生，但以冬春季节最为多见。

推拿手法

基本治法：

1 用中指按揉天突穴30次。

2 用中指揉乳根30次、乳旁30次。

3 用指环摩膻中穴50次。

4 用拇指按揉丰隆、足三里穴，每穴1分钟。

5 用拇指按揉肺俞穴2分钟左右。

6 分推肩胛骨50次。

7 用掌擦法擦患儿背部，以温热为度。

辨证加减：

1 外感风寒咳嗽者，加开天门30次，推坎宫30次，推太阳30次，揉外劳宫30次，推三关200次，退六腑100次，拿合谷10次，拿风池10次，清肺经200次。

2 外感风热咳嗽者，加清肺经200次，退六腑200次，推三关100次，推天柱穴100次。

3 内伤咳嗽者，加补脾土200次，补肾经200次，补肺经200次，揉中

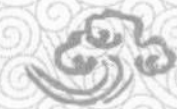

脘100次，揉丹田50次，揉板门200次，按揉脾俞、胃俞各20次，揉肾俞30次，捏脊3～5次。

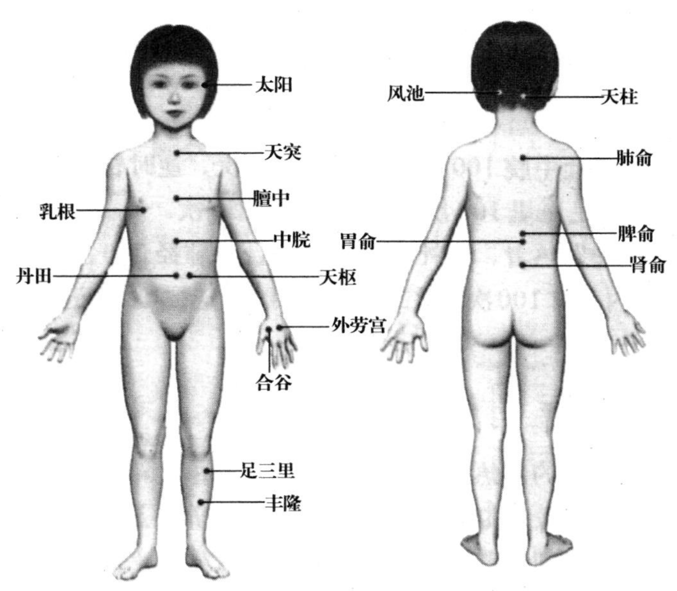

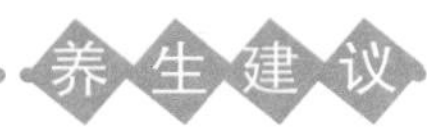

食疗方

川贝冰糖雪梨

川贝冰糖梨把梨靠柄部横断切开，挖去中间核后放入2～3粒冰糖，5～6粒川贝(川贝要敲碎成末)，把梨拼对拼好放入碗里，上锅蒸30分钟左右即可，分两次给宝宝吃。此方有润肺、止咳、化痰的作用。因为现在的宝宝普遍贪凉，热了就吹空调，一年四季都在吃寒凉的水果，所以现在患风热咳嗽的宝宝明显减少。

养生建议

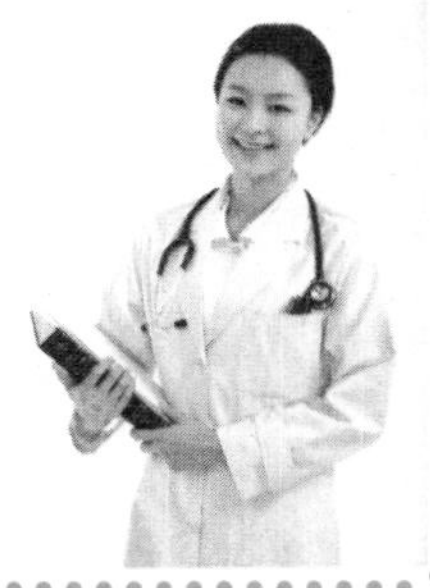

1. 在气候变化的季节，注意保暖，避免受寒。
2. 在咳嗽发作期间，注意休息，吃容易消化的食物。
3. 外邪未解之前，忌食油腻荤腥；咳嗽未愈之前，忌食过咸过酸食物。

第二十节

斜颈

斜颈又叫“小儿肌性斜颈”，以头向患侧歪斜、前倾，颜面旋向健侧为其特点。儿童中所见到的斜颈主要为先天性肌性斜颈。本病是由于胸锁乳突肌局部缺血引起肌纤维化所致。缺血原因可能是胎内头位长期偏向一侧，阻碍一侧胸锁乳突肌血液供应，引起该肌缺血性改变所致。或分娩时一侧胸锁乳突肌因受产道或产钳挤压受伤出血，血肿机化形成挛缩而致。或分娩时胎儿头位不正，阻碍一侧胸锁乳突肌血液供给，以致该肌肉供血不足，产生水肿、坏死及继发性纤维化，最后引起肌肉挛缩而致。中医认为本病是由先天胎位不正或后天损伤导致气滞血瘀或气虚血瘀而发，属“项痹”范畴。

推拿手法

1 患儿取仰卧位，术者用拇、食、中三指或食、中二指夹住患侧肿块部位或整个胸锁乳突肌，施以柔和有力的三指揉或双指揉3分钟；拿或捏患侧胸锁乳突肌(桥弓穴)3分钟。

2 患儿取仰卧位，术者用拇指指腹自上而下再次按揉胸锁乳突肌3～5遍；用轻柔的拿法自上而下再次作用于患侧胸锁乳突肌3～5遍。

3 患儿取仰卧位，术者双手扶患儿头颞侧，两手同时用力沿颈椎纵轴方向拔伸，持续约1～3分钟，顺势做颈项部前屈、后伸、左右侧屈及旋转的被动运动，每侧约3～5次；一手置患侧肩部，另一手扶患侧头部，两手向相反方向用力尽量向健侧扳动，以患儿能忍受为度，每次持续1～3分钟，连续做3～5次。